有机-无机杂化纳米生物材料制备与应用

Fabrication and Applications of Organic-Inorganic Hybrid Nanobiomaterials

刘艳军 著

化学工业出版社
·北京·

内容简介

本书内容涵盖了有机-无机杂化纳米生物材料从基础理论到生物医学应用研究的全过程。首先介绍了有机-无机杂化纳米材料的基本概念、分类、特性及发展现状，为读者提供理论基础。主体部分深入探讨了杂化纳米材料的构筑策略与多种合成方法，梳理了常用的有机-无机杂化纳米生物材料的形貌、结构与物理化学表征手段，并结合生物相容性与功能性测试，展现了材料综合性能评估体系；针对抗菌材料的设计与性能研究，选取了壳聚糖季铵盐-二硫化钼、聚丙烯-纳米氧化锌、水性聚氨酯-改性氧化锌等复合体系，详述了其制备与表征方法、抗菌机制与潜在应用；从纳米医学和医疗器械角度探讨了杂化纳米材料在化疗、免疫治疗、基因治疗及诊疗一体化等领域的应用，并以葡聚糖-量子点、透明质酸-金纳米棒及海藻酸钠-碳酸钙等基因递送体系为例展示了其肿瘤治疗潜力。最后展望了该类材料在生物安全性、产业化及未来发展方向上的挑战与机遇。

本书内容详实，理论与实践并重，具有较强的先进性，可供材料科学、生物医学、药学及相关领域的科研人员、工程技术人员及高等学校相关专业师生参考。

图书在版编目（CIP）数据

有机-无机杂化纳米生物材料制备与应用 / 刘艳军著.
北京：化学工业出版社，2025. 11. -- ISBN 978-7-122-49180-0

Ⅰ. R318.08

中国国家版本馆 CIP 数据核字第 2025ZB6859 号

责任编辑：刘　婧　刘兴春　　　文字编辑：丁海蓉
责任校对：刘曦阳　　　装帧设计：刘丽华

出版发行：化学工业出版社
（北京市东城区青年湖南街 13 号　邮政编码 100011）
印　　装：北京天宇星印刷厂
710mm×1000mm　1/16　印张 15　彩插 10　字数 267 千字
2025 年 11 月北京第 1 版第 1 次印刷

购书咨询：010-64518888　　　售后服务：010-64518899
网　　址：http://www.cip.com.cn
凡购买本书，如有缺损质量问题，本社销售中心负责调换。

定　　价：138.00 元

前言

随着纳米科技与生命科学的深度交叉融合，具有优异物理化学性能和生物功能性的纳米材料在抗菌治疗、药物递送、组织修复和肿瘤诊疗等多个领域展现出广阔的应用前景。在诸多纳米材料体系中，有机-无机杂化纳米材料因同时具备有机材料的柔性与功能可调性、无机材料的稳定性与多功能性，成为当前材料科学、生物医学和化工技术等多个学科研究的热点。特别是在面向复杂生物环境的功能性材料构建过程中，有机-无机杂化策略不仅提升了材料的综合性能，也为高效抗菌、精准治疗和智能响应提供了新的解决方案。

本书以有机-无机杂化纳米生物材料的制备与应用为主线，从理论基础、结构设计、合成方法到实际应用对其进行了系统梳理与深入探讨。全书共分6章，内容覆盖广泛，逻辑结构清晰。第1章介绍了有机-无机杂化纳米材料的基本概念、类型与发展现状，为读者建立整体认知框架。第2章重点阐述了杂化材料的设计思路与合成工艺，涵盖表面修饰、自组装、MOF构建及一锅法等多种主流技术路线。第3章聚焦材料的结构与性能表征，涵盖电镜、光谱、热分析、生物相容性测试等关键实验手段，建立了科学评价体系。第4章围绕有机-无机杂化材料在抗菌领域的应用展开了深入研究，分别介绍了壳聚糖季铵盐-二硫化钼复合体系、聚丙烯-纳米氧化锌复合体系以及水性聚氨酯-改性氧化锌复合体系的制备与表征、抗菌机理及研究结果，为杂化材料的抗菌机制研究与实际应用提供了理论依据与案例参考。第5章则扩展至纳米材料的生物医学应用，结合近年来笔者课题组与国内外相关团队的研究进展，系统呈现了杂化材料在化疗、免疫治疗、光热治疗及基因载体等方面的综合表现，力求体现“从材料到功能”的研究理念。第6章从材料安全性、规模化制备与未来趋势等角度进行展望，力图为读者提供更具前瞻性的研究视角与实践参考。

本书内容兼具理论性与应用性，既适合作为高等学校材料、生物、医学及化学工程等专业研究生、博士生的参考资料，也可为从事相关科研、技术开发和产品设计的工程技术人员提供实践指导。书中选取的研究案例均来自笔者近年来的项目研究成果，具有较强的创新性与代表性。

本书由太原工业学院刘艳军副教授著。在本书撰写过程中，北京化工大学徐福建教授、赵娜娜教授，大连理工大学徐永平教授，大连赛姆生物工程技术有限公司李淑英研究员以及上海大坪塘化工有限公司刘涛先生给予了大量宝贵的意见与支持，在此谨致诚挚谢意！同时，感谢太原工业学院张涛副教授、贺茂勇教授、张恒慧副教授、甄建斌副教授、白静静副教授、张伟副教授、李歆副教授在本书写作过程中提供的全力支持与协助。本书的撰写和出版也得到中国博士后科学基金面上项目（2023M730480）、山西省基础研究计划项目（20210302124313）、山西省高等学校科技创新计划项目（2021L543）和太原工业学院引进人才科研项目（2022KJ043）等项目的大力支持，在此对各级科研基金的资助表示衷心感谢！

限于撰写时间与笔者水平，书中难免存在不足与疏漏，恳请专家和读者批评指正，以期进一步完善和提高。

刘艳军
2025 年 6 月于太原工业学院

目录

第1章 绪论

1.1 纳米材料概述

纳米材料（nanomaterials）前缀“纳米”源于希腊语单词 nanos，意为“侏儒”或“极其微小”。1947 年，在国际纯粹与应用化学联合会（IUPAC）第 14 次大会上，“nano”被正式确定为国际单位制中表示一个单位的十亿分之一（即 10^{-9}）的前缀。在现代科学文献中，“nano”已广泛用于描述各种微小物质或过程，例如纳米科学、纳米技术、纳米机器人、纳米磁体、纳米电子学以及纳米封装技术等。纳米科学是研究纳米尺度（1～100nm）下物质特性的一门科学，尤其关注固态材料因尺寸效应所表现出的特殊性质。纳米技术则是一种涉及尺寸介于 1～100nm 的纳米材料的合成、设计和应用的技术领域。

与宏观尺寸材料相比，纳米材料在力学、热学、磁学、电学、光学和催化性能等方面展现出了增强甚至全新的特性，主要源自表面效应（surface effects）和量子效应（quantum effects）两个因素。

首先，相比微米级或大尺度材料，纳米材料表现出更显著的表面效应，其原因主要有以下 3 点：

① 纳米材料具有更大的比表面积与单位质量的粒子数目；

② 纳米尺度下表面原子占总原子数量的比例大幅提高；

③ 纳米材料表面原子与邻近原子的配位数较少。

上述差异直接导致纳米材料的物理化学性质发生了显著变化。例如，表面原子的配位数减少会降低材料的原子结合能，从而显著降低纳米材料的熔点，这一变化可通过 Gibbs-Thomson 方程进行定量描述。例如，直径为 2.5 nm 的金纳米颗粒的熔点相比宏观金材料低了 407℃。此外，较大的表面积及高的表面积-体积比（surface-to-volume ratio）显著提升了纳米材料的反应活性，也进一步加强了表面特性对材料结构的影响。

其次，纳米材料在1～100nm尺度范围内表现出显著的尺寸依赖量子效应。当材料尺寸逐渐接近激子玻尔半径时，量子限域效应（quantum confinement）变得尤为突出。换言之，材料尺寸越小，量子效应越明显，材料表现出不同于宏观材料的量子化特性。这种量子结构是一种物理结构，其中电荷载体（电子和空穴）被严格限制在物理尺寸之内。例如，由于量子限域效应的影响，宏观尺度下的非磁性材料，如钯、铂和金，在纳米尺度下会表现出磁性。同时，量子限域效应还显著改变了材料的电子亲和性，即接受或释放电荷的能力，从而直接影响其催化性能。举例来说，阳离子铂簇（cationic platinum clusters）对一氧化二氮分解的催化活性高度取决于簇中原子数量。研究表明，含有6～9、11、12、15和20个原子的铂簇的催化活性高，而含有10个、13个、14个和19个原子的铂簇的催化活性明显较低。

由于纳米材料具有独特的结构与性能，近年来其在催化、水处理、储能和农业等众多领域得到了广泛的应用，在生物医学领域也受到了特别关注。基于纳米的治疗手段具有良好的生物利用度、卓越的靶向能力以及较低的副作用，因而可单独使用或与传统疗法结合，增强疾病的诊断与治疗效果。有机纳米材料，如树枝状聚合物、固体脂质纳米颗粒、脂质体、高分子胶束等，已被广泛应用于疾病治疗，其优异的生物相容性和可降解性保证了其在体内的生物安全性，目前也有多个基于脂质体和聚合物的递送系统进入临床试验阶段。与此同时，大量具有机械、磁学、光学或热学特性的无机纳米材料，如二氧化硅纳米颗粒、碳系纳米材料、量子点、金属（如金、铂族）以及金属氧化物纳米颗粒，也被广泛研究用于潜在的生物医学应用。无机纳米材料具备可控结构和可调表面理化性能，这对于疾病治疗具有明显优势，目前已开发出多种高品质的无机纳米材料用于疾病的诊断与治疗。

尽管有机或无机纳米材料在癌症成像与治疗方面取得了一定进展，但依然存在诸多挑战。通常，纳米药物通过静脉注射或口服方式给药，在到达疾病部位之前，需跨越多个生理屏障，包括血管壁、巨噬细胞系统、肾滤过、微环境及细胞屏障等。在正常情况下，这些屏障有助于抵御病原体，但同时也阻碍了纳米药物的靶向输送。此外，纳米药物的抗肿瘤效果必须经过全面、严格的评估，包括治疗效率、生物相容性、可降解性及其对机体的毒性等方面。显然，要实现成功的疾病治疗必须在纳米材料的设计过程中兼顾多种因素。由于单一的有机或无机纳米材料功能有限，难以满足疾病治疗所需的多功能要求，发展具有多属性和多功能的有机-无机杂化纳米材料成为必然选择。

1.2 有机-无机杂化纳米材料概述

1.2.1 有机-无机杂化纳米材料的定义

有机-无机杂化纳米材料（organic-inorganic nanohybrid materials）是一类通过化学键合或物理相互作用将有机组分与无机组分在分子或纳米尺度上复合的新型杂化体系。其核心特征在于通过界面协同效应，实现单一材料无法兼具的性能组合。这类复合材料通过结合有机和无机组分，能显著拓展纳米材料的功能。例如，可将二氧化硅、碳系材料、量子点、贵金属（金、铂等）与树枝状聚合物、高分子材料、脂质体或细胞膜结合，制备出具有良好生物相容性、靶向性和多重理化性质（如光、电、声、磁、热等）的纳米杂化材料。此外，有机-无机杂化纳米材料还具备诸多独特优势，如提高药物的生物安全性、改善疏水性药物的水溶性、增强其在生理环境中的胶体稳定性，以及延长体内循环时间，从而显著提升治疗效果。

1.2.2 有机-无机杂化纳米材料的分类

杂化纳米系统由无机与有机构建单元共同组成，这些构建单元各自具有独特的物理化学性质，从而决定了其具体的应用场景与表征方式。常见的有机构建单元主要包括小分子、合成聚合物和生物分子等。无机构建单元包括贵金属如金纳米粒（Au NPs）、铁氧体纳米粒（IONPs），无机化合物如氧化锌纳米粒（ZnO NPs）、磷酸钙纳米粒（CP NPs），多孔结构材料如介孔二氧化硅纳米粒（MSNs）、金属有机框架（MOFs），以及碳基衍生物如氧化石墨烯（GO）、富勒烯（C60）、碳纳米管（CNTs）和石墨烯量子点（GQDs）。基于上述构建单元，研究人员已经设计出种类近乎无限的杂化纳米系统，以期克服当前生物医学领域面临的诸多挑战。这些系统实现了无机材料的结构稳定性、成像能力、磁热/光热效应等优势与有机材料的生物相容性、靶向性和药物负载能力相结合。

1.2.2.1 有机组分

有机组分在构建杂化纳米材料中起到了关键的作用，其丰富多样的结构特性为纳米杂化物的构筑提供了广阔的选择空间。通常，无机纳米颗粒表面需要经过功能化修饰，以调控纳米颗粒与生物体之间的相互作用。由于合成后的无机纳米颗粒表面常常存在疏水性或毒性的封端配体，不利于生物医学应用，因此通常使用无机材料或有机配体进行再封端，以降低细胞毒性并提升其功能表现。相较而言，有机物质在功能化设计方面更加灵活，能够显著提升纳米颗粒的分散性、稳定性与生物相容性。例如，通过选择合适的有机物质进行表面修饰，纳米颗粒可以表现出更高效的细胞摄取能力以及特定位点的靶向性。然而，实际应用中选择何种有机配体进行表面修饰，很大程度上取决于所使用纳米颗粒的性质与特性。例如，金纳米颗粒通常与末端含巯基的配体发生共价结合；二氧化硅纳米颗粒则可采用硅烷类配体进行功能化修饰；而层状双氢氧化物（LDH）由于其独特的层间阴离子交换性能，可作为携带有机阴离子（包括生物分子）的载体。

常用于功能化修饰的有机组分可大致归为小分子、合成聚合物和生物分子三大类。

（1）小分子

通过表面修饰合成纳米杂化物时，小分子类有机物质因其结构简单且功能多样而被广泛应用。例如，3-氨丙基三甲氧基硅烷、3-氨丙基三乙氧基硅烷（APTES）以及3-(三羟基硅烷基)-丙基甲基膦酸盐羧乙基硅三醇等硅烷类小分子，可以通过烷氧基硅烷基团牢固地锚定于二氧化硅纳米颗粒的表面。其中，APTES的小分子端部携带氨基，既可作为引入更多功能基团的连接位点，也可通过静电作用直接赋予纳米颗粒生物医学基因递送能力。此外，APTES末端的氨基还能够与带有羧基或*N*-羟基琥珀酰亚胺酯的生物分子或聚合物相偶联，进一步实现纳米材料的功能化。小分子含巯基化合物则通过形成共价键广泛用于修饰金纳米颗粒或半导体纳米颗粒的表面。例如，利用含有不同官能团（如氨基、羧基及羟基）的三种不同烷基硫醇（氨基乙硫醇、3-巯基乙酸、2-巯基乙醇）分别对金纳米颗粒进行表面修饰，并系统研究了由此形成的具有不同表面性质的金纳米杂化物对人骨髓间充质干细胞行为的影响，以期为未来的组织工程研究提供基础依据。部分小分子在与聚合物共轭后，也能够发挥还原剂的作用。例如，将二甲基氨基丙胺通过酰胺键连接到透明质酸骨架上后，与聚己内酯形成两亲性嵌段共聚物并自组装形成胶束结构。二甲基氨基丙胺部分可用于还原氯金酸，从而在聚合物胶束的表面形成金纳米簇，以实现治疗用途。此外，某些小分子还可与聚合物结合后再附着到纳米颗粒表面以发挥特定功能。例如，硝基芳香类小分子可用作超灵敏荧光探针，用于低氧肿瘤组织成像。再如，2-丙酸基-3-甲基马来酸酐作为典型的pH敏感连接基团，能够在肿瘤微环境（pH≈6.8）中敏感断裂，从而被用于构建肿瘤微环境响应性聚合物材料。然而，由于小分子通常需与聚合物或生物大分子协同作用才能实现多功能化的生物医学应用，本章中不对小分子本身的细节进行过多探讨，而将重点放在它们与其他组分结合后的复合功能上。

(2) 合成聚合物

与小分子相比，高分子配体因其组分和结构的可设计性，为构建多功能纳米杂化材料提供了更丰富的选择。目前研究广泛涉及线性均聚物、嵌段共聚物、支化聚合物和树枝状聚合物及其衍生物。在生物体液中，无论是有机粒子、无机粒子还是有机-无机杂化纳米粒子，其表面通常会形成蛋白冠。这一过程受到纳米粒子尺寸、表面性质以及疏水性的共同影响。尤其是表面性质对蛋白冠的组成具有显著影响，而蛋白冠的组成又与细胞-纳米粒子之间的相互作用密切相关，进而决定了纳米粒子在体内的运输路径、定位以及最终命运。从这一角度来看，杂化纳米材料中有机组分的表面性质在调控蛋白冠形成及其生物行为中起着关键作用。有研究表明，即使在蛋白冠存在的条件下，纳米粒子的表面电荷仍会对其细胞摄取效率产生显著影响——尽管蛋白冠会降低带正电或负电纳米粒子的细胞内吞效率，但不同电荷特征所导致的内吞差异仍然存在。此外，疾病类型本身也可能对纳米粒子表面蛋白冠的组成产生影响，从而进一步增加其在体内细胞摄取和运输过程中的复杂性。因此，深入理解纳米材料与蛋白冠之间的相互作用机制及其与病理环境之间的关系，对于合理设计和构建具备理想生物学行为的纳米杂化材料具有重要意义。

常用的合成聚合物有聚乙二醇（polyethylene glycol，PEG）、聚己内酯（polycaprolactone，PCL）、聚氨基酸（polyamino acids，PAAs）、脂质体（lipids/liposomes）、树枝状高分子等。下面对这些材料的性质和功能进行介绍。

1）聚乙二醇

聚乙二醇（PEG）是含有 α,ω-双端羟基的乙二醇聚合物的总称，是由重复单元（—O—CH_2—CH_2—）组成的线性或支化聚合物，分子链两端为羟基（—OH）或其他功能基团（如氨基、羧基），其广泛应用于生物医学领域。聚乙二醇是目前使用最广泛的聚合物之一，因优异的生物相容性和亲水性，可有效抑制蛋白质吸附并提高杂化纳米材料的血液相容性。此外，PEG 还具有生物惰性、不引发免疫反应、无毒等特性，已被美国食品药品监督管理局（FDA）批准作为添加剂使用。在生物医学应用中，亲水性的 PEG 通常用于功能化纳米颗粒，以获得良好的胶体稳定性。聚乙二醇可通过“隐形效应”（PEG 链通过空间位阻减少蛋白质吸附）延长纳米材料在血液中的循环时间，如 PEG 化脂质体在体内的半衰期长达 72h。此外，聚乙二醇还可通过端基功能化如羟基可修饰为氨基（—NH_2）、马来酰亚胺（—Mal）等，用于偶联靶向分子（如抗体、叶酸）或对无机纳米材料进行功能化修饰。例如，与仅含有羟基或羧基端小分子的原始合成二氧化硅纳米颗粒相比，PEG 功能化的二氧化硅纳米颗粒显示出更长的血液循环时间，并在网状内皮系统（RES）器官中的滞留量显著减少。这一规律同样适用于其他类型的纳米颗粒。通过引入膦酸基端的 PEG 以静电作用结合到层状双氢氧化物（LDH）纳米颗粒上，可显著提高其胶体和生物稳定性。因此，PEG 修饰的纳米颗粒在作为药物递送载体时表现出优异的体内分布特性、高效的肿瘤被动靶向能力以及改善的肾脏清除效果。具有正负电荷基团、总体呈电中性的两性离子聚合物也可发挥与 PEG 类似的作用，抵抗非特异性蛋白质吸附。以磷酰胆碱、磺基甜菜碱和羧基甜菜碱为基础的两性离子聚合物都被证明是 PEG 的可替代材料。有研究表明，与 PEG 功能化的类似物相比，使用羧基甜菜碱类聚合物功能化的两性离子金纳米颗粒在体内具有更长的循环半衰期。

2）聚己内酯

聚己内酯（PCL）是由 ε-己内酯单体通过酯键连接而成的半结晶性聚酯。PCL 具有良好的生物相容性、良好的有机高聚物相容性，以及良好的生物降解性，可用作细胞生长支持材料，可与多种常规塑料互相兼容，自然环境下 6～12 个月即可完全降解。PCL 的拉伸强度（16～20MPa）与断裂伸长率（300%～500%）使其适合用作组织工程支架。此外，聚己内酯还具有低温加工性，其熔点低（60℃），支持熔融沉积成型（FDM）3D 打印，可以避免高温加工破坏生物活性分子。

3）聚氨基酸

聚氨基酸（PAAs）是一类由氨基酸单体通过肽键（—CO—NH—）连接而成的高分子聚合物。它们可以是天然存在的（如蛋白质），也可以是人工合成的（如聚赖氨酸、聚谷氨酸）。医用聚氨基酸是氨基酸分子间互以氨基和羧基缩合而成的聚合物，又称生物塑料，具有优良的生物相容性和抗凝血性。聚氨基酸在生物医学领域应用于药物递送系统（纳米载体和环境响应性释放）、基因治疗（基因载体）、组织工程（支架材料）、合成抗菌材料（抗菌肽模拟物）、生物成像（与量子点复合用于荧光探针）。

4）脂质体

脂质体是一种由脂质双分子层构成的球形结构，内部包裹有水相空间，是当前有机-无机杂化纳米体系中最为典型的有机组成单元之一。基于脂质的纳米体系因其良好的生物相容性、自组装能力、合成简便、药物高负载能力以及跨膜递送能力等优势，受到广泛关注。脂质体通常由多种脂质共同构建，以调控其表面 ζ 电位（Zeta potential）。阳离子脂质体因带正电荷而具有更高的细胞摄取效率，但其在血清中的稳定性较差；而中性或阴离子脂质体尽管细胞摄取效率偏低，但在血清环境下表现出不同程度的稳定性。例如，阳离子脂质

DOTAP[(2,3-二油氧基丙基）三甲基氯化铵] 常与阴离子脂质、胆固醇或两性离子脂质组合使用，可将脂质体的 ζ 电位调控至 20～25mV 的适宜范围。为提高脂质体在体内的循环时间并减少清除率，脂质分子可与亲水性聚合物（如聚乙二醇）或两性聚合物进行偶联修饰。此外，脂质体还可通过引入靶向配体，实现对特定组织或病灶部位的主动靶向富集。脂质体的构建包含两部分：一是脂质组分的合成或提取；二是脂质体结构的形成。天然脂质和胆固醇可从生物体中提取，而其他功能性脂质则可通过有机合成途径由小分子前体构建而得。脂质体的形成方法多样，包括薄膜水合法、溶剂蒸发法、乙醇注入法及反相蒸发法等。其中，薄膜水合法是最常见的方法：将脂质溶于有机溶剂或油水乳液体系，通过冷冻干燥或蒸发形成脂膜，随后经水合处理结合涡旋振荡、挤出或超声处理形成脂质体。在当前的生物医学研究领域，脂质体广泛用于肿瘤治疗、基因递送、靶向诊疗等多个方向。

5）树枝状高分子

树枝状高分子是一类具有树形分支结构、径向对称、呈星形结构的生物分子，由重复的结构单元自中心向外延展而成。由于高度单分散性、无毒性、良好的水溶性、自组装能力和结构稳定性，树枝状高分子在生物医学领域表现出极高的应用潜力。常用的标准树枝状高分子为聚酰胺（polyamidoamine，PAMAM)，其已被广泛用于基因递送、化疗药物传输及体内成像等方面。配体修饰的 PAMAM 树枝状高分子还展现出良好的主动靶向功能，而通过选择性交联可调控其所包载治疗分子的释放速率。树枝状高分子的合成方式主要包括以下两种。

① 离心合成法（divergent synthesis)。以功能性核心为起点，通过顺序加入丙烯酸甲酯和乙二胺，从中心向外逐层扩展。每对反应步骤会形成一代（generation）新分支，其生成程度可通过硫酸铜络合反应的光谱吸收特性进行监测。

② 汇聚合成法（convergent synthesis)。先合成分支链结构，后将其连接至核心分子。还有研究采用了结合型方法，即将分支与多分支核心分别合成后再进行组装。在众多生物医学纳米杂化体系中，第五代（G5）PAMAM 树枝状高分子的应用尤为广泛。与脂质体类似，树枝状高分子广泛应用于绝大多数与纳米杂化体系相关的生物医学领域，但在抗菌和疫苗方向的应用尚不常见。

（3）生物分子

生物分子通常被用于赋予纳米杂化材料更优异的生物相容性、水溶性、稳定性，此外赋予其新的功能。一些天然多糖，如普鲁兰多糖（pullulan）和透明质酸（hyaluronic acid，HA)，具备一定的靶向功能。前者对在肝癌细胞中过表达的去唾液酸糖蛋白受体（ASGPR）具有特异性、亲和性，而后者则能够识别并靶向过表达 CD44 受体的肿瘤细胞。此外，蛋白质、酶和细胞膜等其他生物分子的引入不仅能赋予纳米系统较高的血清稳定性，还能赋予其细胞特异性的生物功能。

1）多糖

多糖是一类由单糖通过糖苷键连接而成的天然生物聚合物，具有 $C_x(H_2O)_y$ 的通式，其中 x 通常在 200～2500 之间。其结构可以是直链或包含支链侧链。作为药物递送系统中极具应用前景的聚合物，多糖具有天然来源丰富、成本低、易于加工和功能化修饰等优势。与合成聚合物相比，多糖通常具有良好的生物相容性和可生物降解性，且具有多种生物学功能，如抗氧化、免疫调节、抗病毒和抗菌等。因此，多糖被认为是安全的材料，并已被广泛应用于纳米载体药物的开发中。常用的多糖包括壳聚糖、海藻酸钠、透明质酸和葡聚糖等，它们均为亲水性聚合物，具有良好的生物相容性和可降解性。多糖的来源广泛，包括植物来源的淀粉和纤维素、海藻来源的海藻酸钠，以及动物来源的壳聚糖和透明质酸等（如表 1-1 所列）。这些特性使多糖成为纳米颗粒给药系统的理想选择。

表 1-1　生物医学领域常用的多糖

多糖	阳离子（+）/阴离子（-）	天然/半合成
壳聚糖	+	半合成
海藻酸钠	-	天然
透明质酸	-	天然
肝素	-	天然
硫酸软骨素	-	天然
果胶	-	天然
葡聚糖精胺	+	半合成
硫酸葡聚糖	-	半合成
普鲁兰硫酸盐	-	半合成
氨基化普鲁兰多糖	+	半合成

以下选择几种多糖简单介绍。

① 壳聚糖（chitosan，CS），又称脱乙酰甲壳素，是通过甲壳素脱乙酰化得到的一种天然阳离子多糖。甲壳素广泛存在于甲壳类动物（如螃蟹、虾）、真菌和植物中。壳聚糖因其独特的性质，在伤口敷料、药物递送、组织工程、生物传感器和医疗植入物等领域具有广泛应用。其主要优点包括天然来源、良

好的生物相容性和可降解性、优异的生物黏附性、无毒性、无免疫原性、抗菌和抗真菌活性、刺激响应性以及低成本等。壳聚糖分子链中含有活性羟基和氨基，使其易于通过化学修饰引入不同的官能团，从而拓展其功能。壳聚糖及其衍生物可以通过碱性或酸性体系形成水凝胶，这些水凝胶具有自愈合能力、热敏性、pH 敏感性以及可逆的溶胶-凝胶转变特性，这些特性极大地促进了其在生物医学领域的应用。此外，壳聚糖及其衍生物，尤其是壳聚糖季铵盐（quaternary chitosan，QCS），在抗菌领域表现出显著优势。壳聚糖通过其质子化氨基（NH_3^+）与带负电的细菌细胞膜结合，破坏膜完整性，同时螯合金属离子抑制细菌代谢。壳聚糖季铵盐通过引入季铵基团［$—N^+(CH_3)_3$］，在更广的 pH 值范围内保持正电荷，显著增强抗菌活性。它因较高的正电荷密度与细胞膜的相互作用更强烈，且化学稳定性高，能在复杂环境中保持长效抗菌性。壳聚糖季铵盐对革兰氏阳性菌（如金黄色葡萄球菌）、革兰氏阴性菌（如大肠杆菌）和真菌（如白色念珠菌）均具有广谱抑制作用。

② 葡聚糖（dextran）是一种由 α-D-葡萄糖单体通过 α-(1,6)-糖苷键连接而成的天然多糖，其支链则通过 α-(1,4)-或 α-(1,3)-糖苷键形成。葡聚糖的分子量和支化度与其来源密切相关。作为一种常见的生物大分子，葡聚糖具有低毒性、低成本、优异的水溶性、生物相容性和生物降解性等优点。此外，葡聚糖能够增强药物递送系统的稳定性，并防止药物在血液循环中过早累积，这为新型递送系统的设计和制备提供了重要基础。葡聚糖是一种非支化的水溶性多糖，因其良好的生物相容性、可降解性、非抗原性和非免疫原性，广泛应用于医药产品中。通过化学修饰，葡聚糖主链上的羟基可以与靶向配体或生物医学试剂反应，从而赋予其更多功能。例如，葡聚糖可作为聚乙二醇化的替代物，用于修饰纳米颗粒以减少其与免疫系统的相互作用。此外，葡聚糖硫酸盐可通过静电相互作用与壳聚糖的氨基基团结合形成纳米颗粒，而葡聚糖-聚己内酯嵌段共聚物则可通过形成胶束结构包封药物，实现药物的高效递送。

③ 海藻酸钠（sodium alginate）是一种从海洋褐藻中提取的天然聚阴离子线性多糖，由 1,4-糖苷键连接的 α-L-古洛糖醛酸（G）和 β-D-甘露糖醛酸（M）单元组成。在金属阳离子（如 Ca^{2+}、Ba^{2+}、Al^{3+}）存在下，海藻酸钠的羧酸基团与阳离子通过“蛋盒”结构形成离子交联凝胶，这一特性使其在生物医学领域具有广泛应用。海藻酸钠具有优异的生物相容性、可降解性和无毒性，是一种理想的药物递送载体材料。其 pH 依赖性溶胀行为使其能够适应胃肠道环境的 pH 变化（胃部酸性，小肠中性），从而用于口服药物的控释递送。此外，海藻酸钠分子链上丰富的羧基不仅增强了药物的包封能力，还为其功能化修饰提供了可能。例如，通过添加 Ca^{2+} 可实现温和凝胶化，适用于全身药

物递送，特别是在癌症治疗中显示出潜力。

④ 透明质酸是细胞外基质的重要成分，广泛分布于结缔组织、上皮组织和神经组织中。作为一种天然线性多糖，透明质酸具有优异的生物相容性、可降解性、化学稳定性以及极强的吸水能力。其分子结构中的羧酸基团使其能够与药物分子或靶向配体结合，从而在制药和生物医学领域展现出广泛的应用潜力。透明质酸对肿瘤细胞表面过度表达的CD44受体和RHAMM受体（透明质酸介导的运动受体）具有高亲和力，因此能够实现对肿瘤细胞的主动靶向。通过受体介导的内吞作用，透明质酸可被肿瘤细胞内化并转运至溶酶体，最终被溶酶体酶降解。这一特性使其成为抗癌药物递送的理想载体。基于透明质酸的纳米颗粒能够通过受体介导的内吞作用高效进入CD44过表达的肿瘤细胞，并在酶促降解作用下实现药物的持续释放，从而提高治疗效果并减少副作用。

⑤ 肝素（heparin）是一种天然存在的硫酸化多糖，属于糖胺聚糖（GAGs）家族。它主要由重复的二糖单元组成，这些单元包括D-葡萄糖胺和L-艾杜糖醛酸或D-葡萄糖醛酸，并通过α-1,4-糖苷键连接。肝素的分子链上含有大量的硫酸基团（$—OSO_3^-$），这些负电荷基团是其生物活性的关键。肝素主要从猪肠黏膜或牛肺中提取，其分子量范围较广（3000～30000），根据分子量和结构可分为：普通肝素，分子量较大（12000～15000），抗凝活性强但易引起副作用；低分子量肝素，通过化学法或酶解法制备，分子量较小（3000～8000），抗凝效果更可控，副作用较少。肝素最著名的应用是作为抗凝剂，用于预防和治疗血栓性疾病。其作用机制是通过与抗凝血酶Ⅲ（ATⅢ）结合，增强ATⅢ对凝血因子（如Xa和Ⅱa）的抑制作用，从而阻断凝血级联反应。此外，肝素因其负电荷和生物相容性，被广泛用于药物递送系统的构建。例如：肝素可通过静电相互作用与带正电的药物或载体结合，实现药物的靶向释放。肝素修饰的纳米颗粒或水凝胶可实现药物的缓释，延长药效。将肝素引入生物材料（如胶原、壳聚糖）中，可增强其生物活性和血管生成能力。

2）蛋白质

蛋白质（protein）是由氨基酸通过肽键（—CO—NH—）连接而成的高分子有机化合物，是生命活动的主要执行者。蛋白质的基本组成单位是氨基酸，常见的氨基酸有20种，它们通过脱水缩合形成多肽链。蛋白质因其生物相容性、功能多样性和可修饰性，在生物医学领域具有广泛应用。以下是几种代表性蛋白质及其应用。

① 牛血清白蛋白（bovine serum albumin，BSA），是从牛血清中提取的一种球状蛋白，分子量约为66500，由583个氨基酸组成。BSA可作为药物载体，通过物理吸附或化学偶联负载药物（如抗癌药、抗生素）。BSA可作为抗

原载体，增强免疫反应。BSA 还能用于修饰电极表面，提高传感器的灵敏度和选择性。

② 人血清白蛋白（human serum albumin，HSA），是人血浆中最丰富的蛋白质，分子量约为 66500，由 585 个氨基酸组成。HSA 纳米颗粒用于靶向递送抗癌药物（如紫杉醇），减少副作用。此外，HSA 可作为标准品用于临床检验（如肝功能测试）。

3）酶

酶是一类具有高效催化能力的蛋白质，能够加速特定生化反应的速率。在抗菌领域，某些酶通过破坏细菌细胞壁或干扰细菌代谢，展现出显著的抗菌活性。下面介绍几种重要的抗菌酶及其应用。

① 溶菌酶（lysozyme），是一种广泛存在于生物体（如眼泪、唾液、蛋清）中的水解酶，分子量约为 14300，由 129 个氨基酸组成。溶菌酶通过水解细菌细胞壁中肽聚糖（peptidoglycan）的 β-1，4-糖苷键，破坏细胞壁完整性，导致细菌裂解。它对革兰氏阳性菌（如金黄色葡萄球菌）尤为有效，因为其细胞壁含有大量肽聚糖。溶菌酶主要用于乳制品、肉类和饮料的防腐保鲜。此外，溶菌酶作为天然抗菌剂，用于治疗口腔感染、呼吸道感染和眼部感染。溶菌酶修饰的纳米颗粒或涂层可用于医疗器械的抗菌处理。

② 葡萄糖氧化酶（glucose oxidase，GOx），是一种催化葡萄糖氧化生成葡萄糖酸和过氧化氢（H_2O_2）的酶，分子量约为 160000，由两个相同的亚基组成。GOx 通过催化反应生成的 H_2O_2 具有强氧化性，可破坏细菌细胞膜和蛋白质结构，从而抑制细菌生长。GOx 与壳聚糖复合敷料用于慢性伤口（如糖尿病足溃疡）的抗菌治疗。GOx 还可以用于食品包装材料，延长保质期。GOx 也可用于检测血糖浓度，辅助糖尿病管理。

目前，已有多个研究团队开始利用细胞膜包裹纳米颗粒，以构建仿生纳米系统。细胞膜的引入不仅赋予纳米系统较高的血清稳定性，还赋予其细胞特异性的生物功能。目前，已有多种来源的细胞膜被用于纳米治疗系统的构建，包括血小板、红细胞（RBC）、白细胞（WBC）、癌细胞、间充质干细胞（MSCs）以及细菌膜等。不同细胞膜来源对纳米系统的性能具有显著影响，例如：癌细胞膜可呈递抗原，激活抗肿瘤免疫；红细胞膜则可延长体内循环时间，并有助于跨上皮运输；间充质干细胞膜具有癌症靶向能力；血小板膜可用于靶向受损血管组织及病原体。膜源纳米颗粒可包裹多种有机材料（如高分子纳米颗粒、明胶、脂质体和蛋白质等），也可与无机材料（如金属有机框架、多孔硅纳米材料、金纳米笼、上转换纳米颗粒、铁氧体纳米颗粒和量子点等）进行整合。这类杂化纳米系统在小干扰 RNA（siRNA）和化疗药物的靶向递送、成像引导光热治疗、疫苗开发等多个领域中展现出重要应用潜力。构建基于细胞膜的纳米系统通常需要首先分离目标细胞的细胞膜，然后进行核心材料的包封。膜分离方法包括超声破碎、挤出、反复冻融、低渗裂解缓冲液处理或使用匀浆器进行匀浆处理，随后通过差速超速离心完成分离。获得的细胞膜可通过共孵育结合超声、挤出、电穿孔或微流控技术与纳米颗粒融合形成杂化纳米颗粒。总体而言，细胞膜作为有机构建单元，已广泛应用于基因与药物递送、光热治疗、联合疗法、疫苗开发及诊疗一体化等领域的杂化纳米系统中。

1.2.2.2 无机组分

无机组分在生物医学领域的应用主要基于其独特的光、电、磁、热等性质。金属纳米材料（如 Au NPs、Ag NPs）和金属氧化物（如 ZnO、CuO、Fe_3O_4）在抗菌、光热治疗和靶向递送中表现出色；金属硫化物（如 MoS_2、CuS）因其特殊结构和光热/光催化活性，在药物递送、肿瘤治疗和抗菌领域中具有潜力；无机非金属材料（如石墨烯、黑磷）则在高性能生物材料和诊疗一体化中展现出应用前景。下面对这些材料的性质和功能进行介绍。

（1）金属纳米材料

金纳米材料是目前使用最广泛的无机构建单元之一，因其优异的生物相容性、易于合成、低多分散性、自身具备一定治疗功能，以及可调控的等离子体光学性质而受到广泛关注。这些特性中有许多与其几何形态密切相关，因此在文献中常见多种形态的金纳米结构，如球形金纳米粒（Au NPs）、金纳米棒（Au NRs）、金纳米壳（Au NSs）、金纳米簇（Au NCs）以及金纳米笼等。不同几何形态的金结构可显著影响其光学行为、表面积以及在生物体内的运输特性。金纳米结构本身具有一定的抗癌疗效，例如可以抑制肿瘤血管生成、干预 MAPK 信号通路以逆转上皮-间充质转化，以及改变非病毒基因递送的摄取途径以避免溶酶体降解。此外，金纳米材料表面易通过静电作用或 Au-S（金-硫）共价键与多种功能分子进行表面修饰，便于负载药物、高分子聚合物或靶向配体。其中 Au-S 键结合能较强（30～40kJ/mol），而金与核酸之间相对较弱的相互作用使其能够吸附并释放核酸，用于基因递送。此外，阳离子高分子可以包覆阴离子 Au NPs，增强其细胞摄取能力，并简化偶联化学的设计，使金纳米结构既可作为纳米系统的核心，也可作为外壳材料使用。在光学方面，金纳米结构表现出局域表面等离子共振（LSPR）效应，即入射光激发纳米结构表面自由电子的共振振荡。该共振现象可以通过多种方式加以利用，例如通过光生热提升局部温度用于热疗，促进电子跃迁以实现光催化，产生声波信号用于光声成像，或通过散射不同能量的光子产生荧光信号。LSPR 可通过几何结构调控实现调谐，例如调节金纳米棒的长宽比即可精确调控其吸收与散射波段，从而实现生物窗口内的选择性光热治疗、光动态治疗或光触发药物释放等应用。此外，Au NPs 的尺寸、形貌和浓度还会影响其在溶液中的吸收峰位，从而表现出颜色变化，这一性质也被用于靶标分子的比色检测。在合成方面，金纳米结构可通过物理方法、化学方法及绿色生物方法制备，其中化学法最为常见。典型的化学合成通常需要氧化态金源（如氯金酸）、还原剂和表面稳定剂（如柠檬酸）以防止团聚，并调控最终粒径。例如，通过柠檬酸还原氯金酸可以合成粒径可控的 Au NPs。Au NPs 也可通过激光烧蚀等“自上而下”技术制备，或利用植物提取物作为还原剂进行绿色合成。空心纳米壳（Au NSs）可通过在钴纳米粒表面还原金离子的同时氧化内核生成钴氧化物制得。Au NRs 则常采用种子生长法，通过加入 $AgNO_3$ 协同生长，或与不同的还原剂（如硼氢化钠）、表面活性剂、乙酸、银盐或多肽溶液反应合成非球形结构。因此，金纳米材料的几何形貌与合成方法可根据具体应用需求灵活选择。金纳米结构凭借其良好的生物相容性、可调控的物理化学性能和易于功能化的表面，是杂化纳米系统中极具潜力的无机构建单元，广泛应用于生物成像、药物传递、基因治疗以及癌症光热/光动力治疗等领域。得益于其独特的物理化学性质和良好的功能可调控性，金纳米粒被广泛应用于几乎所有生物医药领域中的杂化纳米体系，包括靶向药物递送、基因转染、癌症成像与治疗等方向，是功能纳米系统中不可或缺的无机组分。

（2）金属氧化物

铁氧体纳米粒子（IONPs）是杂化纳米系统中另一类广泛应用的无机材料，其两种常见晶型——磁赤铁矿（γ-Fe_2O_3）和磁铁矿（Fe_3O_4）因良好的生物相容性和低毒性，在生物医学领域具有重要价值。IONPs 可合成出多种几何形态，如球形、六角形、三角棱柱、立方体、星形、环形、簇状及空心壳结构等。几何结构会显著影响其比表面积、载药能力及其与电磁波的相互作用。例如，不同几何形态的 IONPs 虽然具有不同的表面积-体积比，但其生物相容性相近；而空心 IONPs 可用于药物负载，环形结构则能够吸收微波辐射。尤为重要的是，当粒径控制在 10～20nm 范围内时，IONPs 会展现出超顺磁性（superparamagnetism），即在外加磁场作用下表现出磁性，而在无磁场状态下不显示磁性。这种特性赋予了 IONPs 在磁靶向药物递送、磁共振成像（MRI）对比剂以及磁热治疗（magnetic hyperthermia therapy）中的独特优势。此外，IONPs 还能够诱导癌细胞发生铁死亡（ferroptosis），并展现出抗菌活性和光致发光（photoluminescence）特性，使其在纳米治疗系统构建中具有更广泛的应用潜力。在合成方面，IONPs 可通过化学、物理及生物方法制备，其中化学方法在杂化纳米系统中最为常见。典型的化学合成方法为铁盐共沉淀法，其粒径可通过调控 pH 值实现精准控制。此外，也可通过微乳液法将铁盐在表面活性剂稳定的油-水混合体系中形成 IONPs。IONPs 凭借其超顺磁性和多功能性，成为目前仅次于 Au NPs 的第二大类常用无机组分，广泛应用于靶向递送、成像、抗菌、癌症治疗等多个生物医药前沿领域。

除了金和铁氧体之外，其他金属纳米颗粒如铂纳米颗粒（Pt NPs）、银纳米颗粒（Ag NPs）和铜纳米颗粒（Cu NPs）也被广泛应用于杂化纳米系统中，用以增强其治疗功能。其中，Pt NPs 主要通过离子浸出的方式对癌细胞产生毒性作用，可直接诱导癌细胞死亡。此外，Pt NPs 也以其显著的抗菌性能，与 Ag NPs 和 Cu NPs 一同被广泛用于抗感染的治疗和预防系统中。Pt NPs 可合成为球形、棒状、立方体等多种形貌，合成方式涵盖化学气相沉积（CVD）、激光烧蚀（laser ablation）等物理法，以及利用酵母或细菌的绿色生物合成法等手段。Ag NPs 具有优异的光学性能和抗菌活性，不仅能用于药物传递、组织再生，还可广泛应用于成像与诊断。Ag NPs 可通过“自上而下”法将银块体粉碎成纳米颗粒，也可采用化学还原或生物合成法“自下而上”构建。它们的表面等离子共振（SPR）特性使其在诊断和治疗中具有良好的信号响应能力。Cu NPs 与 Ag NPs 性能相似，也具有抗菌、催化活性和一定的光热性质，但由于铜更易氧化，其生物相容性较低，因此在生物医学应用中略逊于贵金属材料。然而，Cu NPs 仍因其较低成本和可调结构而在某些治疗领域具有潜在价值。这类金属纳米颗粒常具备荧光/光致发光特性、表面等离子共振行为以及催化活性，可作为光热治疗、光声成像、催化疗法等方向的重要构建单元。尽管 Pt NPs、Ag NPs 和 Cu NPs 在文献中的出现频率略低于 Au NPs 和 IONPs，但在抗菌治疗领域中应用广泛，并在其他生物医学方向如药物传输、诊断成像、肿瘤治疗等方面逐渐展现出多样化的应用潜力。

金属氧化物纳米材料因独特的物理化学性质（如光催化活性、磁性、pH 响应性）在生物医学领域具有广泛应用，以下是几种典型的金属氧化物纳米材料及其特性与应用。

① 氧化锌（zinc oxide，ZnO），是一种宽禁带半导体（禁带宽度约 3.37 eV），其纳米结构包括纳米颗粒、纳米棒、纳米片等。ZnO 在紫外线照射下产生活性氧（ROS），具有强氧化性，可杀伤细菌和癌细胞。ZnO 在酸性环境（如肿瘤微环境）中溶解，释放 Zn^{2+}，实现药物控释。ZnO 通过 ROS 生成和 Zn^{2+} 释放，破坏细菌细胞膜，抑制细菌生长。ZnO 纳米颗粒应用于医用涂层、伤口敷料和纺织品中，可抑制耐药菌感染。

② 氧化铜（copper oxide，CuO），是一种 p 型半导体，其纳米结构包括纳米球、纳米线和纳米片。CuO 通过释放 Cu^{2+} 和 ROS，破坏细菌细胞膜和

DNA，具有广谱抗菌性。

③ 二氧化钛（titanium dioxide，TiO_2），是一种宽禁带半导体（禁带宽度约 3.2eV），其纳米结构包括纳米球、纳米管和纳米片，尺寸通常在 5～50nm 之间。TiO_2 在紫外线照射下产生活性氧，具有强氧化性，可降解有机物以及杀菌。TiO_2 具有良好的生物相容性和化学稳定性，适用于植入材料。TiO_2 表面在紫外线照射后表现出超亲水性，可用于制作自清洁涂层。

（3）金属硫化物

金属硫化物是一类由金属离子与硫离子结合形成的半导体材料，具有独特的光学、电学和催化性质。其中，二硫化钼（molybdenum disulfide，MoS_2）和硫化铜（copper sulfide，CuS）在生物医学领域（如抗菌和抗肿瘤）展现了显著的应用潜力。

① MoS_2 是一种层状过渡金属硫化物，由 Mo 原子层夹在两层 S 原子层之间形成“三明治”结构。MoS_2 的层间通过范德瓦尔斯力连接，易于剥离成单层或少层纳米片。MoS_2 在近红外区（NIR）具有强光吸收能力，适用于光热治疗。MoS_2 可催化产生活性氧，具有抗菌和抗癌作用。MoS_2 纳米片的锋利边缘可切割细菌细胞膜，导致细胞内容物泄漏。MoS_2 在光照下产生活性氧（如·OH、O_2^-·），氧化细菌细胞膜和蛋白质，抑制细菌生长。MoS_2 在近红外线照射下产生局部高温（$\Delta T>50$℃），直接杀伤细菌。MoS_2 在抗菌领域主要应用于纳米抗菌材料、伤口敷料、医用涂层等方面。

② CuS 是一种 p 型半导体，其纳米结构包括纳米颗粒、纳米片和纳米棒，尺寸通常在 10～100nm 之间。CuS 在近红外区具有强光吸收能力，适用于光热治疗。CuS 可催化产生活性氧，增强抗癌和抗菌效果。CuS 在酸性环境（如肿瘤微环境）中溶解，释放 Cu^{2+}，实现抗菌治疗。CuS 在近红外线照射下产生局部高温，直接杀伤肿瘤细胞。CuS 通过类芬顿反应催化 H_2O_2 生成·OH，诱导肿瘤细胞凋亡。CuS 纳米颗粒用于光声成像（PAI），实时监测肿瘤治疗过程。

（4）无机非金属材料

无机非金属纳米材料因独特的物理化学性质（如高比表面积、光热效应、催化活性）在生物医学领域（如抗肿瘤和抗菌）展现了广泛的应用潜力，如石墨烯和黑磷。

① 石墨烯是由单层碳原子通过 sp^2 杂化形成的二维蜂窝状结构，厚度仅为 0.34nm。石墨烯的理论比表面积达 $2630m^2/g$，适合高效载药。石墨烯在近红外区具有强光吸收能力，适用于光热治疗。优异的电导率使其适用于生物传感和神经接口。石墨烯在近红外线照射下产生局部高温，直接杀伤肿瘤细

胞。石墨烯表面负载抗癌药物（如阿霉素），通过 π-π 堆积和静电作用实现高效载药。石墨烯结合光热治疗与化疗，增强抗肿瘤效果。石墨烯纳米片的锋利边缘可切割细菌细胞膜，导致细胞内容物泄漏。石墨烯通过产生活性氧氧化细菌细胞膜和蛋白质，抑制细菌生长。

② 黑磷是由磷原子通过 sp^3 杂化形成的层状结构，层间通过范德瓦尔斯力连接。黑磷的带隙随层数变化（0.3～2.0eV），适用于光热治疗和光动力治疗。黑磷在近红外区（NIR）具有强光吸收能力，适用于光热治疗。黑磷在生理环境中可降解为无毒的磷酸盐，具有良好的生物相容性。黑磷通过光热治疗、光动力治疗和载药递送应用于抗肿瘤治疗。此外，黑磷还应用于光热抗菌以及抗菌敷料的制备中。

1.2.3 有机-无机杂化纳米材料的优势与特性

有机-无机杂化纳米材料通过将有机组分与无机组分在分子或纳米尺度上复合，实现了性能的协同增强。与传统单一组分材料（仅有机或仅无机）相比，有机-无机杂化纳米材料在结构优势、性能优势、协同效应和功能特性等方面展现出显著优势。

有机-无机杂化纳米材料在结构上具有明显优势。它们通常具备纳米级尺寸和高度可控的结构形貌，并具有巨大的比表面积。例如，介孔硅纳米粒子具有有序多孔骨架，其比表面积可超过 $1000m^2/g$，孔径和颗粒尺寸均可调控。高比表面积提供了丰富的表面活性位点，有利于提高材料的吸附和负载能力。同时，有机组分与无机组分在界面的紧密结合赋予材料独特的界面化学性质，使其兼具两者的结构特征。

杂化纳米材料在力学、电学等性能上也优于单一组分材料。无机纳米相的引入提高了材料的强度、模量和热稳定性，而有机基体则提供了柔韧性和可加工性。两种组分的协同作用使材料在高温或受力条件下更加稳定，并实现导电性等性能的提升。例如，Bi_2Te_3/聚合物杂化薄膜同时展现出优异的热电性能和出色的机械柔韧性。此外，通过有机表面修饰，无机纳米材料的生物相容性也可显著提高。

有机组分与无机组分的结合产生协同效应。柔性的有机组分赋予材料良好的延展性和功能可调性，刚性的无机组分提供高强度和稳定性，两者取长补短使材料具备单一材料难以同时实现的性能组合。

有机-无机杂化纳米材料还表现出特殊功能特性。例如，它们易于功能化，可引入对温度、pH 值、光照或磁场等刺激响应的基团以及各种生物靶向配体，使材料具有环境响应性和靶向递送能力。此外，其介孔等结构赋予了材料卓越的分子负载和可控释放能力，使材料能够高效装载药物并在特定条件下实现缓释。

上述优势使杂化纳米材料在多种应用中表现出色。例如，在抗菌领域，杂化材料结合无机纳米粒子的抗菌活性和有机组分的生物相容性，可靶向释放抗菌剂来增强抗感染效果。在生物成像方面，这类杂化探针兼具有机染料的靶向识别功能和无机纳米颗粒的高成像对比度，具有独特优势。在药物递送上，杂化纳米载体凭借高载药量和刺激响应控释，实现了药物的高效靶向输送并降低副作用。此外，在环境生物修复中，通过将酶固定于杂化纳米基质上，可显著提高其稳定性和降解污染物的能力。

1.3 有机-无机杂化纳米材料的研究进展与应用

1.3.1 有机-无机杂化纳米材料的发展历程

早在20世纪初，科学家就开始尝试将有机成分和无机成分融合。例如，有机硅聚合物（硅氧烷）在当时被合成出来，成为硅酮材料发展的基础。第二次世界大战期间，为了研制既具弹性又耐高温的新型橡胶，美国科学家James Wright探索将二氧化硅石英与有机聚合物相结合，其副产品正是后来闻名的橡皮泥（silly putty），体现了早期将无机硅和有机高分子杂化的尝试。

20世纪中叶，层间插层化学的研究兴起。科研人员将有机小分子或聚合物插入层状无机材料（如黏土、层状金属盐类）之间，制备出新的杂化化合物。这不仅开辟了杂化材料的新领域，也让人们发现一些古代材料（如玛雅蓝颜料、宋代青花瓷釉）的独特性能源于有机-无机杂化结构。在这一时期，有机客体从简单离子逐步拓展到高分子、聚电解质等，插层主体也从天然黏土扩展到金属氧化物以及其他层状化合物，实现了更多元的杂化组合。与此同时，“软化学”合成路线（法文chimie douce，意为温和化学）开始用于制备杂化材料，其中溶胶-凝胶（sol-gel）方法是重要的里程碑。溶胶-凝胶技术使研究者能够在低温条件下将有机功能基团引入无机网络中，制备出均匀的有机改性氧化物凝胶或玻璃。这类通过共价键将有机组分与无机组分连接的杂化材料（后来归类为Class Ⅱ型）在20世纪下半叶迅速发展，为功能杂化材料打下基础。

进入21世纪，有机-无机杂化纳米材料发展进入精确结构设计阶段。一方面，研究者能够在分子和纳米尺度上有序构筑有机单元和无机单元，例如合成出有机功能基元均匀分布于骨架中的介孔有机硅材料，以及金属-有机框架化合物等杂化多孔晶体。这些材料中，有机组分与无机节点通过共价键或配位键直接相连，实现了真正分子水平上的杂化。另一方面，科学家开始利用预制的“纳米单元”作为构件，通过自组装构筑复杂层次结构的杂化材料。例如，以预先制得的纳米材料或纳米簇作为基础单元，再借助有机分子连接或模板，引导形成核-壳、多壳层或多级多孔的复杂结构。从简单掺杂过渡到这种“纳米积木”式的构筑，标志着材料体系从无序走向有序、从宏观混合走向精准可控。

总体来看，有机-无机杂化材料的发展历程体现了基础研究和应用需求的双重驱动。一方面，对天然生物复合材料的仿生启发（如骨骼中的胶原-羟基磷灰石复合、珍珠层中的有机-无机层状结构）激励了人们探索类似的人工杂化体系；另一方面，新兴技术领域（电子、能源、生物医学等）对材料提出的性能要求，推动着杂化材料不断演进。材料学家通过增强组分界面作用，从最初依赖物理混合或弱相互作用（Class Ⅰ型杂化），发展到后来通过共价键等强相互作用实现牢固结合（Class Ⅱ型杂化）。这一历程中诞生了许多里程碑式的工作，例如将有机树脂（Bis-GMA）与硅酸盐微粒通过硅烷偶联剂结合，创造出现代牙科复合树脂，开创了高分子-无机填料杂化应用的新时代。又如Yaghi等在20世纪90年代后期发展MOF框架材料，实现了有机-无机杂化多孔晶体在气体存储等方面的突破。这些关键节点文献奠定了杂化纳米材料的科学体系，也为后来者提供了丰富的“工具箱”和思路。

1.3.2 有机-无机杂化纳米材料的研究热点

近十年来，有机-无机杂化纳米材料领域出现了多方面的研究热点，体现出对材料结构、性能响应、生物安全性和多功能集成的高度关注。以下几个方向尤为突出。

1.3.2.1 材料结构调控

通过精巧设计纳米材料的形貌和孔隙结构，可以显著提升杂化材料的性能。中空结构和多级孔结构是当前研究的焦点之一。中空纳米结构由于内部空腔的存在，在催化、传感和药物输送中表现出独特优势：更大的比表面积和容纳空间有利于提高反应活性或载药量。研究表明，构筑中空介孔结构可显著增强药物载体的装载和释放性能，例如中空有机硅纳米球的独特介孔空腔赋予其优异的药物储存容量和可控释放特性。多级孔（级联的大孔-介孔-微孔）结构则兼具各尺度孔道的优点：大孔有利于宏观传质，介孔提供高比表面积以储存客体，微孔则可以选择性筛分分子。这种层次孔结构能够提供更多活性位点并加速反应物或药物分子的扩散。例如，在多孔硅材料中引入微孔和介孔双重结构，可提高生物分子进入载体的速率，从而实现快速释放和响应。总的来说，通过软模板法、硬模板法、自组装等多种手段精细调控纳米颗粒的形貌（核壳、核@多壳层、纳米笼等）和孔隙度，已成为杂化材料设计的基础。这不仅满足了不同应用对结构的要求，也为功能集成提供了物理容纳和化学反应的平台。

刺激响应型杂化纳米材料是近年来的研究热点之一，即材料在特定外界或内在刺激下发生性质改变或功能激活，从而实现智能控制。常见的刺激包括pH值、温度、光照、磁场等。

（1）pH响应

利用肿瘤组织或感染部位微环境偏酸的特性，设计pH敏感的杂化载体，在中性环境中稳定，进入酸性环境后发生结构或键合变化释放药物。例如，将药物封装在介孔硅纳米粒子内，并以对酸性pH敏感的聚合物或壳层封堵，当颗粒进入肿瘤细胞内的酸性溶酶体中时聚合物壳体溶解或键断裂，触发药物释放。这种机制可显著提高抗癌药物在肿瘤部位的释放效率，减少对健康组织的副作用。

（2）光热响应

光作为一种外部可控刺激，被广泛用于触发杂化材料的功能。例如，将金属纳米粒子（如金纳米壳、金纳米棒）与高分子或载药体系杂化，可赋予材料光热转换能力。当被特定波长的激光照射时，金属纳米粒子将光能转化为热能，局部温度上升。一方面，这种光热效应可直接用于杀灭肿瘤或病原体（称为光热治疗）；另一方面，产热也可使温度敏感的高分子发生相变或解聚，从而快速释放药物。近年来的研究构建了光响应降解的杂化载体，例如在有机-硅杂化纳米球中引入光敏基团，光照下产生的单态氧使载体骨架解体，实现药物的按需释放。相比传统持续释放系统，这类光触发体系能够在时空上精确控制治疗过程。

（3）磁场响应

超顺磁性氧化铁纳米颗粒（SPION）等无机组分与聚合物杂化后，可制成对磁场刺激有应答的功能体。例如，将SPION嵌入生物相容性聚合物微球中，得到磁热响应载体，在交变磁场作用下产生局部高温用于肿瘤热疗；同时磁性纳米颗粒还可充当MRI成像对比剂，实现诊疗一体化。又例如，磁场还能远程调控磁性水凝胶或胶体粒子的运动和聚集，用于控释药物或促进组织工程支架内的细胞排列。磁响应杂化材料的特点是无接触远程控制，这使其在体内深部治疗、可穿戴器件等方面展现出独特优势。

除上述单一刺激外，多重刺激响应也是一大趋势。例如，有研究构建了同时对 pH 值和热敏感的纳米凝胶，既可利用肿瘤酸性环境初步释放部分药物，又可通过体外加热进一步触发剩余药物的释放，实现"双重保险"的精准治疗。智能响应性的引入，使杂化纳米材料能够根据病变微环境或外部指令自适应调整，极大提高了治疗的靶向性和有效性。展望未来，随着对生物流体环境感知的深化，更多响应模式（如酶触发、生物信号触发）的杂化系统将不断出现，为"按需给药"和"自适应材料"奠定基础。

1.3.2.2 生物相容性优化

提升生物相容性是杂化纳米材料从实验研究走向临床应用的关键环节之一。许多无机纳米粒子本身存在潜在的毒性或免疫原性，而通过与有机材料杂化可以在一定程度上加以改善。常用策略包括表面包覆生物惰性或生物可降解的有机壳层、分子修饰降低非特异性吸附，以及控制粒径以促进体内清除等。例如，量子点虽然具有出色的荧光成像性能，但裸露的 CdSe/ZnS 量子点可能释放 Cd^{2+} 致毒。赵娜娜等通过在量子点外包覆一层惰性的二氧化硅壳，制成 SiO_2@QD 核壳纳米粒子，不仅赋予量子点亲水、生物惰性的外表面，此外还将阳离子聚合物引入纳米材料表面，赋予其基因转染功能。实验证明，硅包覆的量子点在活体中循环时间明显延长，同时最终经肾脏清除的比例提高，这意味着其在体内更稳定且可被安全代谢。

类似地，超顺磁氧化铁等用于成像和治疗的无机纳米粒子通常采用聚合物或天然大分子进行表面包覆。例如，以葡聚糖、聚乙二醇等包覆铁氧体纳米粒子，可有效屏蔽其表面的电荷和疏水相互作用，防止粒子在体液中聚集，并避免被巨噬细胞快速清除。研究指出，一个典型的超顺磁铁氧体纳米探针系统包括：用于稳定和生物相容的聚合物壳、提供 MRI 成像对比的磁性核心、表面修饰的靶向或功能分子。聚合物壳层的存在提高了胶体稳定性和血液循环时间，而表面的功能基元（如中性亲水的 PEG 链）可减少与血浆蛋白的不良相互作用，从而降低免疫系统的摄取。此外，可生物降解材料的引入也是重要方向，例如利用生物可降解的聚酯、磷脂或介孔硅作为基体，确保杂化纳米材料在完成诊疗功能后能被人体逐渐分解清除，避免长期残留带来的毒性隐患。

综上，在杂化纳米材料的设计中，研究者越来越重视选择具有良好生物相容性的组成：包括 FDA 批准的高分子、生物可吸收无机物（如磷酸钙、二氧化硅）、天然多糖和蛋白质等。同时，通过优化粒径（如将颗粒控制在 5～8nm 实现经肾小球滤过）以及赋予"隐形"表面（如中性电荷，疏水/亲水平衡的表面配体），最大限度降低材料对机体的不良影响。生物相容性的持续优化使得杂化纳米材料更有希望从实验室走向临床应用。

1.3.2.3 功能协同与多功能集成

有机-无机杂化纳米材料的一个重要优势在于可以集多种功能于一体，产生协同效应。近年来，“一材多用”或多模态、多功能纳米平台成为研究热点。例如，在抗菌领域，将天然高分子和无机纳米颗粒结合可实现协同杀菌：壳聚糖本身带正电荷，能够吸附并穿透带负电的细菌细胞壁，而银纳米粒子可以释放 Ag^+ 杀死菌体，两者杂化后形成的壳聚糖-Ag 纳米复合物对多种病原菌表现出强效的协同抗菌作用。该杂化纳米银不仅在 24～48h 内对大肠杆菌等显著抑制，还能破坏细菌生物膜结构，更重要的是，在达到杀菌剂量时对宿主（例如小鼠巨噬细胞）无明显毒性或遗传损伤。这证明通过有机高分子稳定和功能化无机纳米剂，可以实现选择性更佳、毒副作用更低的抗菌效果。

又例如，在生物医用领域，杂化纳米材料被广泛用于诊疗一体化（theranostics）设计。典型案例是前述的“原细胞”（protocell）载体：介孔二氧化硅纳米粒子作为“骨架”提供巨大的载药空间和可控表面，而磷脂双分子层包裹其外形成生物膜涂层，用于逃避免疫清除和靶向功能。研究表明，这种硅脂杂化囊泡是一种模块化平台，各组分可根据需要灵活更换：介孔硅核可以调节粒径和孔径以适应不同药物，大分子药物和小分子药物都可高效装载；脂质层则可插入靶向肽、pH 敏感肽等，实现选择性结合病灶及胞内高效释放。两部分协同作用使得杂化载体在体内表现出卓越的性能：显著提高癌症药物的载入量（相比纯脂质体提高 10～100 倍），并在体内保持稳定而不过早渗漏。只有将无机载体的高容量与有机载体的生物功能结合在一起才能克服单一“魔弹”难以兼顾的多重挑战。

此外，多功能杂化纳米材料在肿瘤多模态成像与联合治疗方面也显示出巨大潜力。例如，将超级顺磁铁氧体与近红外发光染料杂化，可以制备同时用于 MRI 成像和荧光成像的探针，实现解剖和分子层面的双模成像；再进一步结合光热分子或化疗药物，构建出兼具成像、化疗和光热治疗功能的“三合一”纳米平台。在这个平台中，各组分各司其职又互相配合：磁性核心用于 MRI 定位肿瘤，光热组分在影像引导下消融肿瘤组织，同时控温触发药物从高分子载体中释放，达到协同增效的治疗效果。相比单一手段，这种多重打击策略能够更有效地消灭肿瘤并减少复发转移的机会。目前，金纳米结构-聚合物杂化体系被用于光热-化疗联合；上转换纳米粒子-光敏剂杂化用于光动力-光热双疗；磁粒子-药物-探针杂化用于热疗-化疗-成像三模一体，均取得了比各单独手段更优的实验效果。

总的来说，功能协同是杂化纳米材料最吸引人的特性之一。通过合理选择和组合有机成分、无机成分，可以让 1＋1＞2 的效应在纳米尺度上实现。

这既是解决复杂疾病和多重需求的有效途径，也是材料科学交叉融合的必然趋势。

1.3.3 有机-无机杂化纳米材料的应用现状

有机-无机杂化纳米材料在诸多领域崭露头角，其中在生物医药相关的抗菌、生物成像和药物递送三大方向上取得了丰富的成果。下面分别介绍这些领域的应用现状和典型研究进展，并简要讨论其在组织工程和生物医用修复中的延伸应用。

1.3.3.1 抗菌领域

抗菌领域面临抗生素耐药性上升的严峻挑战，亟需替代或辅助传统抗生素的新策略。纳米材料因其独特的物理化学杀菌机制（如物理刺破、光热效应、金属离子释放、产生活性氧等）而备受关注。将无机纳米颗粒与有机材料杂化，可以形成协同高效、性能可调的抗菌体系，用于表面涂层、伤口敷料、植入物防感染以及消毒等多个方面。

（1）金属-聚合物杂化抗菌剂

银、铜等金属纳米粒子具有广谱抗菌作用，但直接使用易发生团聚且高浓度金属离子可能损伤组织。将金属纳米粒子分散于聚合物基质中或涂覆于高分子壳层上，能够稳定纳米颗粒并调控离子释放速率。例如，壳聚糖-银纳米粒子复合材料将天然抗菌高分子壳聚糖与 Ag NPs 结合：壳聚糖赋予粒子稳定性和成膜性，其阳离子特性促进与细菌细胞壁的结合，银则持续释放 Ag^{+} 并与细菌蛋白和 DNA 作用，从而有效杀灭细菌。研究表明，该杂化涂层在玻璃等表面上对大肠杆菌等具有持久抑菌活性，可破坏细胞膜并阻止生物膜形成；同时在有效剂量下对哺乳动物细胞无显著毒性。类似的还有聚乙烯醇-银、聚乳酸-银等纳米纤维或水凝胶，用于创面敷料中时能够持续释放微量银离子实现抑菌且不干扰愈合。

（2）壳聚糖-金属氧化物杂化物

金属氧化物纳米粒子（如 ZnO NPs、CuO NPs、TiO_2 NPs）因在特定条件下产生氧自由基或光催化活性，可用于抗菌，但单独使用时在生理环境中稳定性和分散性欠佳。将它们与壳聚糖等多糖杂化可以优势互补。一方面，壳聚糖提供了柔性的三维网络和阳离子氨基，有助于均匀负载纳米氧化物并黏附在细菌表面；另一方面，纳米 ZnO 等具有强氧化性，可在光照或特定条件下产生过氧化物等活性氧进行杀菌。一项研究将纳米 ZnO 掺入壳聚糖-纤维素复合膜中，结果发现相比纯壳聚糖膜，杂化膜对金黄色葡萄球菌、大肠杆菌以及黑曲霉等真菌的抗菌性能大幅提高。其机理在于：ZnO 提供更多与微生物接触的活性表面并释放 ROS 物种，协同壳聚糖对细胞壁的作用，实现对真菌和细菌的广谱高效抑制。值得一提的是，许多金属氧化物还具有光响应杀菌能力，例如二氧化钛在紫外线下产生活性氧，可以和壳聚糖形成可见光响应的纳米抗菌涂层，用于自洁表面。

（3）其他杂化体系

一些新兴的杂化抗菌材料包括石墨烯氧化物-金属纳米粒子复合物（利用石墨烯片锋利边缘和金属离子双重杀菌）、氧化石墨烯-聚合物-酶杂化（水解酶降解细菌胞外基质＋纳米片物理穿刺），以及介孔载银硅材料（介孔二氧化硅缓释银离子）等。这些体系都利用了多组分协同机制，提高了对耐药菌株和生物膜的抑制效果。

杂化纳米抗菌材料通常具有广谱高效（对革兰氏阳性、阴性菌及真菌均有效）和难以诱导耐药的优点。一方面，金属离子/氧化物杀菌是多靶点的物理化学作用，细菌不易通过单一基因突变产生抗性；另一方面，有机载体的引入提高了材料在应用环境中的稳定性和加工性，例如可制成薄膜、涂层、纤维等多种形式附着于医疗器械或创面。壳聚糖等生物高分子本身还能促进伤口愈合、止血和生物黏附，使杂化抗菌剂具备附加生物学效益。另外，通过调控有机载体的种类和比例，可以调整金属离子的释放动力学，在保证杀菌活性的同时，将细胞毒性降到最低。

尽管前景可观，杂化抗菌材料进入实际应用仍有挑战。首先，潜在的安全性问题需要充分评估，如长期使用是否会有微量金属蓄积、对组织的刺激等。其次，材料在复杂体液环境中的稳定性和有效寿命需要改进，例如蛋白质吸附可能降低其抗菌活性。最后，成本和工艺放大也是应考虑的因素，大规模制备纳米材料需符合质量控制和成本效益规律。未来的研究将侧重于机制深入研究（例如更清晰地了解协同杀菌的分子机制）、新型组合探索（如将抗菌肽、光热剂等引入杂化体系以实现多模杀菌）以及应用测试（在临床相关场景如植入物感染模型中验证效果）。随着这些工作的推进，有机-无机杂化纳米抗菌剂有望在医疗保健、食品包装、防疫等领域发挥更大作用。

1.3.3.2 生物成像领域

生物成像技术在诊断医学和生命科学研究中至关重要，从分子水平的荧光成像到宏观的 MRI、CT（计算机断层扫描）等。杂化纳米材料通过集成发光、磁性等功能，实现对比剂和探针性能的提升与多模态融合，已成为生物成像领域的重要发展方向。相较传统的小分子探针，纳米杂化探针具有亮度高、稳定性好、可靶向修饰等优点，可用于体外检测和活体成像。典型杂化成像探针如下。

（1）量子点-有机壳杂化荧光探针

量子点因高亮度和耐光漂白性，在荧光成像中具有独特优势。然而传统 CdSe/ZnS 量子点的生物相容性令人担忧，主要是因为其表面疏水且含重金属。为此，科研人员开发了多种有机/无机杂化策略来改良量子点探针。其中最常用的是硅或聚合物包覆：在量子点表面生长一层二氧化硅外壳，形成硅胶核壳量子点；或者将量子点封装于两亲性聚合物胶束、脂质体中，形成水溶性杂化纳米粒子。这些有机-无机杂化量子点探针兼具量子点的高荧光性能和有机涂层的良好分散性、生物相容性。例如，有研究制备了多层二氧化硅壳的 CdTe 量子点，并系统研究了其在小鼠体内的分布。结果显示，相比传统表面配体修饰的量子点，硅包覆量子点在血液中的循环时间更长，不易被免疫系统快速清除，并且主要经肾脏途径排出。这意味着杂化量子点探针能够在体内停留足够时间完成成像任务，随后被安全地从体内清除，从而兼顾了成像性能和生物安全。目前，基于硅/聚合物杂化的无镉量子点（如 InP/ZnS 量子点）探针也在开发中，以期替代传统 Cd 基量子点用于体内成像。

（2）磁性纳米粒子-有机杂化造影剂

磁共振成像需要高效、安全的磁性对比剂。超顺磁性铁氧体纳米粒子（SPION）因可缩短 T2 弛豫时间被广泛研究，但裸露的氧化铁纳米粒子在体内易聚集、被免疫吞噬。通过与有机物杂化可大幅改善其性能。一类经典材料是铁氧体-聚合物杂化纳米探针：利用葡聚糖、聚乙二醇、聚乳酸等包覆 Fe_3O_4 纳米粒子，形成稳定的胶体。这些杂化颗粒在水溶液中长期稳定，不发生团聚，其表面电荷接近中性，可避免与血液中的蛋白结合，从而延长了血液半衰期。同时，聚合物壳层提供的功能位点还能进一步连接靶向配体（如小分子、肽或抗体），实现 MRI 分子成像。例如，科研人员将超顺磁纳米铁与两亲性共聚物杂化，并在表面键合肿瘤靶向的多肽，制成靶向 MRI 探针，用于检测肿瘤中特异性受体的表达。这种探针能够在 MRI 下清晰显影特定肿瘤组织，实现靶向增强造影，而在非靶向组织中信号很低，提高了成像对比度。值得一提的是，磁性-聚合物杂化粒子还可负载药物，作为治疗递送载体，从而构建诊疗一体化纳米探针。例如，一种设计是将药物共封装进聚合物壳内，利用磁核进行 MRI 导航成像，定位后以外加磁场或局部加热触发药物释放，达到“看得见又治得了”的效果。

（3）多模态成像杂化平台

单一成像模式往往有局限，例如荧光成像分辨率高但穿透浅，MRI 穿透深但灵敏度低。杂化纳米材料提供了集成不同成像模块的机会，实现多模态互补。典型方案包括：荧光-磁共振双模态（如将上转换发光纳米颗粒和 SPION

合成杂化纳米探针，一种粒子可同时进行近红外上转换荧光成像和 MRI）；光声-荧光双模态（如金纳米星与有机染料杂化，用于光声成像和荧光成像）；PET/MRI 双模态（在杂化纳米载体上既螯合放射性核素实现 PET，又负载 SPION 用于 MRI）等。这些多功能探针通过单一载体负载多种成像组分，确保各模态探针在体内的药代行为一致性，从而实现精准的图像配准和综合诊断。随着材料和化学功能化技术的进步，将来的杂化纳米探针有望进一步集成三模甚至更多模态（例如同时具备荧光/MRI/光声成像），为临床提供更全面的信息。

有机-无机杂化成像材料在性能上相较传统探针有显著提升：首先，信号强度和稳定性更高，如量子点杂化探针亮度远超有机染料且不易光漂白，可实现长时间实时成像；磁性杂化探针因载药和靶向功能，可在目标组织富集，提高局部对比信号。其次，靶向性和多功能性更强，杂化纳米探针易于在表面进行多配体功能化，一种探针可同时携带成像和治疗组分，实现“一针多用”。最后，通过有机相调控，探针的代谢途径和毒性可控，如硅包覆确保量子点经肾脏清除而非蓄积在肝脾。总之，杂化策略让成像探针兼具“亮、稳、准、全”的特点，为精密医学诊断提供了有力工具。

当前生物成像用杂化纳米材料主要处于临床前研究阶段，要实现实际应用还需解决一些问题。其中人体安全性和长效性是首要考虑，例如量子点的长期毒性还在评估中，磁性纳米颗粒在体内的生物降解和排出机制需要更加明确。规避免疫系统仍是挑战，高浓度外源纳米探针可能引发免疫反应或快速被清除，如何设计“隐身”探针以延长血液循环时间值得深入研究。此外，不同模态成像探针组合后的互相干扰和信号解调也需要优化，例如某些情况下磁核的存在可能猝灭荧光信号，需要在材料设计上加以权衡。未来的发展方向包括：研发全无机、生物可降解的纳米探针（如掺杂生物元素的量子点或铁基无机探针），这样即使颗粒残留也可逐渐分解；设计触发型探针，在与靶标结合或受到刺激时才发出信号，提高成像的特异性；推动临床转化研究，开展杂化纳米探针在灵长类动物甚至人体的试验。可以预见，有机-无机杂化成像探针将为医学影像带来革命性变革，使诊断更加早期、精准和个性化。

1.3.3.3 药物递送领域

药物递送一直是纳米技术与生物医学交叉的核心领域之一。纳米载药系统有望改善药物在体内的分布、稳定性和靶向性，减少副作用。然而，没有任何单一材料能完全满足高载药量、长循环、主动靶向、控释、安全低毒等所有理想特征。有机-无机杂化纳米载体通过集成多种材料的优点，提供了一种“组合拳”方案，被认为是克服药物输送难题的有效途径。近年来涌现出大量杂化纳米药物递送系统，用于抗癌药物、基因药物和疫苗等的递送，并取得了令人瞩目的进展。

典型杂化递送系统如下。

(1) 介孔硅-脂质体杂化载体（原细胞）

这是一类具有代表性的杂化纳米递药平台。介孔二氧化硅纳米粒子因高比表面积和有序孔道，可负载大量药物分子，但缺乏生物膜结构，不易逃避免疫系统清除；而脂质体生物相容性好，可融合细胞膜，但自身载药量有限。原细胞将二者优势结合：以介孔硅纳米粒子为核心装载药物，外覆一层磷脂双分子层仿生膜。这种模块化设计使各组成部分功能清晰：硅质核提供高载药容量和可控释放界面，其孔径和表面官能团可以根据所载药物的性质进行优化调节；脂质外壳则提供胶体稳定性和生物功能，可插入靶向配体（如肿瘤靶向肽）和逃逸组分（如帮助摆脱溶酶体的裂谷蛋白），并可通过 PEG 修饰减少被免疫识别，从而延长循环时间。研究表明，杂化原细胞载体在体内外实验中显示出优异性能：相比纯脂质体，介孔硅核使其药物装载量提高一个数量级以上，而脂质包覆确保了在血清中的稳定和靶向递送效率。在小鼠模型中，靶向肽修饰的原细胞能够高度选择性地富集于肿瘤部位并高效释放携带的 siRNA，显著抑制肿瘤生长，同时对正常组织几乎无损伤。原细胞杂化系统被认为是“可定制”的通用递药平台，其组件可以根据不同应用自由组合调整，这一概念的成功验证极大推动了杂化递送系统在纳米医学领域的发展。

(2) 金属/氧化物-聚合物纳米载体

多种金属或金属氧化物纳米颗粒因特殊物理性质被用于药物递送中，例如金纳米壳用于光热控制释放、Fe_3O_4 用于磁靶向递送、上转换纳米晶用于光触发放药等。不过直接给药往往面临生物分散性差和缺乏靶向的问题。通过高分子将这些无机纳米成分包裹或功能化，可以构建兼具物理触发与生物亲和的杂化载体。例如，温敏/磁敏杂化微球：将 Fe_3O_4 磁粒嵌入热敏性聚合物微球（如 PNIPAM）中制成纳米凝胶，在体外磁场加热下微球收缩挤出药物，实现远程磁控药物释放。再如，金纳米颗粒-聚合物胶束：将亲脂性的药物及金纳米粒子共同封装在聚合物胶束核心中，利用金粒子光热加热胶束从而触发疏水药物的瞬时释放，并协同产生热疗效应杀伤肿瘤细胞。一些杂化载体还通过引入响应键（如二硫键）实现肿瘤微环境（高谷胱甘肽浓度）下的特异性崩解释放药物。金属/氧化物-聚合物杂化系统的灵活性在于，高分子部分可选用各种功能聚合物（敏感、靶向、生物降解等），无机部分则可提供外界触发和成像功能，从而针对不同治疗需求进行量身定制。

(3) 生物大分子-无机杂化载体

此类载体利用生物大分子（如蛋白质、多肽、DNA 折纸等）作为模板或骨架，与无机纳米组分结合，形成独特的递药体系。例如，利用蛋白质笼（如病毒样颗粒、铁蛋白等）内部腔室封装无机纳米粒子和药物，再通过受体介导的途径高效进入靶向细胞；又例如，DNA 纳米结构表面生长金纳米粒子，形成 DNA-金杂化构型，可以精确控制粒子间距用于近红外线响应，并加载 siRNA 用于基因沉默治疗。这些生物大分子为杂化载体赋予了高度可编程性和生物特异性，同时无机组分提供增强的结构稳定性和功能（如光热、成像）。目前，这类前沿探索正逐步展现威力，如 DNA 杂化纳米机器人用于体内精确递送凝血酶实现肿瘤血管栓塞等。

杂化纳米药物递送系统相较传统载药体系，最大的优势在于集多种关键功能于一身，从而解决了单一载体难以克服的瓶颈。借助无机载体的高比表面积/大孔容，以及有机载体对亲水/亲脂分子的兼容性，杂化体系往往能装载远高于单组分载体的药物剂量，并且适配从小分子药物、蛋白、多肽到核酸等各种疗法分子。有机壳层（如高分子、脂质）提供了隐形斗篷，减少了血浆蛋白吸附和网状内皮系统清除，显著延长了载体在体内的循环时间。同时，杂化结构通常更稳定，不易在体内过早释放货物或解体漏药，从而避免了非靶向毒性。通过表面功能化（配体、抗体等）和适宜的尺寸形貌设计，杂化载体可实现对病灶组织/细胞的主动靶向。此外，一些杂化纳米颗粒（如具有核壳结构的 Janus 颗粒）还能在肿瘤组织中实现级联释放、深度渗透，提高对实体瘤的药物递送效率。杂化载体易于集成刺激响应组件，如 pH 敏感键、光热元件、磁热元件等，实现对药物释放速率的精确调控。这保证了药物在正确的时间和部位发挥作用，大幅提升疗效，降低毒副作用。正如前述，杂化纳米载体可以搭载成像探针，实现边运送药物边跟踪定位；或同时负载两个以上药物/治疗因子，实现协同治疗（例如化疗＋光热/光动力）。这为难治性疾病提供了全新的综合解决方案。

当前杂化纳米药物载体虽成果丰硕，但距离临床应用仍有距离。体内代谢问题是首先要解决的，一些无机载体如硅胶在体内的长久滞留和慢性毒性需充分评估，如何在完成递药任务后让载体安全降解清除是重要课题（例如引入生物可溶解的无机材料或可代谢元素）。制备工艺和可重复性也是挑战，杂化纳米载体结构复杂，如何实现规模化的一致生产以满足临床质量要求，需要工艺工程方面的创新。监管审批方面，对于这种新型材料，监管机构可能要求更详尽的安全性和功效验证。另外，在功效上，虽然动物实验结果鼓舞人心，但人体肿瘤微环境、更复杂的免疫系统可能带来不一样的影响，需要通过临床试验检验其实际效果。展望未来，随着材料科学、生物工程和纳米医学的深入融合，我们可以期待更多跨学科创新的杂化载药系统问世。例如，将人工智能辅助的药物筛选/配方设计与杂化纳米载体相结合，按患者情况定制最佳纳米药物；利用DNA折纸等可编程纳米结构作为模板，构筑精准控制形状和功能的杂化载体；开发完全由人体代谢产物构成的“零残留”载体等。这些方向都有望进一步提高药物递送的靶向性和有效性，降低全身毒性，实现真正个性化、精确的疾病治疗。

1.3.3.4 组织工程与医用修复

杂化纳米材料的概念和技术同样拓展到了组织工程和医疗修复领域。在组织工程中，支架材料需要同时具备生物活性和力学支撑性能。传统金属或陶瓷虽然坚固但缺乏生物活性，纯天然高分子又常强度不足，因而有机-无机杂化组织支架成为重要发展方向。例如，用胶原蛋白等天然高分子作为基质，掺入无机骨矿物质羟基磷灰石（HA）纳米晶体，可制得仿生骨支架。胶原-HA杂化支架模拟了骨的有机-无机复合组成，表现出优异的骨传导性和生物相容性：在小鼠颅骨缺损模型中，胶原-HA支架能支持成骨细胞黏附增殖，3周内几乎完全再生出新生骨组织，填充了缺损区域。相比纯陶瓷骨移植材料，含胶原的杂化支架更易降解吸收，与宿主骨的整合更好。此外，通过调节有机组分与无机组分的比例，这类支架在力学强度和降解速率上可以调控，满足不同部位骨修复的需求。除骨组织外，在软骨、皮肤等组织工程中也有类似思路，如明胶-生物玻璃、壳聚糖-硅酸钙等杂化支架用于软骨和皮肤再生，均取得了比单一材料更理想的组织修复效果。在牙科修复方面，有机-无机杂化材料早已获得巨大成功——现代牙科复合树脂就是典范。复合树脂由有机树脂基质（如Bis-GMA甲基丙烯酸酯）和无机陶瓷填料（如二氧化硅或玻璃粉末）通过硅烷偶联剂紧密结合而成。这种杂化材料兼具树脂的可塑性和无机填料的硬度，在牙体充填中既能化学固化成型，又具有接近牙体的力学强度和耐磨性。自20世纪60年代Bowen发明此类杂化树脂以来，经过配方改进，如使用纳米级硅填料、改性硅烷偶联剂等，复合树脂的性能不断提高，已经完全取代了过去的银汞合金，成为主要的补牙材料。同样的理念也应用于牙种植体涂层，通过在金属种植体表面负载胶原-HA或聚合物-生物陶瓷杂化涂层，可以提升种植体与骨的整合（形成类似天然骨-胶原界面）并减少感染风险。在软组织修复和伤口敷料方面，杂化纳米材料也展现出优势。例如，含有纳米银或氧化锌的壳聚糖-纤维蛋白杂化水凝胶既可以机械支撑伤口，又能抗菌和促进愈合；再如，聚氨酯-二氧化硅杂化软组织补片兼具柔韧性和耐久性，被用于疝修补等手术中以提高补片强度和生物相容性。

综上，有机-无机杂化材料在组织工程、牙科、生物医用修复等领域的应用，证明了其互补协同理念的广泛适用性，通过杂化设计，材料的力学性能、生物活性、抗菌性等各方面得到综合优化。这些成功案例也进一步印证并丰富了杂化纳米材料的理论和技术，为未来开发新型医用材料提供了宝贵经验。

有机-无机杂化纳米材料作为材料科学与生命科学交叉孕育的产物，经过一个多世纪的发展已形成完备的理论基础和丰富的材料体系。从 20 世纪的硅橡胶、层状杂化化合物、溶胶-凝胶有机氧化物，到 21 世纪的介孔杂化、多功能纳米复合、生物仿生支架，杂化材料不断实现自我突破与跨越。近年来的研究热点聚焦于结构精控、智能响应、生物安全和多功能协同，这使杂化纳米材料在性能上日臻完善，并能针对复杂的生物医学问题给出系统性的解决方案。在应用方面，杂化纳米材料已经在抗菌、生物成像和药物递送领域展现出令人鼓舞的成果：前有抗菌杂化材料对抗超级细菌，守护人类健康；中有成像探针与载药载体的“合体”，实现疾病的早期精准诊疗；后有杂化纳米载体执掌药物递送的“方向盘”，大幅提升治疗效率并减少副作用。同时，这些技术正进一步向组织工程和临床修复拓展，孕育着新一代生物医用材料。可以预见，随着材料设计与生物医学研究的不断融合，有机-无机杂化纳米材料将在未来的科学研究和实际应用中扮演更加举足轻重的角色——不仅承前启后连接着有机与无机两大材料世界的优势，更将启后创新，引领多学科交叉协作，推动医疗技术和功能材料的共同进步。

参考文献

[1] Buzea C, Pacheco I I, Robbie K. Nanomaterials and nanoparticles: Sources and toxicity[J]. Biointerphases, 2007, 2(4): 17-71.

[2] Mulvaney P. Nanoscience *vs* nanotechnology-defining the field[J]. ACS Nano, 2015, 9(3): 2215-2217.

[3] Hasan S. A review on nanoparticles: Their synthesis and types[J]. Res J Recent Sci, 2015, 2277: 2502.

[4] Atwater H A. The promise of plasmonics[J]. Sci Am, 2007, 296(4): 56-63.

[5] Brill R H, Cahill N D. A red opaque glass from Sardis and some thoughts on red opaques in general[J]. J Glass Stud, 1988, 30: 16-27.

[6] Bratovcic A. Different applications of nanomaterials and their impact on the environment[J]. Int J Mater Sci Eng, 2019, 5: 1-7.

[7] Gajanan K, Tijare S N. Applications of nanomaterials[J].

Mater Today Proc,2018,5(1):1093-1096.
[8] Khot L R,Sankaran S,Maja J M,et al. Applications of nanomaterials in agricultural production and crop protection: A review[J]. Crop Prot,2012,35:64-70.
[9] Roduner E. Size matters:Why nanomaterials are different[J]. Chem Soc Rev,2006,35(7):583-592.
[10] Lines M G. Nanomaterials for practical functional uses[J]. J Alloys Compd,2008,449(1-2):242-245.
[11] Adul-Rasool A A,Athair D M,Zaidan H K,et al. 0,1,2,3D nanostructures,types of bulk nanostructured materials,and drug nanocrystals: An overview[J]. Cancer Treatment and Research Communications,2025,40:100834.
[12] Al-Thani A N,Jan A G,Abbas M,et al. Nanoparticles in cancer theragnostic and drug delivery: A comprehensive review[J]. Life Sciences,2024,352:19.
[13] 王树,刘礼兵,吕凤婷.纳米生物材料[M].北京:化学工业出版社,2018.
[14] Daniel C F S,Stephanie C D,Daniel B V,et al. Polymer-hybrid nanoparticles:Current advances in biomedical applications[J]. Biomedicine & Pharmacotherapy,2020,131:110695.
[15] 柯扬船.聚合物-无机纳米复合材料[M].北京:化学工业出版社,2023.
[16] 张伟.有机无机杂化纳米结构材料设计合成及其光催化性能研究[D].保定:河北大学,2022.
[17] 包昀鑫.有机-无机杂化纳米复合发光材料的合成与性能研究[D].北京:北京化工大学,2008.
[18] 雷静雯.有机-无机杂化纳米材料的合成及其研究[D].上海:东华大学,2015.
[19] Vivero-Escoto J L,Huang Y T. Inorganic-organic hybrid nanomaterials for therapeutic and diagnostic imaging applications[J]. Int J Mol Sci,2011,12:3888-3927.
[19] Shen M,Shi X. Dendrimer-based organic/inorganic hybrid nanoparticles in biomedical applications[J]. Nanoscale,2010,2:1596-1610.
[20] Miyazaki T,Sugawara-Narutaki A,Ohtsuki C. Organic-inorganic composites toward biomaterial application[J]. Frontiers of Oral Biology,2015,17:33.
[21] Zhao N,Yan L,Zhao X,et al. Versatile types of organic/inorganic nanohybrids:From strategic design to biomedical applications[J]. Chemical Reviews,2019,119:1666-1762.
[22] Viola C,Filippo R. Inorganic-organic core/shell nanoparticles: Progress and applications[J]. Nanoscale Adv,2020,2:5090.
[23] Swierczewska M,Han H S,Kim k,et al. Polysaccharide-based

nanoparticles for theranostic nanomedicine[J]. Adv Drug Deliv Rev,2016,99:70-84.

[24] Zong A,Cao H,Wang F. Anticancer polysaccharides from natural resources:A review of recent research[J]. Carbohydrate Polymers,2012,90:1395-1410.

[25] Ahmed T A,Aljaeid B M. Preparation,characterization,and potential application of chitosan,chitosan derivatives,and chitosan metal nanoparticles in pharmaceutical drug delivery[J]. Drug Design Deliv Ther,2016,10:483-507.

[26] Mattheolabakis G,Milane L,Singh A,et al. Hyaluronic acid targeting of CD44 for cancer therapy:From receptor biology to nanomedicine[J]. J Drug Target,2015,23:605-618.

[27] Laurent T C,Fraser J R. Hyaluronan[J]. Faseb J,1992,6:2397-2404.

[28] Cai Z,Zhang H,Wei Y,et al. Hyaluronan-inorganic nanohybrid materials for biomedical applications[J]. Biomacromolecules,2017,18:1677-1696.

[29] Hong B J,Chipre A J,Nguyen S T. Acid-degradable polymer-caged lipoplex(PCL) platform for siRNA delivery:Facile cellular triggered release of siRNA[J]. J Am Chem Soc,2013,135:17655-17658.

[30] 马池,陈明辉,徐炎炎,等.剪切增稠材料在防护纺织品领域的应用进展[J].中国个体防护装备,2022(5):16-22.

[31] 刘珍,梁伟,许并社,等.纳米材料制备方法及其研究进展[J].材料科学与工艺,2000(3):103-108.

[32] Yaghi O. Evolution of MOF single crystals[J]. Chem,2022,8(6):1541-1543.

第2章 有机-无机杂化纳米材料的设计与合成

2.1 设计原则与构筑策略

有机-无机杂化纳米生物材料通过将有机材料与无机材料融合，兼顾两者各自的优势，在生物医学领域展现出巨大的应用潜力。有机组分通常具有良好的加工性能和生物相容性，例如能构建纳米到宏观尺度的三维网络结构、可生物降解且易于化学修饰等；而无机纳米组分则提供了独特的功能特性，如可精确调控的纳米结构、对药物的高载入和保护能力，以及在特定条件下可控制的降解性能。为了充分发挥这些有机成分与无机成分的优势，研究者需要遵循一系列通用的设计原则，并采用合理的构筑策略来制备性能优异的复合纳米材料。下面将从分子层级的设计原则、构筑方法、应用导向的结构设计、材料组合考量等方面进行综述，并讨论当前存在的关键问题与未来发展方向。

2.1.1 分子层级的设计原则

（1）生物相容性

生物医用纳米材料必须保证对机体无毒无害，因此生物相容性是设计时首先要考虑的重要原则之一。在分子层级上，实现高生物相容性通常需要选用生物惰性或可降解的材料，并尽量避免引发免疫反应。例如，常用的策略包括在纳米颗粒表面修饰惰性高分子（如 PEG 化），以减少蛋白质吸附和巨噬细胞吞噬，或仿生“伪装”策略在颗粒表面包覆细胞膜成分，从而使其被机体识别为自身物质，降低免疫清除。另外，采用天然生物大分子（如蛋白质、多糖）作为有机相或引入细胞识别配体，也能提高材料的生物相容性和生物功能特异性。通过上述分子设计，使得纳米杂化材料在体内具有良好的血液相容性和组织相容性，减少急性毒性反应和炎症反应的发生。

(2) 稳定性

纳米杂化材料在储存和应用过程中需要保持结构和性能稳定。一方面，胶体稳定性很关键。颗粒应避免在生理盐溶液中发生聚集沉淀，这通常通过表面电荷引入和空间位阻稳定等手段实现。例如，表面带有足够的电荷（ζ电位）可产生静电排斥，或引入高分子刷形成空间位阻，都能防止纳米颗粒相互聚集。另一方面，纳米材料进入生物流体后会立即被各种蛋白质吸附，在颗粒表面形成“蛋白质冠”，改变其原有性能。这种蛋白吸附可能导致颗粒被识别清除或失去靶向功能。因此，在分子设计时常通过表面修饰亲水聚合物、zwitter ionic基团等手段来降低蛋白质吸附，从而提高纳米颗粒在体内循环中的动力学稳定性。此外，杂化材料的化学稳定性也需考虑，即在运输和储存中不发生过早的分解或失活，但在需要时（如到达靶向部位后）又能适时分解释放有效成分。通过在分子结构中引入稳定性良好的共价键连接有机组分与无机组分，可在很大程度上提高材料的整体稳定性。

(3) 高效性

高效的药物负载是许多生物医用纳米材料的重要功能，因而在设计时需要注重材料的载药容量和包载形式。在分子层面上，常通过优化材料的孔隙率、比表面积以及官能团种类来提升其对药物分子的容纳能力。例如，介孔二氧化硅纳米粒子由于具有高度有序的纳米孔道和大的孔容积，被广泛用作药物载体，可负载大量小分子药物或生物大分子。其可调节的孔径和表面可修饰的硅醇基团，使得不同大小和极性的药物分子都能高效装载并在需要时释放。又例如，一些高分子纳米胶束通过调整疏水链段的比例，可以显著提高疏水性药物的包封效率。此外，材料表面的官能团（如羧基、氨基）可以通过静电或配位作用结合带电的药物分子，提高载药量。

(4) 响应性

赋予纳米杂化材料对外界刺激的响应能力，可以实现药物的时空控制释放或诊疗功能的激活，是当前智能纳米材料设计的核心原则之一。典型的刺激包括pH值、温度、光照、磁场、电场、氧化还原环境以及酶等。在分子设计上，可针对不同刺激引入相应的响应单元。例如，利用肿瘤微环境偏酸的特点，在有机-无机复合物中构筑酸敏感键（如肟键、缩酐键），使材料在肿瘤部位pH值下降时发生解体或孔道开启，从而释放药物。温度响应性材料常通过引入热敏高分子（如PNIPAM）来实现，其在超过特定温度时发生相转变，导致药物迅速释放。光响应性设计则包括在材料中嵌入光敏基团或光热转换纳米粒子（如金纳米壳），受到特定波长光照后发生结构变化或产生热量，从而触发药物释放或杀伤细胞。磁响应性通常依赖磁性纳米颗粒（如Fe_3O_4），在交变磁场下产生热效应用于肿瘤热疗，或利用外加磁场实现材料的体内定位输送。电化学响应和酶响应则分别通过导电高分子和酶底物单元的设计实现。当施加这些外界刺激时，杂化材料表现出性能的可切换“开-关”行为。通过合理组合多种刺激响应单元，还可获得多重响应的纳米系统，在复杂生理环境中提高控制精度。例如，有机-无机杂化纳米凝胶同时对 pH 值和温度敏感，可在肿瘤酸性高温环境下协同释放药物，提高治疗效果。综上，分子层级的刺激响应性设计使纳米材料更智能化，可根据疾病微环境或外部指令实现功能激活，显著提升生物医用性能。

2.1.2 构筑策略

要将上述设计原则转化为具体的纳米材料结构，需要采用适当的构筑方法将有机组分和无机组分组装在一起。常用的构筑策略包括自组装法、共价键/非共价键连接法、界面反应法、溶胶-凝胶法、模板法、层层组装法以及原位复合法等，每种方法各有特点，适用于不同类型的有机-无机体系。下面对这些主流方法逐一进行介绍。

（1）自组装法

自组装利用分子或纳米组分间的非共价相互作用，使其在热力学驱动下自发排列形成有序结构。在有机-无机杂化纳米材料构筑中，自组装是一种常用且高效的方法。典型情况下，有机分子（如两亲性聚合物、表面活性剂、DNA 链等）和无机纳米粒子在溶液中通过氢键、静电作用、疏水作用、π-π 堆积、配位键等多种相互作用力彼此识别并组装。这些作用力虽然单一键能较弱，但通过多价作用可以稳定地维系组装体的结构。自组装策略的优点在于过程温和，一般不需要苛刻条件即可形成纳米复合物，同时能够构筑出高度精巧的分层结构（即分级自组装）。例如，利用两亲分子可在水溶液中自发形成胶束或囊泡结构，将疏水性的无机纳米粒子（如金纳米颗粒、Fe_3O_4 纳米粒子）包裹于疏水芯中，从而得到稳定的核壳型复合纳米粒子。在该过程中，疏水/亲水相互作用是主要驱动力，而辅助的静电或氢键作用则赋予组装体更多样的结构控制。又例如，利用生物大分子（DNA、肽链）的特异性识别和自组装，可以将不同功能的纳米组分精确定位组装成超分子复合体。需要指出，自组装得到的结构通常依赖于非共价键维系，因而在后续应用中可能需要进一步稳定，例如通过交联固定结构或引入协同作用的多价相互作用来提高稳定性。

（2）共价键法

相比于非共价的自组装，通过化学共价键将有机组分与无机组分直接连接，可构筑更加稳固的一体化纳米复合材料。常见的共价连接策略包括：利用硅烷偶联剂在无机氧化物表面引入有机官能团（如在二氧化硅纳米粒子表面接枝有机硅烷，实现与有机高分子的共价结合），通过“点击化学”等高效偶联反应将功能分子接枝到纳米粒子表面，或在无机纳米材料存在下原位引发有机单体聚合，从而使生长的聚合物链共价锚定在无机颗粒表面。这类方法的典型例子如：在金纳米颗粒表面包覆带巯基的聚合物，通过 Au—S 共价键牢固结合；又或是将药物分子通过可降解的共价键（如二硫键）连接在无机载体上，形成响应性共价复合物。共价构筑策略提供了高度的结构稳定性，降低了组分分离流失的风险。此外，由于化学键连接具有方向性，可实现分子层面对复合材料结构的精细调控。然而，需要考虑的是，共价连接往往需要多步化学反应和纯化过程，制备相对复杂。此外，表面过度功能化可能改变纳米粒子的本征性质（如电荷、尺寸）影响生物分布。因此，共价连接策略常与自组装等方法结合使用，在保证稳定性的同时兼顾功能多样性。

（3）界面反应法

界面反应是指利用两相界面处发生的化学反应来构筑有机-无机复合结构的方法。这种策略常用于在有机基底上沉积无机物，或在无机支架上原位生成有机聚合物。例如，生物矿化就是一种典型的界面反应过程：有机基质（如胶原蛋白纤维）提供模板和官能团，引导无机离子在其界面上沉积并结晶，形成类似骨或牙齿的有机-无机复合材料。在人工模拟中，可以将无机前驱体（如 Ca^{2+} 和 PO_4^{3-}）引入含有生物大分子的溶液，在界面上诱导生成羟基磷灰石晶体，从而获得有机基质与无机矿物紧密结合的复合物。同样地，在高分子包覆的纳米乳液界面进行原位聚合或沉淀反应，也是一种构筑核壳结构的有效手段。此外，界面反应策略的另一个应用是原子层沉积等技术：通过在材料表面逐层进行化学反应，可精确沉积超薄无机涂层。例如，有研究采用室温 ALD（原子层沉积）在胶原膜表面沉积 MgO 纳米涂层，所得胶原-MgO 复合膜具有均匀的无机层，生物相容性提高并表现出更优的成骨整合性能。界面反应法的优点在于可以实现有机相与无机相的紧密结合和均匀分布，构筑界面清晰且结合牢固的复合结构，尤其适合制备涂层型、生物涂层或功能界面材料。不过，其需要精确控制反应条件（如界面稳定性、反应速率等），以避免产生非均匀的沉积或副产物。

（4）溶胶-凝胶法

溶胶-凝胶法是在液相中通过前驱体的水解缩聚反应生成无机网络，并可同时引入有机组分形成均匀杂化的一种方法。典型流程是将无机前驱物（如金属醇盐）在溶剂中水解并缩聚成氧化物网络（形成凝胶），过程中可掺入有机分子或聚合物，使其嵌入或键合到无机骨架中。例如制备有机-无机杂化硅材料时，常用四乙氧基硅烷（TEOS）作为无机前驱体，在表面活性剂等软模板存在下于碱性条件水解-缩聚形成二氧化硅网络，同时表面活性剂形成的胶束作为软模板可引导介孔结构的形成。通过调节反应条件和加入有机共前驱体（如有机硅烷），可在硅氧网络中引入有机基团，从而得到例如有机改性介孔二氧化硅等杂化材料。溶胶-凝胶法的优势在于反应条件温和、产物纯度高且均匀性好，可在纳米尺度上实现有机相与无机相的互穿网络结构（interpenetrating network）。此法特别适合构筑氧化物基杂化材料，如硅基、钛基、生物玻璃等复合物，可用于药物缓释和组织工程支架等领域。需要注意的是，凝胶干燥过程中体积收缩可能引起应力开裂，因此常采用溶剂置换和超临界干燥等工艺提高材料品质。此外，溶胶-凝胶法制备的杂化材料中有机组分含量一般不会太高，否则可能干扰无机网络的成形，因此适用于以有机相为辅、无机相为主的复合体系。

（5）模板法

模板法通过预先制备具有特定形貌或结构的模板，引导目标材料在其上成形，从而精确控制复合材料的结构。模板可以分为硬模板和软模板两大类。硬模板通常是预先制得的固态纳米或微米结构，如多孔阳极氧化铝（AAO）膜、硅球、聚苯乙烯微球等。以 AAO 膜为例，其规则排列的纳米孔道可作为模板，诱导无机物或有机物沉积其中形成纳米线、纳米管等结构，随后去除模板即可得到所需形貌的材料。软模板则多为分子或胶体结构，如表面活性剂胶束、嵌段共聚物自组装形成的纳米相分离结构、乳液液滴等。例如，在制备介孔材料时，表面活性剂胶束作为软模板，引导无机前驱体在其周围聚集成壁，移除模板后得到介孔孔道。对于有机-无机复合材料，模板法常用于控制无机部分的形貌尺寸，同时引入有机成分。例如，利用尺寸可控的 SiO_2 球作为硬模板，在其表面包覆一层有机聚合物膜并沉积金属纳米粒子，之后溶解除去 SiO_2，即可得到中空聚合物球壳内嵌金属纳米颗粒的复合结构。模板法的突出优点是对产物结构的高度可控，可制备出孔径均一的多孔材料、尺寸规则的纳米纤维/管、层次有序的结构等。这对提高材料性能（如比表面积、输运性能等）非常有利。不过模板法步骤较多，需要后处理去除模板，过程耗时且模板去除不完全时可能影响材料纯度。此外，模板的选择和制备本身也是一大挑战，需要根据目标结构进行相应设计。

（6）层层组装法

层层组装（layer-by-layer assembly，LbL）是一种特殊的自组装技术，其通过在基底表面交替沉积带相反电荷或互补配对的组分，逐层构筑多层膜或壳层结构。经典的 LbL 方法是静电自组装：将基底（如粒子、薄膜）反复浸入带正电和负电的多聚电解质溶液中，不同电荷的分子或胶体粒子会依次吸附在表面，形成交替的多层结构。每沉积一层后通常用纯水洗涤以去除弱吸附的物质，然后进行下一层的沉积。通过循环此过程，可以精确控制层数和厚度，得到纳米尺度可控的有机/无机多层膜。除了浸涂法外，层层组装还可采用旋涂、自喷等方式加速过程。在有机-无机复合材料领域，层层组装常用于制备囊泡或胶囊用于药物控制释放，以及功能涂层等。例如，在药物递送微胶囊制备中，以带电的药物纳米粒子和生物高分子为原料，通过 LbL 在模板微粒（如 $CaCO_3$ 微粒）上交替沉积形成壳层，然后溶解模板即可得到中空胶囊，包载药物并具有多层壳控释特性。又例如，将抗菌剂和生长因子分别负载在带相反电荷的层中，可制备具有梯度释放特性的多功能涂层，用于植入物表面同时实现抗菌和促组织再生。层层组装的优势在于过程简便、通用性强且对组分的选择几乎不设限（从小离子到蛋白质、纳米粒子均可），因此被广泛应用于功能界面材料制备中。其精确的层数控制和组合自由度，使研究者可以按需构建复杂的多功能膜层结构。不过 LbL 构筑的多层膜主要靠非共价相互作用维系，在某些严苛环境下可能出现分层或脱落，因此有时会辅以化学交联加强层间结合。

（7）原位复合法

原位复合是指在一个体系中直接生成有机组分和无机组分，使其自发形成复合结构的方法。与前述方法相比，原位复合往往不需要经历“先组装后结合”的过程，而是在同一反应体系中同步或连续地产生两相。例如，在聚合物溶液中加入无机盐前驱体，通过化学还原直接生成金属纳米粒子，纳米粒子在形成的瞬间即被周围的聚合物链稳定和包覆，得到金属-聚合物纳米复合物。又或者在生物大分子溶液中，通过调控溶液条件使无机物（如硅酸盐）发生缩聚反应，生成无机网络并将生物大分子物理嵌入或化学键合其中，从而形成互穿的有机-无机凝胶。原位方法的优点在于过程简单，一步法即可完成复合，一般能实现有机相和无机相的纳米级均匀分散。此外，由于无机组分是在有机介质中生成的，往往可形成紧密的界面结合。然而，原位法需要精细控制各组分的生成速率和条件，以确保两相协调生长，否则可能出现一相过快成核/生长而导致分离的情况。常用的原位策略还包括：原位聚合（在无机纳米材料存在下引发单体聚合，使高分子链在无机表面生长）和原位沉积（在有机基质内渗入无机前驱体并反应生成无机颗粒，如在水凝胶中矿化形成矿物纳米晶）。通过原位复合，可以获得组分分布更均一、界面更融洽的杂化纳米材料。例如，上文提到的 ALD 在胶原上沉积 MgO 也是一种原位生成无机相的方式。原位复合策略在制备功能涂层、生物传感界面以及纳米催化剂固定化等方面有广泛应用。

综上，各种构筑策略为有机-无机杂化纳米材料的制备提供了丰富的手段选择。实际研究中常将多种方法结合使用，以获得兼具稳定结构和多重功能的复合材料。例如，先利用自组装法获得初步的核壳结构，再通过界面反应或共价键偶联进行结构加固；又或是通过溶胶-凝胶形成无机网络的同时，辅以模板法控制其孔结构。合理选择和优化构筑策略，是实现预期材料结构与性能的关键。

2.1.3 应用导向的结构设计

有机-无机杂化纳米材料的结构设计应服务于其最终的应用功能。根据不同生物医用领域的需求，研究者针对性地调整材料组成和结构，以提升其在特定应用中的性能。以下结合抗菌、药物递送、生物成像和组织工程等典型应用，阐述应用导向的设计策略如何促进性能提升。

在抗菌领域，有机-无机杂化纳米材料被广泛用于制备抗感染的涂层、敷料和植入材料等。典型设计是将无机抗菌组分（如银、氧化锌、铜纳米粒子等）引入生物高分子基质中，实现长效广谱的抗菌作用。无机纳米粒子（尤其是银纳米粒子）能持续释放金属离子或产生活性氧物质，对细菌、真菌具有强效杀灭作用，而高分子基质［如壳聚糖、聚乙烯醇（PVA）、PCL 等］则赋予材料良好的成形性、生物相容性和缓释性能。研究表明，将两种无机抗菌剂协同引入同一基质可产生协同抗菌效果。例如，ZnO 与 Ag 纳米粒子共掺杂的复合支架对细菌的抑制显著强于单一组分，这归因于 ZnO 和 Ag 分别通过不同机制产生抗菌活性，联合作用增强了杀菌效率。同时，有机基质缓释银离子，提高了抗菌持久性。在伤口敷料中，这类复合材料不仅可以抑制创面感染，还可通过调节载药水凝胶的保湿和透气性，促进伤口愈合。另外，对于医疗器械或植入物表面，设计一层含抗菌纳米粒子的复合涂层，可在植入早期释放杀菌剂预防感染，后期涂层逐渐降解，暴露基底表面，促进组织整合，实现抗菌与生物功能的平衡。在这些设计中，材料的结构（如纳米粒子的尺寸、在基质中的分散程度，复合膜的层数、厚度等）都会影响抗菌性能。例如，较小尺寸的银纳米粒子具有更高的比表面积和离子释放率，但过小可能引起细胞毒性，需要通过调整聚合物浓度和交联密度加以控制。又如采用层层组装技术可以构筑包含抗菌层和缓释层的多层涂层，实现先快速抗菌、后长效抑菌的分阶段释放。这些应用导向的结构设计大大提升了抗菌复合材料的有效性和安全性，使其在抗感染敷料、植入物防护等方面表现出优越性能。

药物递送与控制释放是有机-无机杂化纳米材料最主要的应用方向之一。

为了提高递药效率和特异性，研究者在材料结构设计上做出多方面优化。首先是载体的尺寸和表面特性，这直接决定了其在体内的生物分布和循环行为。通常将纳米载体尺寸控制在 100nm 以下以利于肿瘤被动靶向（EPR 效应），同时通过表面亲水化（如 PEG 修饰）来延长血液循环时间，避免被网状内皮系统过早清除。其次是靶向与识别单元的引入，即在纳米颗粒表面修饰抗体、肽序列、多糖等配体，实现对病灶部位（如肿瘤细胞或病变组织）的特异性识别和富集，提高药物在靶部位的有效浓度。此外，核-壳结构和多功能一体化的设计在递药系统中日益普及。例如，构筑“载药核＋功能壳”的纳米粒子：内核为高载药量的多孔无机材料或疏水聚合物，负载药物；外壳为生物相容聚合物或细胞膜片段，实现免疫隐形和环境响应释放。在此基础上，还可以将成像探针、光敏剂等集成到载体中，形成诊疗一体化纳米系统，在递送药物的同时实现实时成像监测。举例来说，某些核壳型复合纳米粒子以介孔二氧化硅为核载入抗癌药物，外覆 pH 响应的壳聚糖/阿拉伯糖蛋白壳层用于肿瘤微酸环境下解壳释放，并在核内掺杂上转换发光纳米粒子用于瘤体成像。当这些纳米载体通过血液循环到达病灶时，在肿瘤酸性环境下壳层溶解，药物快速释放杀伤癌细胞，同时上转换纳米粒子在外部近红外激光照射下发光，实现对药物释放部位的成像验证。这种结构设计显著提高了药物利用效率和治疗可控性。需要注意，在递药应用中材料结构设计需避免过于复杂，否则可能增加体内行为的不确定性和监管审批难度。因此，当前的趋势是简洁而功能强大的设计，即用最小的结构改造实现所需的功能组合。例如，通过一个智能高分子实现长循环和 pH 响应双功能，而非分别添加两个组分。总的来说，应用导向的纳米载药系统设计围绕着提升靶向性、控制释放和降低副作用三大目标，通过结构与功能的有机结合，正在不断拓展药物治疗的边界。

将有机-无机杂化纳米材料用于生物成像，可以融合无机组分优异的成像对比性能和有机组分的生物相容性，开发出高灵敏度、高选择性的成像探针。例如，在磁共振成像中，超顺磁性氧化铁纳米粒子是常用的 T2 对比剂，将其包裹在生物相容聚合物或脂质体中可制备 MRI 纳米探针，一方面聚合物包裹提高了颗粒的稳定性和生物分散性；另一方面可以在聚合物外层修饰靶向配体，实现对特定组织器官的富集。类似地，在计算机断层成像（CT）或光声成像中，金纳米粒子因其高 X 射线吸收和光热转换效率而备受重视，将金纳米颗粒嵌入蛋白质笼或高分子胶束中，不仅提升了其在体内的生物分布均一性，还可通过外层的功能基团实现对病灶的主动靶向和成像-治疗双模作用（如肿瘤光热消融伴随实时成像）。对于荧光成像和核医学成像（PET/SPECT），复合材料的设计更注重提高成像剂的稳定性以及降低非特异性分布。例如，量子点具有效率高、光谱可调的荧光发射，但裸露量子点存在重金属毒性问题。通过高分子或磷脂分子对量子点进行表面功能化，形成 QDs（量子点）-有机壳复合结构，可以有效阻隔重金属渗漏并提供结合生物靶标的界面。一些研究还将量子点与铁氧体等结合，制成荧光/MRI 双模成像探针，实现解剖和分子信息的融合。在多模态成像复合探针的设计中，常采用核壳或异质结结构，将不同成像功能组元集成于单个纳米平台。例如，以介孔二氧化硅为载体，内嵌上转换发光纳米颗粒用于荧光成像，并负载放射性核素用于 PET 成像，表面再结合抗体用于靶向，这样的复合纳米粒子在肿瘤成像中可同时提供解剖定位和分子特异性信息。可以看到，基于生物成像应用设计的杂化纳米材料强调信号增强和靶向分布：a. 信号增强方面，通过合理设计纳米结构（如聚集多颗功能纳米晶于单载体上）可提高局部成像对比；b. 靶向分布方面，依赖有机功能壳层，实现成像探针对目标组织的选择性蓄积。未来，这种复合探针还可能与治疗组分结合，发展出“边成像、边治疗”的纳米诊疗剂，在精确诊断的同时实施精准治疗。

组织工程旨在构建功能替代或修复受损组织的生物材料支架，有机-无机复合材料在其中扮演重要角色。天然组织（如骨、牙、软骨）本身就是有机-无机复合物的范例：以有机的胶原纤维为基架，以矿物质如羟基磷灰石为无机填充，实现刚柔并济、力学和生物性能兼具。因此，在人工支架材料的设计中，常常借鉴天然组织的组成，通过将生物大分子与无机材料结合来模拟细胞外基质（ECM）的结构和功能。例如，用胶原/羟基磷灰石复合材料来模拟骨组织支架，其中胶原提供细胞附着和生长所需的生物活性基质，羟基磷灰石提供骨传导性和力学支撑。研究表明，胶原-HA 复合支架更有利于成骨细胞的黏附增殖和分化，其性能明显优于纯胶原或纯 HA 材料。又例如，在软骨组织工程中，将高分子（水凝胶、PCL 等）与无机纳米黏土（如蒙脱石、石墨烯氧化物）复合，可以增强支架的机械强度并影响细胞的形态分化。有报道指出，加入少量多壁碳纳米管能够提高支架对干细胞的亲和力，因为碳纳米管的纤维状形态类似胶原纤维，可为细胞提供接触刺激信号；而同时添加过多无机填料则可能影响支架的完整性和均一性，需要权衡各组分含量。除力学支撑外，还常需赋予组织工程支架其他生物学功能，例如诱导分化的化学信号传递、血管生成、抗炎抗菌等。通过复合设计，可以将这些功能有效整合。例如，在伤口修复皮肤组织工程中，设计一种含有银纳米粒子和生长因子的复合水凝胶支架：银提供抗菌保护以防感染，水凝胶逐步释放生长因子促进组织再生，从而显著加快愈合并减少瘢痕形成。又例如，开发用于神经再生的导电复合支架，在生物高分子基体中掺入导电的碳纳米管或导电高分子，从而提供电刺激促进神经细胞生长连接。可以看出，根据不同组织的再生需求，复合支架材料在结构上做出了不同取向的设计：或强调机械强度（如骨支架），或强调柔软水含量（如软骨、脑组织支架），或强调电化学性能（如心肌、神经支架）等。但共同的原则是仿生设计和功能协同——材料应在结构和组成上尽量模拟目标组织的 ECM 微环境，同时各组分协同作用支持细胞黏附增殖、分化成熟。当前，三维打印等技术的发展也推动了复杂结构组织支架的实现，使得多材料、多尺度的有机-无机复合支架成为可能，为组织工程应用导向的材料设计开辟了新路径。

2.1.4 材料组合

在设计有机-无机杂化纳米材料时，对所选用材料种类的合理组合及各自功能分工的考量至关重要。不同类型的有机材料和无机材料结合后能产生独特的协同效应，从而实现单一材料难以达到的性能。然而，要发挥这种“1＋1＞2”的效果，需要深入理解各组分的作用机理并优化其配比。下面以几种常见的材料组合为例，讨论各组分在复合材料中所扮演的角色及其协同机制。

贵金属和过渡金属纳米材料（如金、银、铜、钯等）由于表面等离子体共振、催化活性或抗菌离子释放等特性，广泛用于生物医用领域。但纯金属纳米颗粒往往缺乏良好的分散性和生物相容性，因此常与高分子材料复合。聚合物（天然的如明胶、壳聚糖，合成的如 PEG、PLGA 等）一方面可以作为载体将金属纳米粒子稳定地分散在水相中，防止其团聚沉淀；另一方面聚合物的柔性和可加工性允许将复合物制备成所需形状（凝胶、薄膜、微球等）。在这种组合中，各组分在功能上各司其职：聚合物提供三维结构支架、生物可降解性和良好的细胞相容界面，而金属纳米组分赋予材料抗菌、光热、成像等特殊功能。例如，金-聚合物复合纳米粒子在肿瘤治疗中应用广泛：金纳米壳能够强效吸收近红外线并转换为局部热量，用于光热消融肿瘤，而高分子壳层（常为 PEG 化的磷脂或聚合物）确保其在血液中稳定循环并逃避免疫系统清除。此外，高分子壳层上往往修饰有靶向配体，使复合粒子富集于肿瘤部位，从而实现对肿瘤的选择性光热治疗和最小副作用。同理，银-聚合物复合材料被大量用于抗菌敷料和涂层中。银纳米粒子持续释放的 Ag^+ 可以杀灭病原微生物，而聚合物基质（如 PVA 水凝胶）则控制银离子的释放速率并增加材料的柔韧性，方便贴合伤口表面。研究显示，这类复合物的抗菌效果远优于仅涂覆银离子的材料，并且由于聚合物的缓释作用，所需的银剂量更低，从而降低了银的细胞毒性。需要注意在金属/聚合物组合中，金属纳米颗粒的尺寸和表面化学需要与聚合物匹配，以确保二者结合牢固且均匀分散。例如，通过在银纳米颗粒表面引入与聚合物相容的官能团（羧基、氨基等），可加强与基体的相互作用，防止银在复合过程中团聚沉淀。总之，金属与聚合物的复合能将两者的优点相结合：金属纳米相赋予功能，聚合物基体提供支撑与调控，实现性能互补和协同提升。

生物大分子（如蛋白质、多肽、多糖、DNA 等）具有良好的生物相容性和生物功能，而无机氧化物材料（如二氧化硅、氧化钛、氧化锌、羟基磷灰石等）则具有独特的力学、光学或生物活性。在两者复合时，可以发挥生物模板和无机增强的双重作用机制。一个经典实例是胶原/羟基磷灰石（HAP）复合材料用于骨组织工程：胶原蛋白作为天然 ECM 的主要成分，提供柔韧的纤维支架和细胞黏附位点，HAP 作为无机相赋予材料硬度和矿化能力，类似天然骨的有机-无机组成。实验发现，含胶原和 HAP 的三元复合材料（如壳聚糖-胶原-羟基磷灰石）表现出良好的生物活性和生物相容性，能显著促进细胞的黏附和增殖，材料性能优于任何单一组分。其中胶原的引入改善了纯壳聚糖膜的形貌和细胞相容性，而 HAP 的加入提供了钙、磷离子，有助于诱导成骨分化。除了骨修复外，生物大分子-无机复合在软组织工程中也很重要。例如，将透明质酸等多糖与生物玻璃（硅酸盐）复合，可用于软骨再生，生物玻璃在降解时释放的 Si 离子和 Ca 离子可刺激软骨基质合成，而多糖基质提供了亲水性和细胞牵引支架。再如，丝素蛋白与二氧化钛纳米粒子复合可以制备具有紫外屏蔽性能的生物医用膜，其中丝素蛋白提高了膜的力学性能和生物相容性，TiO_2 纳米粒子则吸收有害 UV（紫外线）辐射用于皮肤组织工程和创面防护。此类组合中，各成分往往通过氢键、静电吸附等非共价作用结合，有时也借助共价交联（如将多糖醛基与硅烷醇缩合）形成更稳固的结合。通过调整生物大分子和无机相的比例，可在力学性能与生物活性之间取得平衡：无机相含量高有利于提高刚性和抗压性，但过高可能导致材料脆性增加、生物降解速率降低；有机相含量高则支架柔软且降解快，但力学支撑不足。因此，具体设计时需根据应用要求（如承重骨 *vs.* 软组织填充物）优化配比。此外，生物大分子通常具有特定的生物功能（如明胶包含 RGD 序列，促进细胞黏附），无机氧化物则可提供额外的功能（如生物活性玻璃促进成骨，氧化锌提供抗菌性能），二者结合往往产生功能互补的效果。例如前述的 MgO 涂覆胶原膜同时表现出更好的抗菌活性和成骨相容性。因此，在生物大分子/无机复合材料设计中应充分利用生物大分子的生物识别功能和无机组分的物理化学特性，实现协同效应。

碳基纳米材料（如石墨烯及其氧化物、碳纳米管、碳量子点等）具有独特的电学、光学和力学性能，但直接用于生物体系时面临分散性差、潜在毒性等问题。将碳材料与脂质体或类脂质载体相结合，是提高其生物可用性的一种有效策略。脂质体是由磷脂双分子层构成的囊泡，具有良好的生物相容性和膜结构，可模拟细胞膜的特性。将疏水的碳纳米材料嵌入脂质体的脂双层中，或以脂质体包裹碳纳米颗粒，可以得到稳定分散于水相的碳材料-脂质复合体系。这样的组合在药物递送和生物成像中展现了有益的特性：脂质体赋予体系类细胞膜的屏障和靶向能力，碳材料则提供了额外功能（如光热转换、荧光成像、坚固机械支撑等）。举例来说，石墨烯氧化物（GO）片层可插入脂质体膜内，形成石墨烯-脂质体混合囊泡，用于药物递送时，脂质体部分确保囊泡可生物降解且易被细胞吞噬，而GO片层增强了囊泡的机械稳定性并可在近红外激光照射下产生光热，使其成为光热-化疗联合的平台。一些研究表明，这种GO强化的脂质体在体内循环时间延长，肿瘤蓄积增加，并且激光照射时能够高效地产生局部高温杀伤肿瘤细胞，同时释放囊泡内携带的化疗药物，实现协同疗效。另外，碳量子点嵌入脂质纳米颗粒中则可构建生物相容的荧光探针用于生物成像，脂质外壳减少了量子点的荧光猝灭并阻隔了表面缺陷的猝灭效应，从而提高了量子产率和成像灵敏度。同时脂质体表面还可进一步结合靶向分子，使荧光信号更集中于目标组织。有机脂质和无机碳材料的结合也可以产生新的功能，例如，导电的碳纳米管网络镶嵌在脂质水凝胶中，可制作具有电响应性的生物传感贴片；多壁碳纳米管与PLGA等高分子复合再包封进脂质微球，可作为可降解的导电神经支架或药物控释载体。总之，碳材料/脂质体的组合利用脂质体生物膜仿生特性和碳材料高性能功能的优势，使碳基纳米材料更好地服务于生物医学用途。二者在复合时需要注意尺寸和比表面积匹配：过大的碳片或管可能会扰乱脂双层完整性，需要对碳材料进行尺寸或表面改性处理；脂质的组成（如是否含胆固醇）也影响碳材料的插入程度和复合体稳定性，需要通过实验优化。

除了上述组合之外，还有许多其他值得关注的材料配对，如高分子/陶瓷、生物酶/纳米载体、金属有机框架/生物高分子、量子点/胶体等。在每一种材料组合中，实现预期协同效应的关键在于：理解各组分在复合体中分别提供何种功能，以及它们之间如何相互影响。通过合理设计，可使有机组分提供的优点（如柔性、可加工、生物识别）与无机组分提供的优点（如硬度、光学磁学特性、催化活性）相互补充，弥补彼此缺陷。例如，有机聚合物脆性大、强度有限，但加入少量二维无机纳米片（如黏土、石墨烯）即可显著提高其力学模量；无机纳米材料易团聚、难加工，但引入高分子后能够实现良好分散并制成任意形状。同时，材料间的协同作用能够产生新的功能表现，如某些聚合物-纳米酶复合物可以模拟天然酶催化，在生物检测中表现出增敏作用；再如导电聚合物与磁性纳米粒子复合可获得磁-电双响应体系，用于精准的电刺激治疗和磁靶向。需要指出的是，并非所有组合都是“完美搭配”，如果设计不当也可能出现拮抗效应，即一组分的加入反而削弱了另一组分的性能。例如，在某些复合支架中，虽然碳纳米管有助于细胞生长，但过高比例的无机 HA 会导致支架脆性增加而降低其整体强度。因此在设计时需要通过实验寻找最佳组分配比和结构形态，使各成分优势充分发挥且相互促进。总体而言，材料组合的考量是一门“扬长避短、趋利避害”的艺术，在深入理解材料性质和相互作用的基础上，通过巧妙组合，实现复合材料性能的最大化优化。

2.2 合成方法

近年来，许多研究者希望充分利用无机组分与有机纳米颗粒在生物医学方面的优异特性。为了拓展纳米颗粒在各个领域的应用，不仅需要对单个纳米颗粒的形状与排列方式进行精准控制，也应关注整体颗粒组合的特性。基于这一需求，人们开发了表面修饰、自组装技术、金属-有机骨架、一锅法以及包覆法等多种合成方法，旨在通过调控纳米颗粒表面特性与排列来获得所需的理化性质。其中表面修饰是一种简单有效的策略，能够在纳米颗粒与极性或非极性溶剂以及聚合物基体之间建立兼容性，通常的做法是向纳米颗粒表面引入小分子或合成聚合物。这一方法不仅有助于提升纳米颗粒在不同介质中的分散性，还为后续功能化创造了条件，从而进一步扩展其应用范围。与此同时，通过调控纳米颗粒的组装方式，还可实现强化的理化性质；当纳米颗粒以组装体形式存在时，常会呈现出与单个颗粒截然不同的性能。为此，人们利用自组装技术和金属-有机骨架技术等多种途径开发了各类混合纳米颗粒，以实现对纳米颗粒排列的精准控制。下面介绍几种具有代表性的制备方法。

2.2.1 表面修饰

无机纳米颗粒的表面改性通常采用物理吸附和化学接枝两种策略。物理吸附通常是将小分子直接吸附或结合在颗粒表面，而化学接枝则通过与纳米颗粒表面的官能团形成化学键来实现聚合物分子的稳定固定。

硅烷偶联剂是无机纳米颗粒表面改性最常用的化学试剂之一，其分子中含有两个关键的官能团，可以同时与无机物和有机物两种组分反应，从而在两者之间搭建桥梁。硅烷偶联剂的一般化学结构可表示为 R—Si—$(OR')_3$，其中 OR′为烷氧基（如甲氧基或乙氧基），可与金属氧化物表面的羟基（—OH）进行缩合反应，从而形成稳定的 Si—O—M 共价键（M 代表金属氧化物）。而结构中的 R 则为烷基链，用于连接硅原子与其他功能基团。硅烷偶联剂对无机纳米颗粒表面的修饰过程通常分为以下 4 个阶段：

① 在水存在的条件下，烷氧基发生水解，释放出相应的醇分子，产生具有高活性的硅醇基；

② 这些活性硅醇基之间可能进一步发生自缩合，形成硅醇寡聚物；

③ 生成的硅醇单体或寡聚体通过氢键物理吸附到金属氧化物表面的羟基位点上；

④ 通过加热脱去水分子，使氢键转化为稳定的共价键，同时表面残留的硅醇基也发生进一步缩合，从而在颗粒表面形成稳定牢固的改性层。

利用硅烷偶联剂的末端功能基团还可进一步实现表面的功能化。例如，有研究通过氨氧基端基硅烷偶联剂（如 3-氨氧丙基三乙氧基硅烷）对场效应晶体管（FET）表面进行改性，随后将带有特定糖链的受体分子接枝到表面，以开发可检测甲型流感病毒血凝素蛋白（HA）的新型生物传感器。另有研究利用氨丙基三乙氧基硅烷（APTES）和正硅酸四乙酯（TEOS）对铕掺杂铝酸锶（$SrAl_2O_4$：Eu^{2+}）纳米闪烁体表面进行硅烷化处理，制备出表面富含胺基、带正电荷的二氧化硅包覆纳米颗粒，成功应用于 X 射线介导的光动力治疗。

除硅烷化外，另一种常见的化学修饰方法是将合成聚合物直接接枝到无机纳米颗粒表面，以提高颗粒的表面功能性并调节其表面形貌。该方法一般分为："接枝到"（grafting-to）和"接枝自"（grafting-from）两类。"接枝到"方法是将末端含有反应性功能基团的聚合物链直接接枝到纳米颗粒表面。尽管这一方法简单易行，但由于高分子链末端功能基的反应活性受熵效应限制，往往导致聚合物接枝密度较低。相比之下，"接枝自"方法则通过表面引发可控聚合反应，从纳米颗粒表面直接开始单体聚合反应（包括自由基聚合、阴离子聚合和阳离子聚合等方式），可以有效提高聚合物接枝密度。在该方法中，由于单体分子量较低，因此能够深入团聚的纳米颗粒内部，并与颗粒表面的活性位点反应。通过控制单体进料和聚合反应时间，可以精确调控聚合物层的厚度和密度，最终得到结构明确、有序的有机-无机杂化纳米材料。例如，Matyjaszewski 等利用 grafting-from 方法，以原子转移自由基聚合（ATRP）为基础，选用 12-(2-溴异丁酰氨基）十二酸作为引发剂，成功将聚［2-(甲磺酰基）乙基丙烯酸酯］接枝到超顺磁氧化铁纳米颗粒表面。

2.2.2 自组装技术

纳米颗粒的特性往往与大块材料存在明显差异，而通过自组装构建的纳米颗粒体系也会展现出不同于单个纳米颗粒或大块材料的新颖集体特性。自组装是一种简单而有效的策略，通过自发形成的颗粒体系，实现对无机纳米颗粒的空间排列与组合的精准控制，从而显著改善甚至赋予材料新的功能。

自组装技术是指纳米颗粒或其他组分通过特定相互作用直接或间接地在合适的环境条件下自发形成有序结构的过程。嵌段共聚物，特别是结构明确的ABA型三嵌段共聚物，是纳米颗粒自组装过程中的重要材料。嵌段共聚物在特定环境下能够自发组装成各种高度有序的纳米结构，这种组装过程主要受共价键或非共价键作用、电荷间引力或斥力、空间位阻效应、偶极-偶极作用以及耗尽力等因素的综合影响。此外，亲水/亲油平衡（HLB）也被认为对共聚物的自组装起重要调控作用。通过调整嵌段共聚物的HLB，可精准获得球形胶束、囊泡或层状结构等不同纳米形貌。无机纳米颗粒也可用作模板，诱导嵌段共聚物进行自组装，进而通过在组装体系中引入更多功能，实现多功能、可响应的生物纳米平台。例如，磁性纳米颗粒通过嵌段共聚物的自组装实现有序排列后，表现出的磁共振成像T2弛豫率要明显高于单个分散的颗粒。Ling等报道了一种肿瘤微环境pH敏感型磁性杂化纳米颗粒（PMNs），该材料由粒径小于5nm的氧化铁纳米颗粒与响应性嵌段共聚物自组装而成，在肿瘤诊疗领域表现出突出优势。组装的PMNs不仅提高了T1加权的磁共振（MR）成像信号，而且在酸性肿瘤环境中触发表面电荷翻转，从而选择性靶向肿瘤。此外，PMNs还表现出pH敏感的荧光成像能力以及光动力活性，可选择性杀伤癌细胞，显著提高治疗效果。

2.2.3 金属-有机骨架

纳米颗粒因优异的载药特性，例如靶向特定病灶以及保护药物免受降解，已经被成功用于临床纳米药物（如Doxil®、Abraxane®和Ambisome®）的商业化。然而，由于传统纳米药物载药效率通常低于5%（质量分数），适用药物种类依然受限。针对这一问题，金属-有机骨架材料（MOFs）由于高度有序且多孔的晶体结构，具备更高的载药量和释放效率，成为纳米药物领域的有效替代方案。

MOFs是一类由金属节点与多齿有机配体通过配位键连接而成的杂化材料，具有极高的热稳定性和机械稳定性。此外，通过将金属纳米颗粒、量子点、石墨烯、碳纳米管、生物大分子等功能组分引入MOFs，还可进一步获得复合型或杂化型材料，赋予其更丰富的功能特性。与单组分纳米结构相比，MOFs 材料展现出可调控的组分组成与拓扑结构、更高的比表面积（BET 比表面积）和高度有序的孔隙结构。这些特点使得 MOFs 材料在生物医学领域展现出巨大的应用潜力。目前，制备 MOFs 的经典方法主要包括溶液法、扩散法和水热法等几种。溶液法通常将金属离子、有机配体以及其他组分在特定比例下混合于溶剂中，于一定温度下搅拌反应，反应完成后通过过滤与蒸发去除溶剂，获得纯净的 MOFs 晶体。扩散法则一般在温和条件下进行，反应周期较长，可进一步分为凝胶扩散、液相扩散和气相扩散三种类型。凝胶扩散是指将分散于凝胶中的有机配体与金属离子溶液接触，在凝胶内部生成晶体。液相扩散利用不相溶的两种溶剂分别溶解金属离子和有机配体，两者在接触面上反应形成 MOFs 晶体。而气相扩散则利用挥发性的配体溶剂，通过气体与中心金属离子充分接触形成晶体。水热法是在高温反应釜内进行，将金属离子、有机配体、调节剂以及溶剂等以特定比例加入聚四氟乙烯内衬中，在高温下反应制备 MOFs。Chen 等利用高载药量、pH 敏感降解释放的沸石咪唑酯框架材料（ZIF-8）负载自噬抑制剂 3-甲基腺嘌呤（3-MA），制备了具有强抗癌活性的 3-MA@ZIF-8 纳米颗粒。研究表明，这种材料的药物负载率高达 19.798%（质量分数），颗粒形貌均一、生物相容性优异，在生理环境下具有较高稳定性。同时，由于肿瘤组织中特有的增强渗透和滞留效应（EPR 效应），该材料能在肿瘤部位高效聚集，实现精准药物递送，对肿瘤的生长产生显著抑制作用，并有效阻断了肿瘤细胞自噬的发生。

2.2.4 一锅法

“一锅法”合成是一种简单高效的制备有机-无机纳米杂化材料的方法。这种策略通常是在有机组分存在的条件下，通过单步反应直接原位生成无机纳米材料，而有机组分通常只作为表面封端剂或模板，并不直接参与化学反应过程。例如，通过“一锅法”溶剂热反应可以简便地制备表面聚乙二醇（PEG）修饰的 MoS_2 纳米片（MoS_2-PEG）。在该反应中，$(NH_4)_2MoS_4$ 同时提供了钼源和硫源，而 PEG 在 MoS_2 纳米片表面起到了有效的锚定作用。通过调控所选溶剂类型以及前驱物的浓度，可实现 MoS_2-PEG 纳米片尺寸的精确控制。此外，通过在反应体系中引入铋离子（Bi^{3+}），还能够进一步利用一锅法制备得到 MoS_2-Bi_2S_3-PEG 复合纳米片。Zhao 等在一锅法合成 MoS_2-PEG 纳米杂化材料基础上，通过另一步水热反应扩展制备了 MoS_2-Fe_3O_4-PEG 复合纳米颗粒。

聚合物稳定剂也广泛应用于一锅法共沉淀合成 PEG 修饰的 Fe_3O_4 纳米颗

粒。例如，以甲基丙烯酸-低聚乙二醇甲基醚酯与甲基丙烯酸［P(OEGMA-co-MAA)］共聚物为稳定剂，能够一步共沉淀制备超小尺寸的 PEG 修饰 Fe_3O_4 纳米颗粒。在此过程中，共聚物中甲基丙烯酸片段与铁氧化物之间的强相互作用使聚合物稳定吸附于纳米颗粒表面；而低聚乙二醇链段则赋予其良好的水溶性与生物相容性。此外，研究人员还探讨了具有不同锚定基团（如膦酸基、羧酸基和甘油基）的低聚乙二醇丙烯酸酯嵌段共聚物对 Fe_3O_4 纳米颗粒的稳定性能。其中，以含有膦酸基团的 P(OEGA)-b-P(PAEA) 嵌段共聚物的接枝密度最高，表现出最佳的稳定效果。

除此之外，还可以通过一锅法制备 PEG 嵌段聚合物与钙基或锰掺杂钙基无机纳米材料的杂化体系。例如，聚乙二醇-聚谷氨酸［PEG-b-P(Glu)］可与 Mn^{2+}、Ca^{2+} 和 HPO_4^{2-} 相互作用，直接原位合成得到锰掺杂的磷酸钙杂化纳米颗粒。类似的，聚乙二醇-聚天冬氨酸（PEG-b-PAsp）也可用作模板，直接介导碳酸钙或磷酸钙的纳米杂化材料制备。此外，PEG-b-PAsp-b-PPhe 三嵌段聚合物胶束模板可用于钙磷酸盐纳米颗粒的合成；而交联的二丙烯酸改性聚氧乙烯-聚氧丙烯共聚物 F127 胶束，在藻酸钠存在下能够直接生成碳酸钙纳米颗粒。

研究还表明，通过聚合物诱导自组装技术结合原位还原方法，也可以成功实现形貌可控的聚合物-金纳米颗粒杂化体系的制备。例如，利用三嵌段共聚物 POEGMA-b-PDMAEMA-b-PS 的聚合物模板，通过三乙胺基团与金离子的络合作用，在 $NaBH_4$ 存在下原位还原金离子，可成功构筑具有特定形貌的金纳米复合材料。类似地，利用 POEGMA-b-PMAA-b-PS 嵌段共聚物的聚合物胶束，通过羧基基团与铁离子（Fe^{2+}/Fe^{3+}）的络合及后续的原位共沉淀方法，也能有效地实现 Fe_3O_4 纳米颗粒的自组装。此外，也有研究成功利用类似策略，在特定聚合物纳米笼结构内部原位合成尺寸均匀的碲纳米颗粒。在某些“一锅法”合成体系中，有机组分不仅限于单纯的表面修饰作用，还可能直接参与纳米杂化材料的形成反应，其中最常见的是有机组分作为还原剂的情况。例如，通过简单地加热葡聚糖和金盐的水溶液，即可一步合成葡聚糖包覆的金纳米杂化颗粒。在该反应体系中，葡聚糖既发挥了金离子还原剂的功能，又作为稳定剂实现了对金纳米颗粒的表面封端。最近也有报道以聚乙烯亚胺（PEI）作为还原剂，通过“一锅法”还原氧化石墨烯并合成了 PEI-石墨烯-Fe_3O_4 纳米杂化材料，PEI 在这一过程中不仅还原了 GO，也同时调节了杂化颗粒的表面电荷。Park 等此前也报道了一种通过化学修饰的两亲性透明质酸-聚己内酯嵌段聚合物（DAA-HA-b-PCL），利用其具有还原性能的 DAA 基团，原位还原金前驱物，构筑出聚合物与金纳米簇的杂化材料体系。此外，Boyer

等使用三种不同的稳定剂，即儿茶素、以硼砂交联的儿茶素（cat-borax）以及儿茶素衍生的水溶性低聚物（polycat），实现了 Ag 纳米颗粒的一步还原合成，这些稳定剂兼具还原剂和表面修饰剂双重作用。类似地，也有研究报道了以牛血清白蛋白（BSA）为还原剂和封端剂，通过简便、绿色的一步反应原位合成出具有红色荧光发射的 BSA-金纳米杂化颗粒。

Yang 研究小组还开发出了一种通用而简便的制备策略，可通过选择性原位生长技术，在由嵌段共聚物自组装形成的有机纳米颗粒表面，进一步生长出无机金属颗粒，从而构建出结构新颖的有机-无机纳米杂化体系。例如，他们首先利用乳液-溶剂挥发法，借助聚苯乙烯-b-聚（4-乙烯基吡啶）（PS-b-P4VP）嵌段共聚物的三维自组装特性制备出可控形貌的纳米颗粒，然后通过在 P4VP 结构域表面原位生长金纳米颗粒，制备得到具有精确结构控制的纳米杂化材料。此外，还通过在具有 Janus 结构的聚多巴胺（PDA）/聚丙烯酸（PAA）纳米颗粒表面选择性沉积磷酸钙，实现了具有独特 Janus 结构的中空 PDA-介孔磷酸钙杂化纳米颗粒制备。这种选择性沉积的成功归因于聚丙烯酸表面丰富的羧基能够有效地与钙离子形成稳定的配位相互作用。

2.2.5 包覆法

包覆是构筑有机-无机纳米杂化材料的另一种常见策略。这种方法主要通过有机组分与无机纳米颗粒间的非共价相互作用实现。在一些情况下，有机材料通常通过沉淀或化学反应等过程形成纳米颗粒，进而将全部或部分无机纳米颗粒封装其中。此外，有机部分的自组装纳米结构也可以包覆无机纳米颗粒形成杂化材料。

例如，通过异丙醇沉淀的方法，可以轻松制备聚丙烯酸（PAA）与多种无机纳米颗粒（如氧化铁、四氧化三铁、氧化锡、银纳米球）的核壳型或 Janus 型杂化结构。这一通用方法也成功拓展到以上转换纳米颗粒（UCNPs）为核、PAA 为壳的核壳杂化颗粒，以及以金纳米颗粒为核心并具有树枝状结构的 Au-PAA Janus 杂化材料。随后，进一步将聚乙二醇（PEG）和乳糖酸选择性连接在 PAA 和 Au 的表面，以提高稳定性、生物相容性和肿瘤靶向能力。这些八爪鱼状的杂化纳米结构被证明可提供优异的协同化疗-光热治疗肿瘤的功能平台。

利用纳米沉淀法，四氧化三铁（Fe_3O_4）纳米颗粒可被荧光半导体聚合物 PFODBT 包覆，得到具备光学和磁学性能的 Janus 杂化材料，可用于癌细胞标记和活体成像追踪。为了实现 PFODBT 对 Fe_3O_4 纳米颗粒的有效包覆，在体系中还加入了聚苯乙烯-马来酸酐共聚物（PSMA），通过苯乙烯单元与纳米颗粒表面油酸的疏水相互作用提高封装效果。

除了直接沉淀以外，通过额外的化学交联反应也能促进有机网络的形成和稳定。Jiang 课题组开发了一种简单的非溶剂诱导对离子络合法，制备了壳聚糖（CS）基质包覆金纳米棒的杂化材料。在合成过程中，通过引入乙二胺四乙酸（EDTA），与正电壳聚糖和表面带正电的 CTAB（十六烷基三甲基溴化铵）稳定的金纳米棒形成静电作用；随后利用乙醇沉淀形成杂化纳米颗粒，并进一步用戊二醛交联壳聚糖基质以稳定结构。壳聚糖基质中还可装载抗癌药顺铂（cisplatin）或靛青绿（ICG）以进行化疗或光动力治疗（PDT），金纳米棒则用于光热治疗（PTT）。后续，这一策略被扩展到以壳聚糖包覆量子点用于荧光成像，以超顺磁氧化铁纳米颗粒或磁性锌铁氧体纳米颗粒用于磁共振成像(MRI)。此外，类似方法也被用于壳聚糖和碳量子点杂化材料的合成，实现了近红外线控制药物释放。另外，有机组分也可从壳聚糖扩展到其他多糖如普鲁兰和葡聚糖中，以构筑具有肝靶向功能的普鲁兰-金杂化纳米材料，实现卓越的光热治疗效果。

通过乳液聚合方法，以表面经甲基丙烯酰氧基丙基三甲氧基硅烷（MPS）修饰的 Fe_3O_4@SiO_2 纳米颗粒为种子，以十二烷基硫酸钠（SDS）为表面活性剂，获得单分散的 Fe_3O_4@SiO_2@聚苯乙烯核壳杂化材料。此外，通过沉淀聚合方法，将 PEG 大分子单体、壳聚糖和碳量子点通过氢键复合，制备了碳量子点@PEG-CS 杂化纳米凝胶。

参考文献

[1] Gabriel D C, Romaric B, Carole F, et al. Nanoparticles with multiple properties for biomedical applications: A strategic guide[J]. Nano Today, 2016, 11(4): 435-463.

[2] Elzayat A, Adam-Cervera I, lvarez-Bermúdez O, et al. Nanoemulsions for synthesis of biomedical nanocarriers[J]. Colloids and Surfaces B: Biointerfaces, 2021, 203: 111764.

[3] Li X, Kono K. Functional dendrimer-gold nanoparticle hybrids for biomedical applications[J]. Polymer International, 2018, 67(7): 840-852.

[4] 章永化，龚克成. Sol-Gel 法制备有机/无机纳米复合材料的进展[J]. 高分子材料科学与工程，1997(4)：15-19.

[5] 刘镇，吴庆银，钟芳锐. 无机-有机杂化材料的研究进展[J]. 石油化工，2008，37(7)：649-655.

[6] 邓辉，施冬梅，杜仕国. 有机/无机纳米复合材料的制备方法[J]. 现代化工，2000(11)：62-64.

[7] Tel-Vered R, Yehezkeli O, Willner I. Biomolecule/nanomateri-

al hybrid systems for nanobiotechnology[J]. Advances in Experimental Medicine and Biology,2012,733:1-16.

[8] Park W,shin H,Choi B,et al. Advanced hybrid nanomaterials for biomedical applications[J]. Progress in Materials Science,2020,114:100686.

[9] 倪克钒,单国荣,翁志学. 制备有机-无机杂化纳米材料的研究进展[J]. 高分子通报,2006(11):58-62.

[10] 王树,刘礼兵,吕凤婷. 纳米生物材料[M]. 北京:化学工业出版社,2018.

[11] Zhao N,Yan L,Zhao X,et al. Versatile types of organic/inorganic nanohybrids:From strategic design to biomedical applications[J]. Chemical Reviews,2019,119:1666-1762.

[12] Matyjaszewski K,Xia J. Atom transfer radical polymerization [J]. Chem Rev,2001,101:2921-2990.

[13] Yu J,Yin W,Zheng X,et al. Smart MoS_2/Fe_3O_4 nanotheranostic for magnetically targeted photothermal therapy guided by magnetic resonance/photoacoustic imaging[J]. Theranostics,2015,5:931-945.

[14] Lutz J F,Stiller S,Hoth A,et al. One-pot synthesis of PEGylated ultrasmall iron-oxide nanoparticles and their *in vivo* evaluation as magnetic resonance imaging contrast agents[J]. Biomacromolecules,2006,7:3132-3138.

[15] Min K H,Min H S,Lee H J,et al. pH-controlled gas-generating mineralized nanoparticles:A theranostic agent for ultrasound imaging and therapy of cancers[J]. ACS Nano,2015,9:134-145.

[16] Chen R,Zheng X,Qian H,et al. Combined near-IR photothermal therapy and chemotherapy using gold-nanorod/chitosan hybrid nanospheres to enhance the antitumor effect[J]. Biomater Sci,2013,1:285-293.

[17] 陈梦君,杨万泰,尹梅贞. 纳米粒子的分类合成及其在生物领域的应用[J]. 化学进展,2012,24(12):2403-2414.

[18] 聂立波,黄钊,龚亮. 纳米生物材料[M]. 北京:化学工业出版社,2024.

第3章 有机-无机杂化纳米材料的表征方法

3.1 形貌与微观结构表征

有机-无机杂化纳米材料的微观结构与表面形貌决定了材料的理化性质、生物功能及最终应用效果。通过合适的微观结构表征技术可以清晰地揭示材料的结构细节与性能关系，从而指导材料的优化设计。目前，广泛采用的表征技术包括透射电子显微镜、扫描电子显微镜、原子力显微镜、动态光散射和Zeta电位等方法，这些技术的应用有效地支撑了材料科学的基础研究及产业化实践。

3.1.1 透射电子显微镜

透射电子显微镜（transmission electron microscope，TEM）是通过高能电子束穿透超薄样品后形成像的一种高分辨率显微技术。TEM的电子源产生的电子束经电磁透镜聚焦，穿透样品后被收集到荧光屏或数字探测器上，形成微观结构图像。与传统光学显微镜相比，TEM能够清晰地观察到材料的晶体结构、纳米颗粒形貌、缺陷结构和界面特性等微观信息。TEM的工作模式主要包括明场模式（Bright-field）、暗场模式（Dark-field）和高分辨率模式（HRTEM）等。明场模式用于观察样品的形貌特征，暗场模式则常用于颗粒尺寸分布和晶体取向分析，高分辨率模式则可用于精确分析材料的晶格结构及缺陷情况。

透射电子显微镜无疑是当前纳米颗粒表征中最关键的技术之一。该技术通过聚焦电子束照射在通常厚度小于200nm的超薄样品上，从而获得纳米尺度材料的显微图像，具有极高的横向空间分辨率。

现代电子显微镜通过像差校正技术大大减少了成像畸变，分辨率已可达到0.05～0.1nm，从而实现了接近原子级的图像分辨率。此外，TEM还能将电子束聚焦在材料特定微区上，并检测其电子衍射图案，从而用于研究晶体材料的局部晶体结构。凭借出色的空间分辨能力和对特定区域的选择性，TEM 可以实现对单个颗粒的尺寸、形貌及晶体结构的精准分析。

为了获取颗粒的尺寸分布的有效统计数据，通常需要采集具有代表性的样品图像，并对约 1000 个随机选取的颗粒的尺寸进行测量。该过程可采用手动方式完成，但容易受到人为误差和主观判断的影响；也可以借助自动化颗粒分析软件，提高效率和准确性。

尽管 TEM 具有纳米级成像的优越能力，其整个操作流程包括样品制备、数据采集及后期分析，往往极其烦琐耗时。同时，为了保证成像质量，样品必须具备良好的电子透过性，并能在高真空及高能电子束的条件下保持稳定。而高能电子束所带来的辐射损伤，尤其对有机物、聚合物以及有机-无机杂化材料而言，是不可忽视的问题。为应对此类问题，研究人员可选择冷冻电镜（CryoEM）或适当降低加速电压，尽管这会带来操作流程复杂化或图像分辨率降低的代价。需要指出的是，TEM 设备本身价格昂贵，维护成本也高，同时对操作者的专业培训和操作经验有较高要求。

TEM 要求样品足够薄（厚度通常＜200nm）以使电子透过。对于粉末或颗粒样品，常将其分散于挥发性溶剂中，滴涂于碳膜铜网格上并干燥制备自支撑薄膜。对于块体或厚膜材料，可采用超薄切片（如使用超薄切片机将材料切成数十纳米厚薄片）或离子减薄等方法制样。需要注意的是，有机组分在高能电子束下可能发生辐照损伤，因此针对有机-无机杂化纳米材料，必要时可采用低剂量成像或低温电镜（cryo-TEM）降低损伤。此外，如果有机部分与无机部分的原子序数差异较大，TEM 图像中往往无机相因电子散射强呈现高对比度区域，而有机相因电子散射弱呈现低对比度区域，有时可通过负染色提高有机组分的可见性。

TEM 适用于观察纳米材料的内部微观结构，提供有关颗粒形貌、大小分布、晶格结构和组分分布等信息。高分辨率透射电镜还能直接观察晶体晶格条纹以鉴定晶相。对于有机-无机杂化纳米材料，TEM 可直观显示无机纳米粒子在有机基体中的分散和界面，解析核壳结构或包覆结构。其局限在于样品需要纳米尺度薄片，且视野范围有限（属于高放大倍率下局部观察），无法统计大量颗粒的整体分布。此外，制样和操作要求较高，需要真空环境，对含易挥发或易被电子束烧蚀的有机物是挑战。

在有机-无机杂化纳米材料中，TEM 是分析内部结构的有力工具。例如，某研究通过 TEM 观察到杂化纳米胶囊的核壳结构：无机氧化物纳米颗粒均匀地分布在有机高分子壳层内，壳层厚度约为 20nm。透射电镜图像清晰显示了无机纳米粒子与有机基质之间的界面，证实两相成功集成。在另一项关于介孔二氧化硅负载有机药物的杂化材料研究中，TEM 显示出介孔通道结构和药物纳米晶在孔道内的存在，帮助阐明了药物的负载方式和分布。此外，高分辨率 TEM 结合选区电子衍射（SAED）还能鉴定无机纳米晶体的晶相，例如在杂化纳米材料中确认无机组分为金刚石结构或金红石结构等。总之，TEM 提供的内部形貌与结构信息，对于理解杂化材料中无机组分的尺寸形貌和在有机基质中的分散状态具有不可替代的作用。

3.1.2 扫描电子显微镜

扫描电子显微镜（scanning electron microscope，SEM）是一种通过检测样品与入射电子束作用产生的二次电子，对样品表面进行成像的技术。相较于 TEM，SEM 所用的电子束能量更低，这导致电子束对样品的穿透深度有限，因此 SEM 通常只能获取样品表面的信息。然而，这种表面特异性的特征使得 SEM 适合分析较厚（＞100nm）样品的表面形貌，而 TEM 则无法实现这一点。

由于 SEM 使用的是中等能量的电子束，通常分辨率受到限制，一般在 2～3nm 以上，但这种较低能量的电子束极大地减少了电子束辐射对样品的损伤。与 TEM 相比，SEM 操作更加简便，成像速度更快，仪器购置和维护成本也更低。此外，大部分 SEM 仪器还可以通过检测弹性背散射电子的量（其大小取决于入射电子与样品材料之间的相互作用）或通过测量电子束激发所产生的 X 射线辐射，对样品表面的成分进行分析。

通常情况下，SEM 进行高分辨率成像时需要使用导电性基底。如果样品本身为非导电材料，则通常需在样品表面预先镀一层厚度为 5～10nm 的金属薄膜，以提高导电性。然而，这一预处理步骤可能会改变非导电纳米颗粒的尺寸和表面结构，因此在解释 SEM 图像时必须将此影响考虑在内。此外，环境扫描电子显微镜（environmental SEM）技术能够在低压（而非高真空）环境下成像，降低了非导电样品表面的电荷积累效应，允许直接观察非导电样品表面。但需要指出的是，这种低压成像方式的空间分辨率一般低于传统 SEM 技术。

另外，在对比 SEM 与 TEM 图像时，SEM 仅提供样品表面的结构信息，而 TEM 则能够穿透整个样品厚度，进而揭示样品内部的结构细节（例如能精确测量核壳结构纳米颗粒的壳层厚度）。

SEM 要求样品能够导电并承受真空环境。对于导电样品（如金属纳米材料）可直接黏附在导电胶带或样品台上进行观察；对于非导电样品（如高分子、有机物），通常需要在其表面镀上一层极薄的金、铂等导电金属膜（厚度几纳米），以避免电子束积累电荷导致图像失真。此外，样品应尽可能干燥洁净，以防止真空中出气或污染。粉末样品常使用双面碳胶带固定，并轻吹除去松散颗粒。凝胶或液态样品可通过冷冻干燥制成固态后再观察。需要注意有机组分含量高的杂化材料在电子束下可能出现烧蚀或形貌改变，应降低电子束电流或缩短扫描时间。

SEM 适用于从微米到纳米尺度观察材料的表面形貌和颗粒分布，视野范围广，景深大，能直观展示杂化材料整体的形貌特征。例如，它可用于评估杂化纳米颗粒是否发生团聚、在基底上的涂层是否均匀、孔洞结构的尺寸形貌等。在有机-无机杂化纳米复合薄膜或支架材料中，SEM 可观察到无机填料在聚合物基体中的分散和界面结合情况，判断材料的形貌控制效果。结合能谱（EDS）附件，SEM 还能粗略分析样品表面局部的元素组成差异。其局限是分辨率相对于 TEM 略低，无法直接看到内部结构，而且对于轻元素组成缺乏灵敏度。但总体而言，SEM 在形貌表征中用途广泛。在聚合物-无机纳米复合材料的研究中，SEM 常用于观察无机纳米颗粒在聚合物基体表面的分布和聚集情况。另外，SEM 被用于观察杂化纳米纤维或多孔支架的微观形貌，例如硅基无机物与生物高分子共混制成的多孔膜，其 SEM 图像揭示了孔径大小和无机颗粒在孔壁的附着情况。对于具有分级结构的杂化材料（如内含纳米颗粒的微米球），SEM 低倍可以看微米球的形貌，高倍可以看球表面纳米颗粒的分布。总之，SEM 在评估杂化材料宏观-微观多尺度形貌、检视颗粒团聚与分散状态方面具有重要价值。

3.1.3 原子力显微镜

原子力显微镜（atomic force microscope，AFM）利用微型探针感知材料表面原子间相互作用力，通过探针与材料表面间作用力变化，得到纳米尺度表面形貌和机械特性信息，具有极高的空间分辨率和力学分析能力。

原子力显微镜是一种重要的扫描探针显微技术，广泛用于纳米乃至原子尺度材料的表面结构与相关力学性质的分析和可视化研究。AFM 利用带有尖锐针尖的微悬臂扫描样品表面，通过针尖与样品之间的相互作用力来实现表面信息的探测。针尖在扫描过程中受到的微弱力导致悬臂发生微小变形，通过检测反射在悬臂背面的激光光束位置变化，即可获得样品表面的信息。根据扫描时针尖与样品之间作用方式的不同，AFM 通常分为三种操作模式，即接触模式、非接触模式和轻敲模式（间歇接触模式）。接触模式中，针尖与样品表面始终保持接触状态，此时悬臂的上下变形反映样品表面的形貌特征。此外，横向的悬臂变形还可用于横向力显微镜（LFM），以研究样品表面材料的摩擦力差异，尤其适合研究材料界面。这种模式虽然稳定，但针尖与样品的直接接触可能导致针尖和样品的损伤或移动。非接触模式下，悬臂以共振频率附近振动，针尖并不与样品表面直接接触，而是在表面上方一定距离处振荡。针尖与样品之间的相互作用力变化会导致悬臂振幅、相位或共振频率发生微小变化，这些信号可用于探测样品表面的细节特征。非接触模式通常在超高真空条件下进行，可实现极高的空间分辨率，甚至达到原子尺度。轻敲模式（间歇接触模式）类似于非接触模式，悬臂同样进行振动，但针尖在振荡过程中周期性地轻触样品表面。这种模式的侵入性明显低于接触模式，广泛用于常规环境，甚至可以在液体环境中操作，适合分析敏感材料的表面形貌。

除上述三种基本操作模式外，AFM 还可用于探测其他性质，如磁力显微镜（MFM）用于研究磁性材料表面的磁场分布，化学力显微镜（CFM）用于分析表面化学性质，以及开尔文探针显微镜（KPM）用于表征样品表面的电势分布。进行 AFM 测量时，如果纳米颗粒或样品直接位于平整基底上，无需复杂的样品前处理即可直接测量。但如果样品处于悬浮状态，通常需要先将其沉积于光滑基底（例如云母或硅片）表面。值得注意的是，AFM 扫描获得的高度信息（Z 方向）通常非常精准，但横向尺寸和颗粒形状则受到针尖自身几何形状的影响，即样品和针尖形貌的卷积效应，因此需要谨慎解读。AFM 扫描的空间范围一般局限在几十微米到几百微米之间，每次扫描的时长通常为数分钟，具体取决于测量模式和扫描面积。与扫描隧道显微镜（STM）不同，AFM 无需样品具备导电性，这极大拓宽了该技术的适用范围。AFM 凭借其高分辨率、无需导电性样品的灵活性，以及多种扫描模式的适用性，已成为纳米材料表面形貌与力学性质研究中不可或缺的工具之一。

AFM 对样品的要求相对宽松，但为获得清晰图像，样品表面应平整、清洁且无过大高度台阶。对于纳米颗粒，可以将其分散在溶剂中并滴涂在平滑基底（如云母片、硅片）上，待溶剂挥发使颗粒附着其上，从而测量颗粒的高度尺寸和形貌。对于薄膜或涂层，直接将其固定在样品台上即可。AFM 可以在空气中操作，也可在液相中操作（适用于软物质或生物样品）。在有机-无机杂化材料中，若材料表面过于粗糙，探针可能难以扫描，需选择合适的扫描范围和模式。AFM 探针尖端与样品直接接触，测量过程中需避免探针对软有机组分造成压痕或划伤，轻敲模式常用于降低损害。

AFM 适用于表征材料的纳米尺度表面形貌和粗糙度，能够提供三维高度信息。它对于分析杂化材料表面的颗粒排列、相分离形貌等非常有效。例如，在高分子-无机纳米杂化涂层中，AFM 可以显示无机纳米粒子在涂层表面的凸出，测量涂层的粗糙度和颗粒尺寸。AFM还可通过不同模式获得其他物理信息，例如相位成像模式可以反映材料不同区域的机械性质差异，在杂化材料中，无机相和有机相的硬度不同会导致相位信号不同，从而显示两相分布。此外，力曲线测试可用于测定纳米材料的力学性能（如黏弹性、模量），探针功能化后还可测表面化学相互作用力。AFM的局限性在于扫描面积通常较小(一般≤100μm)，获取的是表面最上层的信息，对于内部结构无能为力。不过其非破坏、高分辨率的特点使之成为杂化材料表面与界面研究的重要工具。例如，在聚合物-纳米粒子杂化膜的研究中，利用AFM获得了膜表面的三维形貌图，结果显示杂化膜表面具有均匀分布的纳米尺度凸起，对应无机粒子所在的位置，表面均方根粗糙度增加到数十纳米。这说明无机粒子成功嵌入并部分暴露于膜表面。AFM相位图进一步揭示了凸起区域与平坦区域相位信号存在差异，表明材料硬度不同，印证了凸起是硬的无机颗粒而基体是较软的聚合物。另外，在检测核壳结构纳米粒子时，AFM可以测量粒子的高度并结合直径推算形貌；对于二维片状杂化材料（如有机修饰石墨烯氧化物等），AFM能精确测定其厚度变化，判断有机分子是否插层。总而言之，AFM为杂化纳米材料提供了直观的表面形貌和纳米尺度分相信息，对于理解材料界面结构和分散状态具有重要意义。

3.1.4 动态光散射

动态光散射（DLS）又称光子相关光谱，是通过分析纳米颗粒在液体悬浮体系中布朗运动导致的散射光强度随时间的微小波动来测定颗粒粒径分布的方法。激光照射到悬浮颗粒体系上，运动的颗粒会使散射光发生相干强度波动。通过检测散射光强随时间的自相关函数衰减，可以获得颗粒扩散系数，继而根据Stokes-Einstein方程计算出颗粒的等效水动力学直径。DLS测量得到的往往是颗粒的“水合直径”，反映颗粒连同其周围结合溶剂层的尺寸。

进行DLS测试需要将样品制成稳定、均相的纳米颗粒悬液。首先将有机-无机杂化纳米材料分散于合适的溶剂（常为水或乙醇等）中，超声或振荡使颗粒充分分散。如果存在大颗粒或团聚体，可通过滤膜过滤或离心去除，以免影响散射信号。测试时将澄清的悬液置于比色皿或专用样品池中，确保无气泡和尘粒。测试浓度需适当，过高会引入多散射影响，过低则信号弱。通常浓度在0.1～1mg/mL量级比较适宜。对杂化材料而言，如果含有强吸光或高折射的组分，要避免激光被显著吸收，或选择合适的入射角、散射角以获得可靠数据。

DLS主要适用于分析纳米颗粒在液相中的粒径分布及多分散性。其测量范围在几纳米到几微米之间，对 10～1000nm 范围的颗粒尤为敏感。对于有机-无机杂化纳米材料，例如高分子包覆的无机纳米粒子，DLS 可以快速给出其在溶液中的平均粒径和 PDI（多分散指数），用于评估颗粒尺寸是否达到设计要求以及分散是否均一。DLS 获得的是水动力学直径，它可能略大于实际颗粒的实体直径，因为颗粒表面的有机层和吸附的溶剂分子会增大有效尺寸。然而这正好可以反映杂化颗粒外部有机壳层的存在和厚度。例如，裸露无机氧化物粒子 DLS 测得直径为 50nm，而接枝高分子后增至 70nm，可以推测高分子壳厚度在 20nm 左右。DLS 还能通过多角度或结合静态光散射获取更详细的粒度和形状信息，但一般常规单角度 DLS 已足够表征普通纳米颗粒的大小。例如在脂质-高分子-无机杂化纳米材料的研究中，通过 DLS 测得其平均粒径约为 180nm，PDI 约为 0.2，表明粒子尺寸均一、分布较窄。随后对该杂化粒子进行稳定性观察，结果在生理盐水中放置一周后粒径几乎未变化，说明体系稳定，无严重聚集。另有研究利用 DLS 比较了不同有机包覆剂对无机纳米粒子分散性的影响：未包覆时粒径（聚集体）在几百纳米以上，而经表面有机功能化后，DLS 显示粒径降至几十纳米且 PDI 下降，证明表面有机层有效防止了纳米颗粒聚并。总之，DLS 作为一种快速、非侵入性的手段，可量化杂化纳米材料在溶液中的尺寸和分散稳定性，在制备过程优化和质量控制中发挥关键作用。

3.1.5 Zeta 电位

Zeta 电位（ζ 电位）是指悬浮颗粒在溶液中剪切面处的电势，反映了颗粒表面所带电荷在溶液中的表现。通常通过电泳光散射法测定：在已知场强的直流电场中，带电颗粒会向相反电极移动，其迁移速度可通过散射激光的多普勒频移测得。根据电泳迁移率可以计算出颗粒的 Zeta 电位。Zeta 电位的大小取决于颗粒表面电荷密度、双电层厚度以及介质介电常数等。高绝对值的 ζ 电位意味着颗粒表面带有较高的净电荷，会与周围介质形成较厚的双电层。

与 DLS 类似，Zeta 电位测试需要稳定均相的纳米颗粒悬液。一般而言，在测试前常用超声分散颗粒，并调节悬液的 pH 值和离子强度至预期条件，因为 ζ 电位对环境 pH 值和离子强度非常敏感。测试时将悬液注入专用的电泳池，该池带有电极。浓度宜较稀（如 0.1mg/mL 左右），以避免多重散射和颗粒间相互作用影响。应尽量排除气泡，且确保样品均匀无沉淀。对于有机-无机杂化材料，若其表面有高分子或配体，可以在不同 pH 值下测量 ζ 电位以研究表面官能团解离行为。例如含羧基的高分子在高 pH 值下去质子化使 ζ 电位更负。在分析时通常以平均 ζ 电位及其分布来评估颗粒的表面电荷特性。

Zeta 电位用于评估纳米颗粒悬浮液的稳定性和表面电荷特征。一般来说，绝对值超过 30mV(＞＋30mV 或＜－30mV) 的 ζ 电位表明颗粒间有较强的静电排斥力，体系较为稳定，不易聚集。ζ 电位接近零说明颗粒易于发生团聚沉淀。因此，通过测量杂化纳米粒子的 ζ 电位，可判断其胶体稳定性是否良好。例如，杂化金纳米粒子表面接枝带正电的聚合物，在中性条件下 ζ 电位约＋40mV，显示高度正电，颗粒之间的静电排斥力能够有效维持体系的稳定。如果将此粒子放入高盐溶液中，双电层被压缩，ζ 电位有效值降低，可能引发颗粒聚集。对于有机-无机杂化材料，ζ 电位还能反映表面功能化是否成功，例如，未修饰的二氧化硅纳米粒子在水中 ζ 电位为－20mV（因硅醇基解离），而通过接枝带正电的胺类高分子后 ζ 电位升至＋25mV，说明表面电荷性质已被反转。在评价胶体杂化纳米载药系统时，常通过 ζ 电位来判断其稳定性和在血液等环境中的相容性。例如，在研究聚合物-无机杂化纳米粒子时，其 ζ 电位测得约－15mV，属中等负电。虽然绝对值不算高，但由于外层包裹了一层 PEG（提供空间位阻稳定），该体系在生理条件下仍保持稳定不聚集。另外，在抗菌杂化纳米材料中，ζ 电位也很重要：带正电的纳米粒子更易吸附带负电的细菌细胞膜。例如银离子-高分子杂化纳米颗粒的 ζ 电位为＋35mV，在菌悬液中可以迅速靠静电作用吸附到菌表，发挥杀菌效应。而 ζ 电位低的则效果差一些。ζ 电位不仅决定了杂化纳米颗粒的物理稳定性，也影响其与生物界面的相互作用。因此，在杂化纳米材料制备中，通过调控组成来优化 ζ 电位是常用策略之一。

3.2 物理化学特性表征

在有机-无机杂化纳米材料研究中，物理化学表征是揭示材料结构特性、相组成、热学性质和界面结合状态的重要方法。通过采用 X 射线衍射（XRD）、X 射线光电子能谱（XPS）、热重分析（TGA）、傅里叶变换红外光谱（FTIR）等技术，可以从多个角度深入揭示材料的物化本质，为材料设计和应用提供重要依据。

3.2.1 X 射线衍射

X 射线衍射（XRD）是表征纳米颗粒晶体结构、粒径分布及晶相的重要手段，这些参数对颗粒的宏观物理性质具有决定性作用。与电子显微技术

（TEM 等）相比，X 射线技术属于非破坏性的整体平均方法，可以同时检测大量颗粒样品，更能代表整体材料的真实特征。此外，与紫外-可见光谱法等间接测量手段不同，X 射线技术可以直接测量纳米颗粒的粒径和晶格尺寸，而非通过吸收峰的位移间接推测粒径信息。X 射线衍射尤其适合探测晶体内原子的排列情况，甚至能够捕捉到一些在宏观材料中并不稳定的特殊结构（如二十面体或十面体结构）和亚稳晶相，这些特殊结构可能带来全新的物理特性。

当具有特定间距的周期结构被波长与该间距相当的光线照射时，光线会产生衍射现象，即布拉格衍射（Bragg diffraction）。X 射线波长约为 1Å（1Å=10^{-10}m），与晶体中原子层间距相当，因此可用于晶体结构的分析。布拉格方程表达为：

$$2d\sin\theta=n\lambda$$

式中 d——晶体中原子层间的距离（晶面间距）；

θ——入射光与晶面之间夹角的一半；

λ——X 射线波长；

n——衍射级次的整数。

这一方程也可通过散射矢量 $Q[Q=2\pi/d=(4\pi/\lambda)\sin\theta]$ 进行表示，这一形式与入射 X 射线波长无关。通过对 XRD 图谱中衍射峰的位置、宽度和形状的分析，可以获得晶相组成、晶粒尺寸、晶格应变、择优取向（织构）、形状各向异性、层错及其他晶体缺陷浓度等详细结构信息。晶体结构具有三维周期性，其基本单元称为晶胞，即可在空间三维方向重复排列以构成整个晶体结构的最小单元。原子在晶胞内不同的排列方式将导致不同的 XRD 衍射峰图谱。XRD 峰的位置取决于晶胞的尺寸和晶胞内的晶面间夹角，而峰的强度则由晶胞内原子的种类和相对位置决定。对于某些高对称性的晶体结构，一些衍射峰可能完全消失。通常，XRD 分析的首要步骤是相的识别，即通过将实验测得的衍射峰位置与标准数据库中的数据比对，从而确定样品中所含的晶体物相。目前常用的晶体结构数据库包括国际衍射数据中心（ICDD）、剑桥晶体数据中心（CCDC）、德国 FIZ 信息中心和美国国家标准与技术研究院（NIST）等。

当样品中存在多种晶相混合的情况时，XRD 图谱中会同时出现多个晶相的特征峰。通过对各晶相特征峰的积分面积进行比较，并结合结构因子（structure factor）的计算，可以获得各相的相对含量信息。具体而言，相 A 的（hkl）晶面衍射峰积分强度可用以下公式表示：

$$E_{\mathrm{hkl,A}}=C_0 w_{\mathrm{A}} LPm_{\mathrm{hkl,A}} T_{\mathrm{ex(hkl,A)}} \frac{|F_{\mathrm{hkl,A}}|^2}{V_{\mathrm{A}}^2 a}\mathrm{e}^{-2M}$$

式中 C_0——与入射光强度等因素相关的常数；

w_A——相 A 的质量；

L——洛伦兹因子，$L=1/[\sin\theta\sin(2\theta)]$；

P——偏振因子（与入射光偏振程度相关）；

m——晶面的重叠因子；

T_{ex}——织构因子（表示沿特定晶体学方向的排列程度）；

F——结构因子（与晶面原子排列的散射能力相关）；

V_A——相 A 的晶胞体积；

a——样品被照射的面积；

e^{-2M}——Debye-Waller 因子，则由晶格位移产生的无序程度决定。

通过以上公式，可计算出样品中各相的质量分数。

控制纳米颗粒的尺寸是纳米材料研究的重要目标之一。XRD 峰宽的增加通常表明晶粒尺寸减小，这种现象可以用谢乐公式（Scherrer equation）进行描述：

$$D=K\lambda/(\beta\cos\theta)$$

式中 D——晶粒尺寸；

K——与晶粒形状有关的常数（通常取 0.89～0.94）；

λ——X 射线波长；

θ——布拉格衍射角。

谢乐公式适用于晶粒尺寸在 5～100nm 范围内的颗粒，但需注意，该公式假设颗粒为立方状且尺寸均一。对于形状明显各向异性的颗粒，不同晶面的衍射峰宽可能显著不同，因此需要慎重对待计算结果。此外，晶粒尺寸可能并非颗粒整体尺寸，例如，颗粒为多晶或颗粒表面存在非晶层都会导致实际粒径大于计算所得的晶粒尺寸。此外，纳米颗粒的尺寸分布（多分散性）也可能导致峰的位置偏移和宽度增加，尤其在较小颗粒中表面张力导致键长收缩，造成明显的峰宽变化。

纳米颗粒的有限尺寸和表面张力会导致颗粒内部出现均匀或非均匀的晶格应变。这种应变同样表现为衍射峰的展宽。当晶粒尺寸足够大（晶粒尺寸引起的峰宽足够小）时，可以通过 Williamson-Hall 分析分别确定晶粒尺寸与应变造成的峰宽。Williamson-Hall 方法通过绘制峰宽 FWHM(Q) 与散射矢量 Q 的关系，获得晶粒尺寸与应变信息。然而，该方法得出的结果为晶体各方向的平均值，若需更精细的晶向分析，可使用 Warren-Averbach 方法，通过多阶晶面（如 111、222、333）的傅里叶变换分别得到各晶向的晶粒尺寸和应变信息。但这一方法对实验数据的质量要求很高，且对晶面衍射峰的重叠敏感，因此应用较少。

纳米颗粒的各向异性形状（如纳米棒）通常表现为不同晶面的峰宽差异，例如沿（001）方向生长的纳米棒，其（001）方向的衍射峰明显更尖锐，而（hk0）方向更宽。此外，纳米颗粒中还可能存在层错（如变形层错和孪晶层错），这些缺陷表现为衍射峰的非对称性、位置偏移或额外的展宽。颗粒的择优取向（晶体织构）通常在纳米颗粒的薄膜或外场（如磁场）诱导生长过程中出现，表现为散射的非各向同性。可通过摆动曲线（rocking curve）或离轴扫描测定取向方向与强度。最后，对于极小的纳米颗粒（粒径＜5nm），以上宏观分析方法往往不适用，更宜使用Debye方程进行散射计算，特别适用于非标准晶型（如二十面体、十面体）的纳米颗粒的结构分析。

XRD通常要求样品为晶态粉末或薄膜。对于杂化纳米材料，如果无机组分是晶体且含量足够高，那么将样品研磨成粉末平铺在样品台上即可测量粉末衍射；如果材料呈薄膜，则可以使用衬底衍射或掠入射XRD。需要注意有机聚合物等通常为非晶或半晶态，其衍射峰较宽弱，在图谱中可能仅表现为一宽弥散包络（“非晶弧”）。因此在有机-无机杂化材料中，XRD图谱往往体现为无机晶相的衍射峰叠加在有机相的宽弥散散射背景上。为提高衍射峰强度，可增加测量时间，或者采用同步辐射提高信噪比。样品中若含多种晶相，XRD可区分各相，但含量过低的相峰可能被淹没在噪声中。

XRD适用于鉴定杂化材料中无机相的晶型和结晶度，以及评估有机相是否晶化。对于晶态的无机-有机杂化，例如金属有机骨架这类本身具有晶体结构的杂化材料，XRD可以直接确认其结构是否形成。对于无机纳米粒子-有机基体型杂化材料，XRD主要检测无机纳米粒子的晶相组成和晶粒尺寸。如果无机组分在杂化过程中发生了相变或生成新的晶体物种，XRD能提供证据。例如，将ZnO纳米粒子引入聚合物基体，在XRD图谱中观察到ZnO特征峰的位置和强度与纯ZnO相比没有变化，说明聚合物引入并未改变ZnO的晶相结构。另外，对于层状无机物-有机插层杂化材料，如聚合物插层黏土纳米复合材料，XRD可用于监测黏土层间距的变化：若聚合物插入黏土层间，则黏土（001）衍射峰将向小角度移动（d 值增大）；若完全剥离则长程有序消失，峰强减弱甚至消失。因此，通过XRD可以判断是插层结构还是剥离结构。总的来说，XRD提供杂化材料中结晶组分的相组成、结晶度和尺寸信息，是分析无机-有机界面结构是否保有晶态的重要手段。综上，XRD在揭示有机-无机杂化材料的晶体结构和相互作用方面发挥着重要作用，为理解材料的组成和结构奠定基础。

3.2.2 X射线光电子能谱

X射线光电子能谱（X-ray photoelectron spectroscopy，XPS）主要用于研究材料表面的元素化学状态、价态和组成。其基本原理是利用X射线激发材料表面原子，使内层电子脱离原子后测定其动能，根据动能确定电子结合能，结合能对应元素的化学状态、价态等信息。

X射线光电子能谱是一种极为灵敏的分析技术，用于精确测定纳米颗粒的元素组成、化学状态以及具体的键合性质。XPS基于光电效应，不仅可以准确识别材料及其包覆层中的元素，还能高精度地确定这些元素的化学状态。此外，XPS还能提供关于电子转移的信息，例如，在CeO_2支撑的铂纳米颗粒中，研究发现每十个铂原子中仅有一个电子转移到支撑体上。

XPS测试要求样品表面清洁、导电性不必很高，但样品需要在真空中测试。对于粉末样品，可将粉末压在导电胶带上或烧结成片。对于薄膜或块体材料，直接剪一小片放入样品舱即可。有机-无机杂化材料中，如果样品表面有污染（如表面吸附碳），应在真空中进行低能Ar离子清洗去除表面污染层，但需谨慎避免损伤实际待测表面。由于XPS在高真空环境中进行，有机成分过于挥发可能造成真空破坏，因此要确保样品干燥。另外，样品应接地良好，以避免电荷积累导致谱峰漂移，必要时可用低能电子中和枪中和表面电荷。

XPS可同时提供元素组成和化学状态信息，非常适合分析有机-无机杂化材料表面的元素种类以及键合情况。对于杂化材料，XPS能识别是否同时存在有机元素（如C、N、O等）和无机元素（如金属或半导体元素），并可进一步解析这些元素的化学价态。例如，在研究钙钛矿-聚合物杂化材料时，XPS检测到Pb 4f和I 3d峰，确认无机钙钛矿组分存在，同时C 1s和N 1s峰证实有机胺分子存在。通过精细扫描谱分析，可以区分同一元素的不同化学价态：如Ti 2p谱中Ti^{4+}和Ti^{3+}峰，或Si 2p谱中Si—C与Si—O键的差异。如果有机相和无机相之间发生了键合或相互作用，XPS常会表现出峰的位置或形状变化。例如，杂化纳米材料将银纳米粒子嵌入碳酸钙基质，XPS显示Ag 3d峰分裂出Ag^0和Ag^+两种价态，且比例随有机包覆剂不同而变，这表明纳米银在不同有机环境中氧化程度不同。又例如，有机硅烷偶联剂修饰氧化物表面时，Si 2p峰可能出现轻微化学位移，反映出Si—O—M（金属）键的形成。总的来说，XPS在解析杂化材料表面元素价态、键合结构上非常有用。在有机高分子改性氧化石墨烯的杂化材料中，XPS给出了改性前后表面元素组成的变化：原始石墨烯氧化物表面含C和O，而改性后出现了明显的N 1s峰，对应引入的含氮元素的聚合物。同时C 1s谱峰形状发生变化，新出现的峰成分对应 C—N 键，这直接证明了有机分子成功接枝到无机表面。在另一项铜-碳纳米管杂化材料中，XPS 分析了 Cu 2p 谱，结果发现除了 Cu(Ⅱ) 的特征卫星峰外，还存在 Cu(Ⅰ) 的峰，指示在碳管表面形成了 Cu—O—C 键的杂化价态。这种信息是其他手段难以获得的。又例如，通过角分辨 XPS(ARXPS)，研究者能够分析杂化粒子表面与内部元素分布：在一类核壳杂化粒子中，改变探测角度发现 Si 元素（核）峰强度相对减弱，而表面 C 和 N 元素峰相对增强，证实了有机高分子壳层包覆无机核的结构。综上，XPS 为杂化纳米材料提供了元素和价态层面的直接证据，对于确认材料组成、探究界面化学结合以及表面改性效果非常关键。

3.2.3 热重分析

热重分析（thermogravimetric analysis，TGA）通过测定材料随温度变化的质量损失规律，分析材料的热分解行为与热稳定性。热重分析是一种在受控气氛下，通过记录样品在温度和/或时间变化过程中质量的变化来研究材料热稳定性的技术。该技术不仅可用于研究材料的热稳定性，还可用于测定结构相转变温度、热激活能和氧化稳定性。每个化合物所获得的热重图谱具有唯一性，因此也可用于材料组成的定性或定量分析。通常，TGA 与差热分析（DTA）结合使用，其联合仪器称为热重/差热分析仪（TG/DTA）。

热重分析通过在受控温度程序下测量样品质量随温度或时间的变化，来研究材料的热稳定性和成分含量。将样品置于高灵敏度天平上，一边升温一边记录重量。当样品发生分解、氧化、挥发等过程时会导致重量减少（或增加，如氧化增重），形成 TGA 曲线。各阶段的失重台阶和失重率峰（DTG 曲线的一阶导数峰）对应不同的分解过程。对于杂化材料，通常有机组分的热分解在较低温度下发生，无机残渣在高温下残留不变，因此可通过最终残留量估算无机组分的含量。

TGA 一般使用粉末或小块状样品，质量约在毫克级。样品无需特殊预处理，但需保证代表性和均匀性。将少量（5～10mg）样品放入铂坩埚或陶瓷坩埚中，放置在热天平上。根据分析需求选择适当的气氛：在空气或氧气中加热用于研究材料的氧化分解；在氮气或氩气中加热则可测试纯热分解行为。升温速率通常在 10～20℃/min，温度范围根据材料耐热性选定（例如室温升至 800℃或更高）。对有机-无机杂化材料，常常在空气中做 TGA 以便有机部分完全燃烧殆尽，仅剩无机氧化物残留。实验中需要注意，样品如果含水分或溶剂，会在 100℃左右首先失重，应区分这种物理失重与化学分解失重。

TGA 适用于评价杂化材料的热稳定性以及有机组分与无机组分的比例。

由于有机物在一定温度范围内分解失重，而无机物一般在高温下稳定残留，因此通过 TGA 曲线可直观计算有机物含量，例如样品在 600℃空气中灼烧后剩余质量 20%，则可推知无机物约占 20%，有机物约占 80%。这种方法在聚合物-无机纳米复合材料中非常常用。此外，不同杂化材料的 TGA 曲线形态也能提供信息：如果有机组分与无机组分之间有强相互作用，可能提高有机部分的热分解温度；反之，某些催化作用会降低分解温度。通过比较杂化与各单组分的 TGA 曲线，可以看出杂化对热稳定性的影响。例如，纯聚合物在 300℃开始大量失重，而加入纳米氧化物后，主要失重峰向上移动到 350℃，且残炭率提高，这说明无机纳米粒子提高了聚合物的热稳定性。TGA 还可结合差热分析（DTA/DSC）同时记录热效应信息，更全面地了解分解过程。在进行有机-无机抗菌纳米材料的研究中，利用 TGA 确定了材料中有机抗菌分子与无机载体的含量比例：TGA 曲线显示 100～200℃有 5%的失重，对应水分挥发；随后 200～500℃出现约 30%的失重，归因于有机抗菌剂的分解；500℃以上无明显失重且残留质量约 65%。据此推算无机载体占 65%，有机成分占 35%。这一结果与合成配比基本吻合，说明制备得到的杂化材料组分比例符合设计。同时还发现杂化后有机抗菌剂分解峰相比纯抗菌剂有所延迟（纯物质在 300℃分解殆尽，而杂化材料中延迟到 320℃左右），表明无机载体对其有一定稳定作用。在高分子接枝纳米粒子的杂化物中，TGA 可以计算出接枝高分子的量。例如杂化二氧化硅粒子在 600℃残留 50%，而纯 SiO_2 完全不失重，则说明表面有 50%有机接枝。这类信息对于控制杂化材料的组分比例以及优化性能非常重要。总之，TGA 通过简便的热重曲线提供了杂化材料有机组分、无机组分含量和热稳定性的信息，为材料成分分析和热性能评估提供了直接依据。

3.2.4 傅里叶变换红外光谱

傅里叶变换红外光谱（FTIR）是一种广泛用于有机-无机杂化材料化学结构分析的重要技术。FTIR 能够通过探测材料分子对红外线的特征吸收来识别材料中的化学键、官能团以及界面结合特性，适用于杂化纳米材料的结构研究。

傅里叶变换红外光谱是一种通过照射样品并记录其对红外线吸收或透射情况而获得物质信息的表征技术。每种物质具有特定的 FTIR 光谱特征，可看作样品独特的“指纹图谱”，该光谱能够提供有关样品中化学键类型、极性特征及氧化状态等化学信息。分子中的化学键发生振动（伸缩或弯曲）时，如果振动导致偶极矩变化，就能与特定频率的红外线发生共振吸收。每种官能团都有特征的吸收峰频率［以波数（cm^{-1}）表示］，因此红外光谱中的峰位置和强度可以用来判断样品中存在哪些化学键。FTIR采用傅里叶变换技术同时采集多频谱，提高了信噪比和采样速度。测试方式包括透射式（红外线穿透样品）或反射式（如ATR衰减全反射测量，只需将样品置于晶体上，无须制备KBr片）。

对于粉末或膜状样品，选用ATR模式最为方便，即将样品直接压紧接触ATR晶体（如金刚石ATR），仪器即可测量表面约几微米深度的红外吸收，非常适用于分析杂化纳米材料薄膜或粉末。若没有ATR配件，也可采用传统KBr压片法，即将少量样品粉末与干燥KBr粉末混匀（样品质量<1%），压成透明小圆片，然后在红外光谱仪上测透过光谱。对于液态或黏稠样品，可涂在红外窗片（如KBr、CaF_2）上测透过率，对于表面涂层则可以采用衰减全反射等。需要注意避免水或CO_2吸收对红外光谱的干扰（可扣除背景）。杂化纳米材料通常含有机物，所以制样和测试过程中都要防止引入额外的有机污染。

FTIR非常适合用于鉴定材料中的官能团类型和化学键，在杂化材料中可用于确认有机组分和无机组分的结合方式。例如，有机-无机杂化材料往往通过共价键或非共价键相互作用结合，FTIR能提供证据：如果有共价键形成，会出现新的特征振动峰或原有峰发生位置偏移。例如，硅烷偶联剂在纳米二氧化硅表面形成Si—O—Si键，会在1000～1100cm^{-1}附近出现硅氧键振动峰变化；聚合物包覆纳米氧化物时，羰基与金属键合作用可能使C═O伸缩振动峰由1720cm^{-1}偏移至1700cm^{-1}。此外，FTIR可同时看到有机组分自身的特征峰（如C—H伸缩在2800～3000cm^{-1}，N—H在3300cm^{-1}等）和无机组分的特征峰（如Si—O伸缩在1100cm^{-1}，Zn—O振动在500cm^{-1}左右），从而验证两类成分都在材料中。FTIR对于非晶态或无定形相同样适用，这是相对于XRD的优势，因为XRD只能探测晶相。在进行聚合物-黏土杂化材料的研究中，FTIR光谱清晰地显示出有机聚合物的C—H、C═O振动峰以及黏土的Si—O—Si骨架振动峰，两者均存在。更重要的是，相较于未杂化的纯聚合物，杂化材料中C═O峰发生了约10cm^{-1}的红移，结合XPS等结果分析，这归因于聚合物羰基与黏土表面阳离子形成了氢键或配位作用。这一红移现象证明了有机-无机界面上存在特定的相互作用。同样，在二氧化硅-PDMS杂化涂层中，FTIR检测到Si—O—C键的特征吸收峰，证实了硅氧烷与二氧化硅颗粒之间成功发生了键合。此外，FTIR还能用于监测材料在制造或使用过程中的化学变化。例如观察杂化材料老化前后某官能团峰强度变化，以判断界面键合是否断裂或有机组分是否降解。总之，FTIR作为一种快捷有效的分子振动光谱手段，能够帮助确认杂化纳米材料中官能团的存在和相互作用，对于揭示材料界面化学和键合机制具有重要意义。

3.3 生物相容性及功能测试

功能性能表征侧重于评估杂化纳米材料在实际应用中的表现，特别是生物医用领域常见的生物相容性、血液相容性、抗菌性能以及体内功能等。本节介绍细胞相容性测试、血液相容性测试、抗菌性能评价和体内检测等方法，以及这些测试在反映杂化材料生物功能性能方面的作用。

3.3.1 细胞相容性测试

生物相容性通常指材料与活细胞或组织相互作用时不引起显著毒性和不良反应的性能。对于纳米材料，体外细胞实验是常用的初步生物相容性评估手段，包括细胞活力/增殖毒性测试、细胞形貌观察等。常用的细胞活力测试有MTT、CCK-8、LDH释放等，例如CCK-8试剂可被活细胞线粒体脱氢酶还原生成有色产物，由其吸光度可定量反映存活细胞数量。通过将材料与培养细胞共同孵育一段时间，随后用上述方法检测处理组与对照组细胞活力，即可判断材料是否具有细胞毒性以及剂量效应关系。除了定量分析外，通过显微镜观察细胞的形态（细胞形态是否正常、是否贴壁生长），因为细胞形态也是判断材料细胞相容性是否良好的重要指标，染色方法如Live/Dead染色可将活细胞染成绿色、死细胞染成红色进行直观区分。对于植入材料，体外细胞相容性良好是进入动物实验阶段的前提。

将材料制备成细胞可接触的形式，如悬浮的纳米颗粒溶液，涂覆在培养板上的薄膜，或提取液（材料在培养基中浸提得到）。选择合适的细胞系（如成纤维细胞、内皮细胞或相关靶组织细胞）接种于培养板上，待细胞贴壁生长后，加入材料或材料的提取液。设置多组材料不同浓度剂量以及空白对照组。孵育一定时间（24h、48h等）后，进行活力检测试剂处理，如加入CCK-8工作液孵育1～4h，待活细胞将其中底物转化为有色产物后，以酶标仪测量450nm吸光度。每组通常平行3个以上重复孔，以保证数据可靠。对于形貌观察，可在处理后将细胞用PBS（磷酸盐缓冲盐水）洗涤，进行细胞固定和相应染色（如DAPI染细胞核，Phalloidin染F-肌动蛋白纤维），然后用荧光显微镜或共聚焦显微镜观察，比较材料暴露组与对照组的细胞形态。

细胞相容性测试适用于筛选评估各种拟用于生物医学的材料，包括纳米药物载体、组织工程支架、植入涂层等的细胞毒性。对于有机-无机杂化纳米材料，由于兼具有机组分（可能引入生物活性或改善相容性）和无机组分（可能带来毒性或反应），因此细胞测试尤为必要。一般评价指标包括细胞存活率（材料存在时细胞活力相对于无材料对照的百分比）、形态改变（如细胞是否变圆、脱附）等。如果在材料存在下细胞存活率仍高于 80%～90%，且形态正常，通常认为材料的体外细胞毒性很低，具备良好的生物相容性。反之，如随剂量增大存活率大幅下降，则材料可能有毒副作用，需要改性或剂量受限使用。还可进一步测量细胞增殖、凋亡和炎症因子等指标，了解材料受影响的机制。例如，将二氧化硅-聚合物杂化纳米载药粒子在 5 种不同浓度下与人肝细胞共培育 24h，结果 CCK-8 检测显示各浓度组细胞存活率均在 95%以上，与对照组无显著差异。荧光显微镜下观察细胞形态，染色显示细胞铺展良好、胞骨架纤维清晰，没有出现显著的凋亡形态学特征。这些结果表明该杂化纳米粒子对肝细胞无明显毒性，具备良好的细胞相容性。同样地，在另一种用于骨组织工程的生物玻璃-胶原杂化多孔支架研究中，培养成骨细胞于支架上 7d，细胞活力（MTT 法）持续上升，支架组与标准培养板对照组无统计学差别，并且扫描电镜观察到细胞在支架孔隙中黏附伸展良好，形成大量细胞外基质。可见，该杂化材料支持细胞生长繁殖，生物相容性出色。总的来说，通过体外细胞测试可以有效评估有机-无机杂化纳米材料的细胞毒性和相容性，为其生物医学应用的安全性提供依据。

3.3.2 血液相容性测试

血液相容性是指材料与血液接触时不引起溶血、凝血等不良反应的特性。对于需接触血液的纳米材料（如纳米药物、诊疗探针）或血液接触医疗器械的涂层，常需要评估其对红细胞、血浆和凝血功能的影响。主要测试包括溶血试验和凝血时间试验等。溶血试验是观察材料是否会破坏红细胞膜导致血红蛋白释放：通常将材料与新鲜红细胞悬液孵育，一段时间后测定上清液中游离血红蛋白浓度，以计算溶血率。溶血率一般以去离子水处理组作为 100%溶血（正对照），以生理盐水处理组作为 0%溶血（阴性对照），样品组介于其间的溶血百分比可根据吸光度比值计算。若溶血率过高，说明材料对红细胞有强烈破坏作用，不具备血液相容性。凝血时间试验则通过检测血浆或全血与材料接触后的凝固过程变化，如活化部分凝血酶原时间（APTT）、凝血酶原时间（PT）、凝血酶时间（TT）的延长或缩短。材料若促使凝血时间明显缩短，可能有促凝血或血栓风险；若极大延长，也可能有抗凝影响。理想情况下，材料应不显著改变凝血时间。

溶血试验通常取新鲜抗凝全血（如肝素抗凝），分离红细胞并用缓冲液（如PBS）调整成一定细胞比容（如5%红细胞悬液）。将一定量材料与红细胞悬液在37℃下孵育一段时间（如2h），离心后收集上清液。测量上清液在540nm处的吸光度A_{test}，与完全溶血正对照（红细胞+水）的A_{pos}和阴性对照（红细胞+生理盐水）的A_{neg}比较，计算溶血率，溶血率$=(A_{test}-A_{neg})/(A_{pos}-A_{neg})\times100\%$。凝血时间测试则需收集血浆，在37℃下加入材料悬液或将血浆滴加在材料表面，使用血凝仪按标准方法测定APTT、PT和TT值。也有方法通过观察全血凝固成凝血块所需时间来评估。所有试验应设置适当对照并至少重复3次，以确保统计可靠。

血液相容性测试主要针对材料将直接或间接接触血液的情形，如纳米药物静脉注射、血管植入物表面涂层等。对于有机-无机杂化纳米材料，如果计划用于血液循环系统（例如造影剂、光疗纳米粒、止血材料），则必须验证其不会引发严重溶血或凝血异常。通常的判据是：溶血率<2%为非溶血，2%～5%为轻微溶血，>5%为有溶血性。凝血时间方面，APTT和PT延长或缩短幅度不应超过正常值太多（一般变化<±10%认为影响小）。另外，还可考察材料对血小板的影响（如是否引起血小板过度黏附聚集）和补体激活等更深层次的血液相容性，但这些通常作为补充评估。例如银纳米颗粒杂化材料被开发用于创面抗菌敷料中，进行溶血实验，将其提取液与人红细胞孵育3h后测得溶血率低于5%的安全阈值，与阴性对照生理盐水组（0%）相比仅略有增加，说明材料基本无溶血性。同时APTT和PT测试结果显示，加入材料提取液的血浆其凝血时间与空白对照组差异无统计学意义，TT也未见明显变化，提示该材料对血浆内凝血因子级联并无干扰作用。这些结果表明该杂化材料具有良好的血液相容性，在临床应用中不太可能引起溶血或凝血异常。相反，有些表面带正电的纳米粒子可能吸附血浆蛋白以及破坏红细胞膜，溶血率偏高，需要通过表面改性（如PEG修饰）来降低。例如将聚乙二醇修饰到阳离子杂化纳米颗粒表面后，可以显著降低材料的溶血率，同时APTT延长倾向消失，提高了材料的血液相容性。这说明通过调控杂化材料表面化学性质，可以显著改善其与血液的相互作用，使其满足生物医学应用要求。

3.3.3 抗菌性能评价

抗菌性能评价旨在评估材料对细菌的抑制或杀灭能力。常用的方法包括菌落计数法、琼脂扩散法和Live/Dead荧光染色观察等。菌落计数法（定量法）是将材料与一定浓度的细菌悬液共同作用一段时间后，取混合液进行梯度稀释，涂布于营养琼脂平板上进行培养，计算存活菌落数（CFU）来确定材料对细菌的杀灭率。如果材料有良好的抗菌性，处理组涂板后的细菌菌落数会比对照大幅减少，甚至为零。琼脂扩散法（半定量）是在预先铺有试验菌的琼脂培养基上放置含有材料的样品（如一片材料或滴加材料溶液的纸片），培养一定时间后观察材料周围无菌生长的抑菌圈大小。抑菌圈直径越大，表示材料中释放的抗菌成分扩散得越远，抑菌效果越明显。Live/Dead 染色则是将材料接种细菌培养后，用混合荧光染料（如 SYTO9/PI）将活菌染成绿色、死菌染成红色，再用荧光显微镜或激光共聚焦显微镜观察，直观判断生存菌与死亡菌的比例。

菌落计数法需要制备一定浓度（如 $10^5 \sim 10^6$ CFU/mL）的目标细菌悬液，将材料与菌悬液在 37℃下孵育（如 1～24h）。之后取适量孵育后的菌液，进行系列 10 倍稀释，分别吸取一定量涂布在营养琼脂平板上，于 37℃下培养过夜，计数产生的菌落数以计算存活菌量。设立空白对照（无材料，仅菌液）以比较。琼脂扩散法则准备好均匀涂布菌悬液的平板（或将菌液与熔化的琼脂混匀倒板），然后将待测材料样品置于平板中央，或将材料溶液浸透纸片后放置平板，于 37℃下培养 24～48h，测量样品周围透明抑菌圈的直径。Live/Dead 染色需要将材料和细菌共同培养后，不经稀释直接滴在载玻片上，加入 Live/Dead 细菌活力试剂（含 SYTO-9 和 PI，前者进入所有细菌中将其染为绿色，后者仅穿透死细菌将其染为红色）。静置染色数分钟后，用 PBS 冲洗掉游离染料，然后显微观察随机视野下红/绿荧光的分布情况。

抗菌性能评价适用于开发抗菌涂层、抗菌包装、抗感染纳米材料等各类应用。其中杂化纳米材料常将无机抗菌剂（如 Ag、CuO、ZnO 纳米颗粒）与有机载体结合以增强抗菌效果或降低毒性，需要通过上述方法验证其抗菌有效性。菌落计数法提供定量杀菌率数据，是评价材料杀菌效果的金标准。如材料处理后菌液中细菌数相比对照减少 99%（下降 2 个数量级以上），即可认为有显著杀菌活性。琼脂扩散法则适合评估材料释放抗菌物质的能力，抑菌圈越大说明材料能持续释放抗菌剂，对周围细菌有作用。但对不释放而接触杀菌的材料，该法可能测不出抑菌圈。Live/Dead 染色可快速筛选材料抗菌性，例如可以在 6h 培养后观察到材料表面附着的细菌大部分染成红色（死亡），对照表面主要为绿色（存活）。这类直观结果为材料抗菌提供了视觉证据。例如，将制备的银纳米粒子-两亲分子杂化涂层用于植入物抗菌。将涂层样品与金黄色葡萄球菌悬液孵育 6h 后，菌落计数结果显示处理组存活菌比对照组减少了 3 个数量级（从 10^7 CFU 降至 10^4 CFU 以下），对应杀菌率>99.9%。同时琼脂扩散实验中，在含该样品的平板上出现明显的抑菌圈，证明涂层能释放足量 Ag^+ 扩散抑菌。Live/Dead 染色进一步证实，涂层表面附着的细菌绝大部分发出红色荧光（膜完整性受损），而对照材料表面细菌基本呈绿色。这些多方面实验一致表明该杂化涂层具有出色的广谱抗菌性能。因此，通过上述抗菌评估，可以有效验证杂化纳米材料在抑菌消杀方面的性能，指导其在抗感染医疗和环境应用中的开发。

3.3.4 体内检测

体内实验是将杂化纳米材料应用于动物疾病模型中，以评估其在真实生理环境下的生物学性能和治疗效果。相较于体外实验，体内实验能考察材料与生物体系统的全面相互作用，包括生物分布、代谢降解、疗效和安全性等。这对于最终实现临床应用至关重要。常用的体内模型根据材料用途不同而选择，例如肿瘤模型用于评估抗肿瘤纳米药物的靶向富集和抑瘤效果，伤口愈合模型用于测试创伤敷料促进愈合的能力，此外还有炎症模型、感染模型等。以肿瘤模型为例，一般在小鼠体内接种人来源肿瘤细胞形成移植瘤，然后给予定期材料处理（如纳米药物注射），通过监测肿瘤体积变化、动物生存期来评价材料的抗癌疗效。伤口模型则常在动物皮肤上制备标准大小的伤口，敷上含材料的敷料，定期测量伤口面积缩小情况并取组织进行组织学分析。

首先根据实验目的和材料特性，选取合适的动物品系（小鼠、大鼠等）以及建立疾病模型。例如建立小鼠乳腺癌移植瘤模型：皮下接种一定数量的 4T1 乳腺癌细胞，两周后形成肿瘤。然后将杂化纳米药物按设定剂量和给药途径给予模型鼠（如通过尾静脉注射），设对照组打生理盐水或空载体。定期使用卡尺测量肿瘤尺寸，计算体积，体积＝长×宽^2/2。在实验末期处死动物，取出肿瘤称重，比对两组的抑瘤率，并可将肿瘤组织做石蜡切片 HE 染色或 Ki-67 免疫染色，评估细胞增殖和坏死情况。对于伤口愈合模型，通常在兔或大鼠背部制造一定直径的圆形全层皮肤伤口，然后分别覆盖测试敷料和对照纱布等，每隔几天揭开更换并拍照记录伤口愈合进展，直至伤口闭合。可在第 n 天统计伤口剩余未愈合面积比例作为指标。必要时取新生皮肤组织做组织学分析（胶原沉积、血管新生等）。此外还要关注动物的全身反应，比如定期测量体重、观察注射部位是否红肿、检测血液生化指标等，以评估材料的生物安全性。体内实验适用于各种最终面向临床应用的杂化纳米材料功能评估，包括纳米药物的疗效与毒性、组织工程材料的再生修复效果等。特别是很多有机-无机杂化纳米材料被设计用于癌症治疗、抗菌感染、影像诊断等领域，只有通过体内研究才能了解其在复杂体内环境中的行为。例如，评价一种肿瘤靶向杂化纳米粒是否真正富集于肿瘤部位，以及是否能够显著抑制肿瘤生长；又例如，观察含纳米银的杂化伤口敷料是否会加速伤口闭合且无明显副作用。体内实验还可揭示材料的代谢途径和潜在毒性，如各主要器官中材料的蓄积量和组织切片上有无炎症损伤等。研究开发杂化纳米药物用于乳腺癌光热-化疗联合治疗，在小鼠乳腺癌模型中进行测试。结果显示，经静脉注射该纳米药物并给予近红外激光照射的治疗组，小鼠肿瘤体积在 10 天内显著缩小，而对照组肿瘤则增长快速。治疗组的小鼠肿瘤组织切片中观察到大面积肿瘤细胞坏死，Ki-67 阳性率显著降低，证实了杂化纳米材料的高效抗肿瘤作用。同时血液学分析和主要脏器切片未见明显毒性改变，表明材料的生物安全性良好。在杂化纳米银-水凝胶伤口敷料研究中，给药组大鼠背部伤口在 10 天时几乎完全愈合，而对照组愈合面积比例较低。敷料组新生皮肤表皮更厚，血管密度更高，表明杂化材料促进了组织再生和血管生成。

综上，有机-无机杂化纳米材料的表征需要多层次、多手段的综合分析。从微观形貌、内部结构，到化学组成和界面键合，再到宏观功能性能，每一种表征技术都提供了独特的信息。透射电镜、扫描电镜、原子力显微镜等揭示了杂化材料的结构特征和分散形貌；XRD、XPS、TGA、FTIR 等阐明了材料的组成相态和键合方式；而生物相容性、血液相容性、抗菌活性和体内实验则最终考验材料在目标应用中的实际性能和安全性。只有将这些表征结果结合起来，才能全面了解有机-无机杂化纳米材料的结构-性能关系，指导其设计优化和应用推进。本章内容为相关研究人员提供了系统的技术概览和案例参考，有助于深入开展杂化纳米材料的研究与开发。

参考文献

[1] Grobmyer S R, Moudgil B M. Nanoparticle characterization for cancer nanotechnology and other biological applications[J]. Methods Mol Biol, 2010, 624(Chapter 4): 39-65.

[2] Sajid M. Nanomaterials: Types, properties, recent advances, and toxicity concerns[J]. Current Opinion in Environmental Science & Health, 2022, 25: 100319.

[3] Dokyoon K, Kwangsoo S, Soon G K, et al. Synthesis and biomedical applications of multifunctional nanoparticles[J]. Adv Mater, 2018: 1802309.

[4] Kumar Y, Sinha A S K, Nigam K D P, et al. Functionalized nanoparticles: Tailoring properties through surface energetics and coordination chemistry for advanced biomedical applications[J]. Nanoscale, 2023, 15: 6075.

[5] Joudeh N, Linke D. Nanoparticle classification, physicochemical properties, characterization, and applications: A comprehensive review for biologists[J]. Journal of Nanobiotechnology, 2022,

20(1):262.

[6] Weir E,Lawlor A,Whelan A,et al. The use of nanoparticles in anti-microbial materials and their characterization[J]. Analyst, 2008,133(7):835-845.

[7] Grobmyer S R,Moudgil B M. Nanoparticle characterization for cancer nanotechnology and other biological applications[J]. Methods Mol Biol,2010,624:39-65.

[8] Hall J B,Dobrovolskaia M A,Patri A K,et al. Characterization of nanoparticles for therapeutics[J]. Nanomedicine, 2007, 2(6):789-803.

[9] Modena M M, Bastian Rühle, Burg T P, et al. Nanoparticle characterization: What to measure? [J]. Advanced Materials, 2019,31(32):1901556.

[10] Ingham B. X-ray scattering characterisation of nanoparticles [J]. Crystallography Reviews,2015:1-75.

[11] Thomas M, Ghosh S K, George K C. Characterisation of nano-structured silver orthophosphate[J]. Materials Letters,2002, 56(4):386-392.

[12] Cédric G,Fuchs G,Plummer C J G,et al. The morphology of submicronsized core-shell latex particles: An electron microscopy study[J]. Micron,2007,38(5):522-535.

[13] 蔡元霸,梁玉仓.纳米材料的概述、制备及其结构表征[J].结构化学,2001(6):425-438.

[14] 康振辉,王恩波,王轶博,等.有机-无机杂化纳米材料的制备、表征及性质[J].东北师大学报(自然科学版),2001(3):60-63.

第4章 有机-无机杂化纳米抗菌材料性能研究

4.1 有机-无机杂化纳米抗菌材料的特点和作用机制

4.1.1 有机-无机杂化纳米抗菌材料的特点

细菌感染及其引发的疾病（如脓毒症）是全球范围内主要的死亡原因，尤其在低收入国家其对公共卫生构成了严峻挑战。2017 年，全球共有 4890 万例脓毒症病例，其中近 1100 万人因此死亡。此外，多重耐药菌（MDR）的出现和传播导致了抗菌药物耐药性（AMR）的日益严重，已成为人类健康面临的重要威胁。根据美国疾病控制与预防中心（CDC）发布的最新报告，美国每年由抗生素耐药菌引发的疾病超过 280 万例，造成约 3.5 万人死亡。更为严重的是，耐药菌引起的继发性细菌感染也显著增加了全球新冠肺炎（COVID-19）患者的发病率和死亡率。因此，由于细菌感染破坏宿主免疫系统的复杂致病机制，以及不断上升的医疗成本，彻底根除细菌感染及其相关问题依然是一项重大挑战。因此，亟需更多的预防措施和创新策略来控制和消除细菌感染。

抗生素常被用于治疗和控制细菌感染，然而目前所有类别的抗生素均面临耐药性问题。有研究指出，传统抗生素剂型本身就是耐药性产生的主要诱因之一，因为它们无法靶向特定病原菌；溶解性差；稳定性低；生物利用度不足；难以到达作用部位；血药浓度波动大，需频繁给药；毒副作用明显，因而患者依从性差。更糟糕的是，许多制药公司已放弃新型抗生素的研发与生产。因此，开发能够改善现有或新型抗生素递送效果的药物递送系统已成为当前研究的重点。

过去几十年中，药物纳米技术的兴起为药物递送系统的设计与表征开辟了新方向。这些系统已被证明能够有效递送多种抗菌药物，克服细菌的耐药机制，如 β-内酰胺酶分解、外排泵、生物膜形成和细菌细胞壁增厚。因此，纳米医学的发展对于对抗抗菌药物耐药性具有重要意义。

近年来，有机-无机杂化纳米材料因卓越的生物相容性和生物可降解性、结构稳定性、化学多样性（有利于靶向化改造）、高双重或多重药物负载能力以及良好的功能化灵活性，成为抗菌药物递送研究的新热点。此外，将具备内源性抗菌活性的有机材料和无机材料（如银、金纳米粒，抗菌肽和脂类）进行有机-无机杂化可进一步实现协同抗菌效果。

4.1.2 有机-无机杂化纳米抗菌材料的一般机制

有机-无机杂化纳米材料的抗菌作用机制多样且复杂，不同的组成成分和结构决定了其独特的抗菌性能。一般而言，这些杂化纳米材料的抗菌效果源于无机成分的直接作用（如活性氧产生、金属离子释放）和有机成分的协同作用（如膜破坏、细胞内环境干扰）。以下以几种代表性的组分为例，对其抗菌机制进行详细阐述和扩展。

（1）金属离子释放机制

纳米颗粒具有良好的抗菌特性，这主要源于其较大的表面积-体积比，使其能够与细菌细胞充分接触。金属离子释放是抗菌材料中最经典的作用机制之一。杂化材料中的金属或金属氧化物颗粒在水环境或生理条件下缓慢释放金属离子（如 Ag^{+}、Zn^{2+}、Cu^{2+}），这些离子与细菌的蛋白质、DNA 等生物大分子发生络合或取代作用，导致菌体代谢紊乱甚至细胞死亡。

例如 Ag 纳米材料的一种杀菌机制是 Ag 纳米颗粒能够穿透细菌细胞壁并被细胞吸收。纳米颗粒在水溶液中的分散程度似乎在其抗菌机制中起重要作用，但科学界对此观点并不统一。Lee 等指出，Ag 纳米颗粒的抗菌效果取决于其颗粒间的聚集程度，分散良好的纳米颗粒比聚集颗粒更易于接近细菌细胞壁。相反，Marius 等则提出，Ag 纳米颗粒抗菌效应的主要机制可能是颗粒聚集并锚定于细菌细胞表面。

另一种可能的杀菌机制是 Ag 纳米颗粒表面氧化释放银离子。尽管零价银不溶于水，但银离子可以从 Ag 纳米颗粒表面氧化释放。这种释放过程分两步进行：首先金属银颗粒被氧化形成氧化银；然后氧化银在质子作用下释放银离子。释放的银离子对细菌具有多种毒性机制。值得一提的是，Xiu 等发现 Ag 纳米颗粒的抗菌活性高度依赖于 Ag^{+} 的释放，并可能通过调节氧气供应来控制 Ag^{+} 的释放速率。Gottesman 等的研究则指出，涂有 Ag 纳米颗粒的纸张的抗菌性能主要归因于涂层银的部分氧化以及缓慢释放 Ag^{+}，这些离子可与细菌细胞膜发生相互作用。细菌暴露于银离子中时，其细胞膜组成及结构发生变化，导致通透性增强以及膜损伤。此现象可能影响电解质和代谢物的运输，破坏细胞基础功能，最终导致细胞死亡。此外，Ag^{+} 与生物分子（如含巯基的蛋白质）强烈结合，使其失活。Ag 纳米颗粒还可能导致细胞线粒体功能障碍及染色体异常。自由的银离子可干扰细菌 DNA 复制，Chen 等的研究也证实了这一点。此外，银对含硫和含磷分子的高亲和性使其易于形成配合物，这些配合物可能会影响细胞壁中含上述元素的成分活性。纳米颗粒还可诱导产生活性氧（ROS），导致膜脂质过氧化。Liu 等的研究也证实了这一机制，他们用扫描透射电子显微镜-电子能量损失谱（STEM-EELS）分析了细菌暴露于银-二氧化钛纳米颗粒后的元素组成变化，提出纳米颗粒灭活微生物的机制包括直接或间接的膜脂质过氧化损伤、DNA 复制和修复受阻以及呼吸蛋白抑制。Ag 纳米颗粒释放 Ag^+，能干扰细菌细胞膜功能，抑制酶活性并影响 DNA 复制过程，从而实现高效杀菌效果。

（2）活性氧产生机制

活性氧如超氧阴离子（O_2^- ·）、羟基自由基（·OH）等，可有效破坏细菌细胞膜结构和细胞组分，干扰细胞内正常代谢过程。无机纳米颗粒（如 ZnO、TiO_2、MoS_2）在紫外线、可见光或生理环境下，通过电子空穴对产生 ROS，从而显著增强抗菌作用。

以 ZnO 纳米颗粒为例，其作用机制可能是 ZnO 纳米颗粒存在时产生过氧化氢，与膜蛋白发生化学作用；也可能是 ZnO 纳米颗粒在脂质双分子层中产生的其他未知物种的化学作用。研究表明，ZnO 纳米颗粒抗菌活性随浓度增加及颗粒尺寸减小而增强，其他研究也证实了这一点。Perni 等认为，大尺寸纳米颗粒由于表面积-体积比小，表面氧吸附位点有限；而 Costa 等则提出，小尺寸颗粒更易穿透细胞膜。高表面积-体积比的颗粒能更有效地穿透细菌细胞膜并与之融合。Applerot 等描述了用 ZnO 纳米颗粒修饰涂层玻璃表面，指出起杀菌效应的主要成分是羟基自由基。Raghupathi 等则提出 ZnO 纳米颗粒的抗菌活性可能同时涉及活性氧产生与颗粒在胞浆或外膜积累两种途径。Dutta 等深入研究了 ROS 引起的膜脂质过氧化机制，证实了 ZnO 纳米颗粒诱导 ROS 产生，导致膜脂质氧化损伤细胞膜功能。Alrokayan 等则证实这一 ROS 介导的机制同样适用于哺乳动物细胞死亡。

Banoee 等发现 ZnO 纳米颗粒可增强环丙沙星（氟喹诺酮类抗生素）抗菌活性，认为该协同效应可能与 ZnO 纳米颗粒干扰蛋白泵活性、促进抗生素进入细胞有关。这表明纳米颗粒不仅单独起作用，还能在抗生素联合疗法中发挥增强效果，克服细菌耐药性。Jain 等制备了姜黄素纳米颗粒，认为其抗菌机制与附着并穿透细胞壁、破坏细胞器结构并引起细胞死亡相关。

需要注意的是，纳米颗粒的抗菌活性还可能由细胞外 ROS 生成引起。如

TiO_2 纳米颗粒在紫外线照射下产生自由基，靠近 ROS 的细菌细胞易被破坏。在与细菌接触的过程中，ZnO 产生大量 ROS 直接氧化细胞膜上的脂质与蛋白质，诱导细菌迅速死亡。

（3）细菌细胞膜破坏机制

一些纳米颗粒（如季铵盐修饰的聚合物纳米颗粒）能通过电荷吸附作用直接作用于细胞膜，导致膜的通透性增大甚至破裂。特别是季铵盐类材料通过正电荷与细菌细胞膜上带负电荷的磷脂头基发生强烈静电吸附，破坏细菌细胞膜完整性。例如纳米杂化材料中的有机组分如阳离子聚合物（聚乙烯亚胺、聚赖氨酸）、天然多糖类（壳聚糖）及脂质体等，能够通过直接作用或协同作用发挥抗菌效果。阳离子聚合物带有正电荷，能与带负电荷的细菌细胞膜通过静电作用结合，破坏膜电位，导致膜结构不稳定。此外，阳离子聚合物还能增强纳米颗粒的附着力，增加无机组分与细胞的接触面积，提升抗菌效果。壳聚糖因其结构中含有丰富的氨基和羟基基团，可以与细胞膜上的负电荷官能团结合，干扰膜功能，造成细胞渗透压不平衡，最终导致细胞死亡。壳聚糖还可增强纳米颗粒的稳定性，并延长在生理环境中的持续释放性能，使抗菌效应更加持久。例如，壳聚糖是甲壳素的脱乙酰基衍生物，具有生物降解性、生物相容性及抗菌生物膜的活性。研究表明，壳聚糖纳米颗粒能够有效抑制临床分离的 6 株不同铜绿假单胞菌 24h 成熟生物膜的生长。壳聚糖纳米颗粒表面带有正电荷，可与带负电荷的细菌细胞壁及生物膜胞外聚合物（EPS）结合。低分子量壳聚糖纳米颗粒作用于 24h 成熟的变异链球菌生物膜时，导致约 95%的生物膜细菌被破坏。β-N-乙酰氨基葡萄糖苷酶（DspB）能够降解金黄色葡萄球菌、表皮葡萄球菌和伴放线放线杆菌 EPS 中的主要多糖成分——聚-β(1,6)-N-乙酰氨基葡萄糖。研究中利用壳聚糖纳米颗粒固定 DspB 酶，发现经过 37℃、7h 孵育后，游离酶完全失去活性，而封装的酶仍保留 33.4%的活性。固定后的酶对温度变化具有更高的稳定性，推测是由壳聚糖纳米颗粒对酶的稳定作用所致。研究推测，延长处理时间可能因酶的活性维持超过 7h，从而完全清除生物膜。壳聚糖本身具有良好的生物相容性、生物降解性及抗菌性，但其疏水特性易导致在生理环境中的聚集，限制了其应用。有研究表明，壳聚糖纳米颗粒在细胞培养基中 1h 后即开始聚集。为克服该问题，在壳聚糖纳米颗粒表面修饰聚乙二醇可有效提高其分散性，并拓展壳聚糖纳米颗粒作为药物递送载体的应用前景。脂质体类组分能有效负载抗菌药物或抗菌纳米颗粒，并通过与细菌膜融合或膜转运机制实现有效的药物释放。这些载体还能提供一定的生物膜穿透能力，克服细菌生物膜的阻碍，直接将有效抗菌成分运送至细菌细胞内部，提高治疗效率。

4.2 壳聚糖季铵盐-二硫化钼体系的抗菌性能与机理

细菌感染已成为全球严重的公共健康威胁。抗生素被广泛用于治疗细菌感染，但过度和不当使用抗生素加速了细菌耐药性的扩散。为解决该问题，研究者们不断探索具有良好致病菌亲和性和有效杀菌能力的替代型抗菌纳米材料。

近年来，基于纳米材料的光热治疗因在控制细菌耐药性方面的潜力而受到广泛关注。该技术可实现非侵入性、局部感染部位治疗，并具有一定的组织穿透深度。与传统抗生素治疗不同，光热治疗（PTT）通过将近红外线转化为局部热量杀灭细菌，从而避免诱导细菌产生耐药性。在众多光热材料中，二硫化钼纳米颗粒因优异的光热性能以及在近红外区域内的较强吸收性能而备受关注，被认为是治疗细菌感染的潜力材料。然而，未经表面改性的纯 MoS_2 纳米颗粒在生理环境中难以保持胶体稳定性，易发生聚集，导致其光热性能降低。此外，MoS_2 的光热性能可通过调控其形貌和表面组成进一步提升。为提高 MoS_2 的分散性和稳定性，研究者采用功能性高分子或小分子对其表面进行改性，借助化学键合或物理相互作用稳定其胶体结构。然而，化学改性步骤通常较为复杂，耗时较长，且非共价键改性难以实现长期稳定性。为克服上述问题，聚乙二醇或蛋白质常被用作模板，借助水热法一步合成功能化 MoS_2 纳米颗粒。PEG 在保持胶体稳定性、调控 MoS_2 形貌与表面化学组成方面起着关键作用，但同时也可能削弱 MoS_2 与细菌之间的相互作用，从而降低光热杀菌效果。此外，单一的光热治疗在杀菌效果上仍存在局限，往往需要高功率密度激光和较长时间的照射。为克服这一缺陷，一种简便而有效的策略是引入具有抗菌活性的高分子材料，与 MoS_2 共同构建复合纳米材料，实现光热治疗与高分子抗菌协同增效。理想状态下，该类功能化复合材料应具备增强的细菌黏附性，且抗菌高分子还可协助调控复合纳米材料的形貌、表面组成与结构。

壳聚糖是一种天然阳离子线性多糖，具有良好的生物相容性和生物可降解性。其氨基结构能够与细胞壁相互作用，抑制细菌生长。此外，壳聚糖还具备螯合金属离子的能力，因而常被用作模板和稳定剂，构建壳聚糖-金属/金属氧化物复合材料。但需注意的是，壳聚糖在 pH 值高于 6.5 的水溶液中溶解性较差，主要是由于其分子间氢键的影响，限制了其在抗菌领域的广泛应用。为解决这一问题，壳聚糖季铵盐（quaternary chitosan，QCS）应运而生。QCS 是 CS 的阳离子衍生物，其分子中引入了季铵阳离子，不仅保留了 CS 的基本物理化学特性，还具备更优良的水溶性、更高的阳离子密度以及更强的抗菌活性。近年来，已有研究采用两步法制备 MoS_2 与 CS 或 MoS_2 与 QCS 纳米复合材料，通过传统水热合成或剥离法制备 MoS_2 后，再通过静电吸附或化学反应将 CS 或 QCS 修饰于其表面。尽管这些方法在一定程度上提升了抗菌性能，但其操作流程复杂、耗时较长，且由于修饰过程中多以弱静电作用为主，复合材料在生理缓冲液中的稳定性差，与细菌的相互作用有限，也难以有效调控 MoS_2 的结构和表面组成。因此，迫切需要开发一种简单高效的方法，实现具有可控形貌、表面组成和结构的稳定 MoS_2-QCS 纳米复合材料的构建，从而在光热治疗与 QCS 抗菌的协同作用下提升整体抗菌性能。

本节介绍了一种简便高效的一锅水热法，用于合成 QCS 功能化 MoS_2 纳米复合材料（MoS_2-QCS），在形貌、表面组成和结构上可调控，并实现光热治疗与 QCS 协同抗菌作用的增强。本方法首次以 QCS 为模板，通过水热合成调控 MoS_2 的形貌与表面化学，实现其光热性能的优化。同时，QCS 赋予纳米复合材料良好的胶体稳定性，并通过静电作用增强与病原菌的亲和性。在近红外Ⅱ区（1064nm）激光照射下，MoS_2-QCS 纳米复合材料在体外对金黄色葡萄球菌（*Staphylococcus aureus*）和大肠杆菌（*Escherichia coli*）表现出显著增强的抗菌效果，归因于光热效应与 QCS 的协同作用。此外，还通过皮肤创伤感染模型对该复合材料的体内协同抗菌效果进行了评估。结果表明，该复合材料在抗菌应用方面具有广阔的应用前景。

4.2.1 MoS_2-QCS 的合成方法

（1）壳聚糖季铵盐的制备

为了合成 MoS_2-QCS 纳米杂化材料，首先通过将缩水甘油基三甲基氯化铵连接到壳聚糖主链上来制备壳聚糖季铵盐。具体而言，将 0.8g 壳聚糖分散在 20mL 去离子水中，并置于烧瓶内。随后，向其中加入 3.2g 2，3-环氧丙基三甲基氯化铵溶解于 30mL 水的溶液，在 75℃下搅拌反应 24h。最终，采用冷冻干燥法收集壳聚糖季铵盐。

（2）MoS_2-QCS 纳米复合物的制备

MoS_2 纳米片和 MoS_2-QCS 纳米杂化材料采用水热法制备。对于 MoS_2 的合成，将 150mg$(NH_4)_2MoS_4$ 粉末分散于 60mL 去离子水中，搅拌均匀后，将溶液转移至 100mL 不锈钢高压反应釜中，在 220℃下加热 12h。随后，将 150mg$(NH_4)_2MoS_4$ 与不同质量的 QCS（300mg、150mg、50mg、37.5mg、25mg 和 12.5mg）溶解于 60mL 去离子水中，搅拌均匀后，转移至 100mL 不锈钢高压反应釜，并在 220℃下保持 12h。最终，所得 MoS_2-QCS 纳米杂化材料（分别标记为 MQ-300、MQ-150、MQ-50、MQ-37.5、MQ-25 和 MQ-

12.5）用去离子水洗涤 3 次，并以 12000r/min 的转速离心 10min 收集产物。

4.2.2 MoS_2-QCS 的表征方法

（1）纳米复合物结构表征

采用扫描电子显微镜和透射电子显微镜对纳米杂化材料的形貌和结构进行分析。使用紫外-可见分光光度计测定 MoS_2 纳米片及 MoS_2-QCS 纳米杂化材料的紫外-可见（UV-Vis）吸收光谱。纳米杂化材料的晶体结构通过 X 射线衍射仪在 Cu Kα 辐射（$\lambda=0.514$nm）条件下进行表征。X 射线光电子能谱采用 ESCALAB 250Xi 光电子能谱仪，使用 Al Kα（1486.6eV）X 射线源进行测定。纳米杂化材料的傅里叶变换红外光谱在 4000～400cm^{-1} 范围内由红外光谱仪测定。采用粒度电位分析仪对不同纳米杂化材料的动态光散射粒度和 Zeta 电位进行表征。样品的热重曲线通过热分析仪测定并记录。

（2）纳米复合物的分散稳定性

将 MoS_2 纳米片或 MQ-37.5 纳米杂化材料分别加入去离子水或磷酸盐缓冲液中，使其浓度达到 1mg/mL。随后，将所得 MoS_2 纳米片或 MQ-37.5 纳米杂化材料的分散溶液超声处理 5min，并在 37℃条件下静置。24h 后，拍摄不同样品的照片以观察分散稳定性。

（3）纳米复合物的光热效应

为评估 MoS_2-QCS 纳米杂化材料的光热性能，将不同纳米杂化材料的水溶液（1.024mg/mL）置于 1064nm 近红外激光（0.6W/cm^2）照射下。在照射 300s 后关闭激光，并使用红外热成像仪每 30s 记录一次溶液在加热和冷却过程中的温度，共测量 5 次。

通过光热实验评估 MoS_2 纳米片和 MQ-37.5 纳米杂化材料的光热转换效率。将 MoS_2 纳米片或 MQ-37.5 纳米杂化材料分别分散在水溶液中，使其浓度达到 1.024mg/mL。随后，使用红外热成像仪记录样品在 0.6W/cm^2 近红外激光照射下 5min 后的降温曲线。

光热转换效率 η 由以下公式计算：

$$\eta=(hS\Delta T_{max}-Q_{diss})/[I(1-10^{-A_{1064}})]$$

式中 η——光热转换效率；

ΔT_{max}——稳态最高温度与环境温度之间的温差；

Q_{diss}——实验体系由容器吸光引起的热损失，使用纯水测量；

I——激光功率；

A_{1064}——样品在 1064nm 处的吸光度；

h——热传递系数；

S——容器的热交换表面积。

hS 值可通过以下公式计算：

$$\tau_s=\frac{m_d C_d}{hS}$$

式中 τ_s——特征热时间常数；

m_d——MoS_2 纳米片或 MQ-37.5 纳米杂化材料溶液的质量，g；

C_d——比热容，近似取水的比热容 4.2J/(g·K)。

实验中，样品容器及溶剂（不含 MoS_2 纳米片或 MQ-37.5 纳米杂化材料）的热能损失（Q_{diss}）独立测定，计算公式如下：

$$Q_{diss}=hS(T_{max}-T_{surr})$$

式中 T_{max}——稳态最高温度；

T_{surr}——环境温度。

4.2.3 MoS_2-QCS 的抗菌性能测试方法

（1）细菌黏附

为了研究细菌与纳米杂化物之间的相互作用，将 100μL 细菌溶液（10^6CFU/mL）分别与 100μL PBS（对照组）、MoS_2 纳米片或 MQ-37.5 纳米杂化物溶液（2.048mg/mL）混合处理。孵育 1h 后，对混合液进行离心，并按照先前报道的方法进一步固定，以进行 SEM 观察。

（2）纳米复合物协同抗菌实验

通过涂布平板法评估纳米杂化物的协同抗菌能力。研究了 MQ-50、MQ-37.5 和 MQ-25 纳米杂化物在近红外Ⅱ区激光照射与否条件下对金黄色葡萄球菌和大肠杆菌的抗菌活性。简而言之，将 100μL 纳米杂化物溶液（2.048mg/mL）添加至 100μL 细菌溶液（约 10^6CFU/mL）中，使 96 孔板中的最终纳米杂化物浓度达到 1024μg/mL。在 37℃下孵育 1h 后，对 NIR 组进行近红外Ⅱ区激光（1064nm，0.6W/cm^2）照射 300s。随后，所有样品在 37℃下继续孵育 5h。对于涂布平板法，对 96 孔板中的混合溶液进行梯度稀释，并涂布于固体培养基上。经过 24h 孵育后，计算并分析培养皿上的细菌菌落数量。此外，评估了 MQ-37.5 纳米杂化物在 64～1024μg/mL 浓度范围内的抗菌活性。

采用 Bliss 独立模型（Bliss Independence Model）评估处理的协同作用程度，其中 S 按以下公式计算：

$$S=(f_{X0}/f_{00})(f_{0Y}/f_{00})-(f_{XY}/f_{00})$$

式中 f_{00}——未接受任何处理时细菌的生长率；

f_{X0}，f_{0Y}——在 X 或 Y 处理单独存在时细菌的生长率；

f_{XY}——X 和 Y 联合处理时细菌的生长率；

S——协同作用程度，当 $S>0$ 时表明处理具有协同作用，当$S<0$ 时则表明处理存在拮抗作用。

（3）MIC 与 MBC 测定

MQ-37.5 纳米杂化物的抗菌活性在 64～1024μg/mL 的浓度范围内进行了评估。在 Luria-Bertani 培养基中，细菌分别接受 MQ-37.5 纳米杂化物处理以及 NIR 照射（1064nm，0.6W/cm^2，5min）条件下的 MQ-37.5 处理。实验过程中，先制备细菌接种液（约 10^6CFU/mL），在 96 孔板中培养，并分别与 MQ-37.5 纳米杂化物共同孵育，以单独培养的新鲜 LB 培养基和细菌（未处理组）作为阴性对照。通过酶标仪测定 600nm 处的光密度（OD）以量化抑菌效率。根据实验测得的 OD 值，确定最小抑菌浓度（MIC）和最小杀菌浓度（MBC）。其中，MIC 的判定标准为 OD≤0.1 的最低浓度，该浓度表明细菌未发生生长，因此被认为是 MIC。对于 MBC 的测定，将 OD≤0.1 的培养液转接至不含 MQ-37.5 纳米杂化物的 LB 培养基中，在 37℃、150r/min 条件下继续培养 12h。最终，仍然保持 OD≤0.1 的最低浓度即为 MBC 值。

4.2.4 MoS_2-QCS 的体内实验方法

（1）溶血实验与细胞相容性测试

取 1mL 小鼠血液，以 1000r/min 的转速离心 10min 分离红细胞（RBCs）。随后，使用 PBS 洗涤红细胞，直至上清液变清，并将其重新悬浮于 PBS 中，使最终红细胞体积分数达到 4%。接着，将 100μL 不同浓度的 MQ-37.5 PBS 溶液加入 100μL 4%红细胞悬液中，使最终红细胞浓度为 2%。以 Triton X-100 处理组和 PBS 处理组分别作为阳性对照和阴性对照。所制备的 MQ-37.5 悬液在 37℃下孵育 3h，随后以 2kgf 离心力离心 15min。测定上清液在 570nm 处的吸光度，并按照以下公式计算溶血率：

$$溶血率(\%)=(OD_{sample}-OD_{NC})/(OD_{PC}-OD_{NC})\times 100\%$$

式中　OD_{sample}、OD_{NC}、OD_{PC}——样品组、阴性对照组和阳性对照组的 OD 值。

MQ-37.5 的细胞毒性通过 MTT 实验在 L929 细胞系中进行评估。在 MTT 实验中，细胞以 10^4 个/孔的密度接种于 96 孔板中。培养 24h 后，加入 100μL 含不同浓度 MQ-37.5 的新鲜培养基，并继续孵育 24h。随后，每孔加入 10μL 5mg/mL 的无菌过滤 MTT 储备溶液，继续培养 4h。最终，每孔加入 100μL 二甲基亚砜溶解生成的甲臜晶体，并使用酶标仪在 492nm 处测定吸光度。

（2）动物模型与评价

研究实验动物模型为昆明小鼠，6～8 周。在体内抗感染实验中，所有动物实验均经过河北康泰医学检测服务有限公司实验动物伦理委员会的批准。使用异氟烷对昆明小鼠进行麻醉。在背部切开直径为0.7cm的开放性创伤。将含有金黄色葡萄球菌（2×10^8CFU/mL）的细菌悬液（20μL）涂抹在创伤处。24h后，16只雄性小鼠（6～8周龄）随机分为四组：PBS对照组、MQ-37.5组、MQ-37.5＋NIR组和氨苄西林组。对于MQ-37.5处理组，应用20μL的MQ-37.5溶液，并用无菌敷料覆盖。MQ-37.5纳米杂化物的最终浓度为512μg/mL。对于近红外线处理，小鼠在应用MQ-37.5后，接受1064nm近红外激光（$0.6W/cm^2$）照射5min。在激光照射过程中，使用红外相机记录不同时间点的全身红外热像图。每个治疗组的创伤面积在第0天、第3天、第6天、第9天和第12天进行记录。第6天，采集感染创伤组织中的细菌，进行稀释，并均匀涂抹在琼脂平板上，以评估菌落形成。第12天，小鼠被安乐死，采集相应的创伤组织进行进一步分析。

4.2.5 MoS_2-QCS的结构表征

首先使用缩水甘油三甲基氯化铵与壳聚糖发生开环反应制备壳聚糖季铵盐。核磁谱图证实成功制备了壳聚糖季铵盐，如图4-1所示。

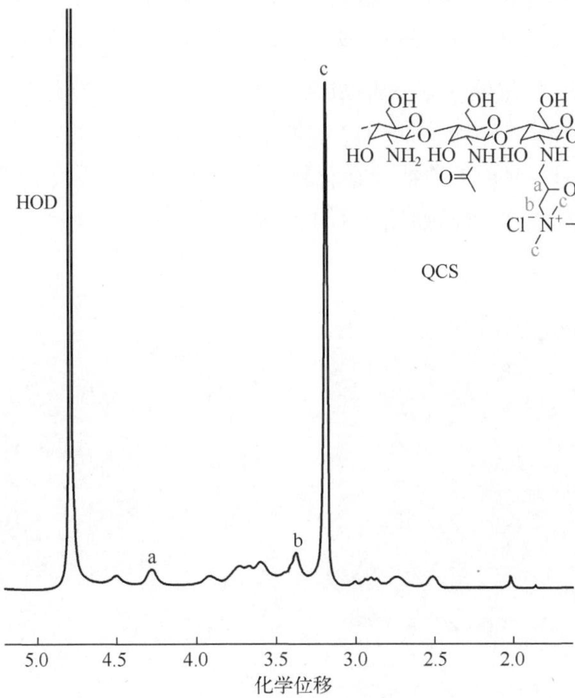

图4-1　壳聚糖季铵盐的核磁谱图

采用一步水热法制备 MoS_2 纳米片或 MoS_2-QCS 纳米杂化物。$(NH_4)_2MoS_4$ 溶液作为钼和硫的来源，用于 MoS_2 纳米片的合成。通过透射电子显微镜和扫描电子显微镜对 MoS_2 纳米片的形貌进行表征。MoS_2 纳米片呈不规则形态，并具有薄层结构，如图 4-2 所示。

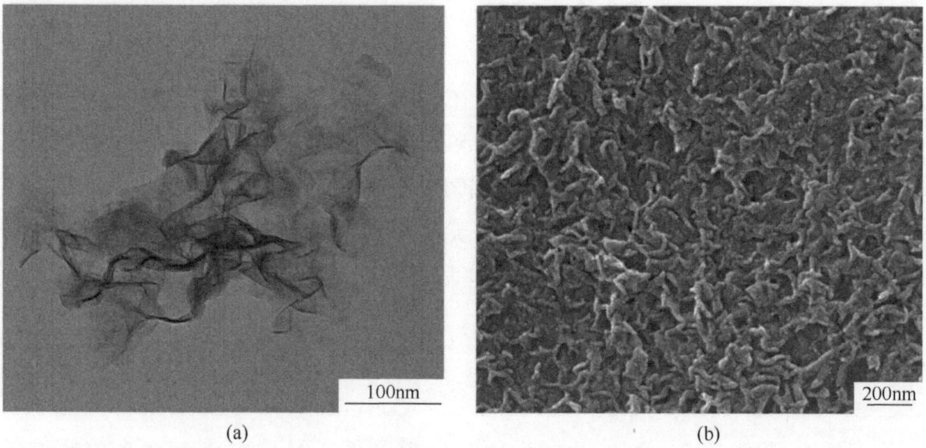

图 4-2　MoS_2 纳米片的透射照片（a）和扫描照片（b）

本研究创新性地将壳聚糖季铵盐添加至 $(NH_4)_2MoS_4$ 溶液中，壳聚糖季铵盐的质子化氨基或季铵基团能够与 MoS_4^{2-} 相互作用促使形成新的纳米前驱体，如图 4-3 所示。此外，QCS 的极性羟基、氨基和醚键可与过渡金属阳离子发生螯合作用。当向 $(NH_4)_2MoS_4$ 溶液中加入 37.5mg 的 QCS 后，水热合成后形成了球形花状 MQ-37.5 纳米杂化物。这些花状 MQ-37.5 纳米杂化物由定向堆叠的规则纳米片构成，如图 4-4 和图 4-5 所示。

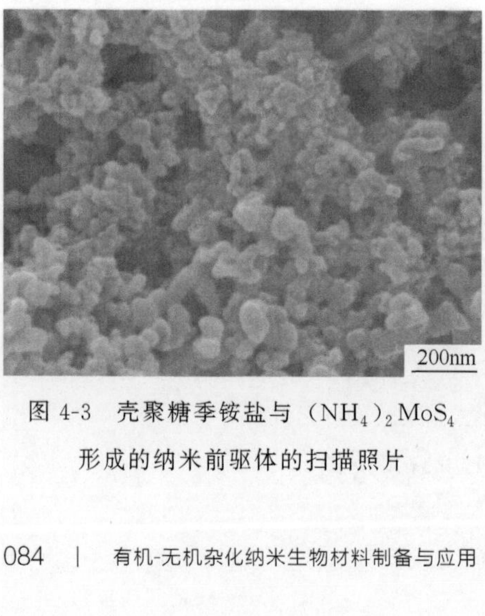

图 4-3　壳聚糖季铵盐与 $(NH_4)_2MoS_4$ 形成的纳米前驱体的扫描照片

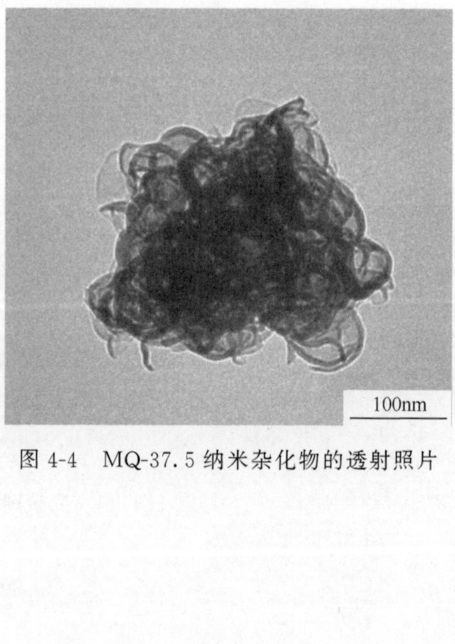

图 4-4　MQ-37.5 纳米杂化物的透射照片

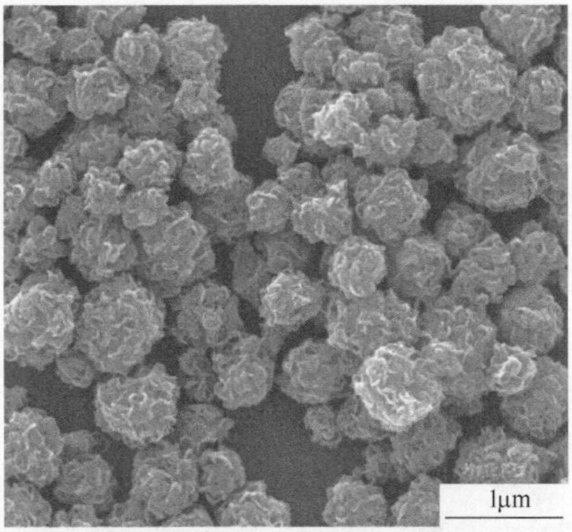

图 4-5 MQ-37.5 纳米杂化物的透射照片

MQ-37.5 纳米杂化物的水动力学粒径增至 343nm，MoS_2 纳米片为 231nm，如图 4-6 所示。MQ-37.5 纳米杂化物的 Zeta 电位约为－37mV，高于 MoS_2 纳米片的－50mV（图 4-7），Zeta 电位的增加可能是由于 QCS 分子沉积并锚定在 MQ-37.5 纳米杂化物的表面。

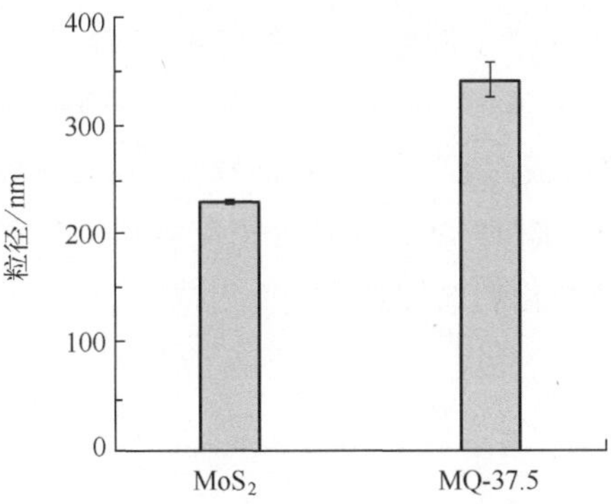

图 4-6 MoS_2 纳米片与 MQ-37.5 纳米杂化物的水动力学粒径

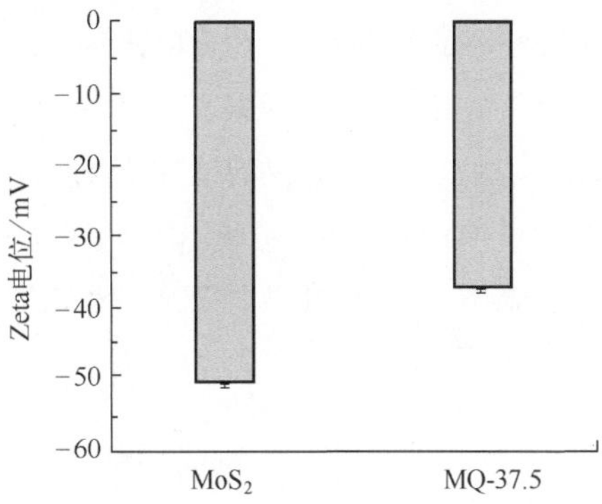

图 4-7 MoS_2 纳米片与 MQ-37.5 纳米杂化物的 Zeta 电位

通过向前驱体中添加不同质量的 QCS，采用水热法合成了不同种类的 MoS_2-QCS 纳米杂化物（图 4-8）。SEM 图像显示 MoS_2-QCS 纳米杂化物呈规则的球形结构，表面粗糙，由大量纳米片组成，形貌类似于 MQ-37.5。然而，在 MQ-25 和 MQ-12.5 的 SEM 图像中，观察到不规则的大块颗粒［图 4-8（d）和（e）］。

值得注意的是，前驱体中 QCS 的质量影响 MoS_2-QCS 纳米杂化物的粒径和 Zeta 电位。随着 QCS 质量从 300mg 减少至 37.5mg，MoS_2-QCS 纳米杂化物的粒径从 1.76μm 减小至 343nm（图 4-9）。然而，当 QCS 质量从 37.5mg

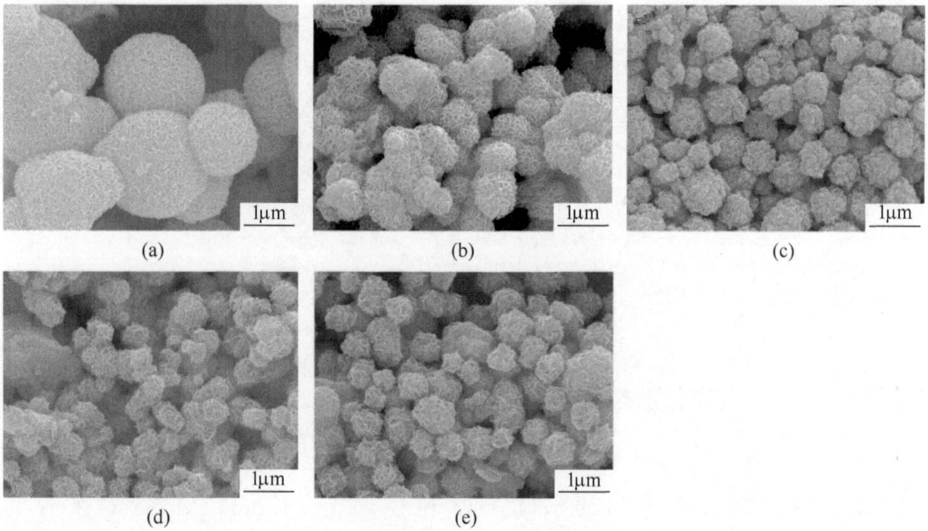

图 4-8 MQ-300（a）、MQ-150（b）、MQ-50（c）、MQ-25（d）、MQ-12.5（e）纳米杂化物的扫描电镜照片

进一步减少至 25mg 和 12.5mg 时，MQ-25（约 460nm）和 MQ-12.5（约 567nm）的粒径明显大于 MQ-37.5（约 343nm）。随着 QCS 质量从 12.5mg 增加至 300mg，MoS_2-QCS 纳米杂化物的 Zeta 电位从 −40mV 提高至 −19mV（图 4-10）。Zeta 电位的变化表明，在水热合成过程中，随着前驱体中 QCS 含量的增加，锚定在 MoS_2-QCS 纳米杂化物表面的 QCS 含量也相应增加。这些结果表明，QCS 可以调控 MoS_2-QCS 纳米杂化物的形貌及表面组成。

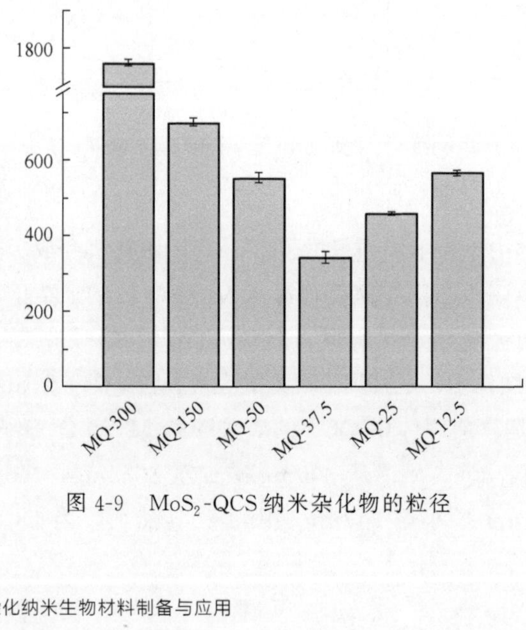

图 4-9 MoS_2-QCS 纳米杂化物的粒径

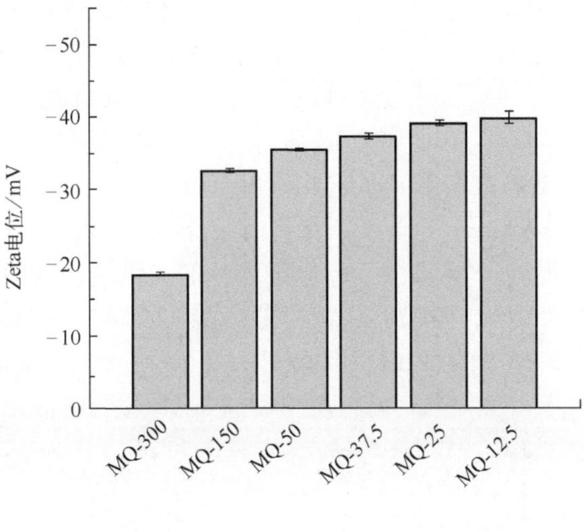

图 4-10　MoS_2-QCS 纳米杂化物的 Zeta 电位

图 4-11 展示了 MoS_2 纳米片和 MoS_2-QCS 纳米杂化物的 XRD 图谱，表明其晶体结构。MoS_2 纳米片的 4 个强而尖锐的 XRD 衍射峰与 JCPDS 卡片编号 37-1492 相符。（002）晶面峰表明 MoS_2 层沿 c 轴方向高度有序堆叠。随着前驱体中 QCS 质量从 12.5mg 增加至 300mg，MoS_2-QCS 纳米杂化物的峰强度逐渐降低，这可能是由于 QCS 分子抑制了 MoS_2 晶体的成核或生长，导致无定形相与晶相共存。有趣的是，在 MQ-37.5 的 XRD 图谱中，$2\theta = 8.5°$和 17°

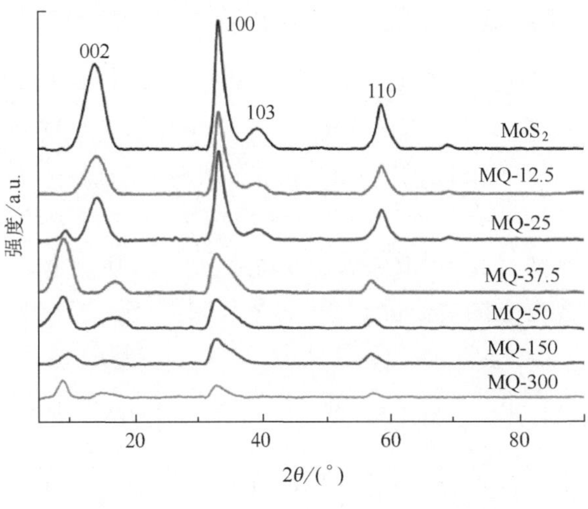

图 4-11　MoS_2-QCS 纳米杂化物的 XRD 图谱

处出现了 2 个新衍射峰，这可能归因于 QCS 插层进入 MoS_2 层间，导致层间距扩大。此外，在 MQ-37.5、MQ-50、MQ-150 和 MQ-300 的 XRD 图谱中，未检测到（002）和（103）晶面峰，原因可能是水热过程中，MoS_2^{2-} 提供 Mo 和 S 源，带正电的 QCS 分子作为模板参与 MoS_2 的成核和生长，抑制 MoS_2 层的堆叠，导致（002）和（103）晶面峰消失。因此，QCS 在调控 MoS_2-QCS 纳米杂化物的结构方面起到了重要作用。

MoS_2 纳米片和 MQ-37.5 纳米杂化物的紫外-可见-近红外（UV-Vis-NIR）吸收光谱相似，表明 QCS 未改变 MoS_2 纳米片的光谱特性（图 4-12）。两者的光谱在紫外至近红外区域（特别是 NIR Ⅱ区域 1000～1350nm）表现出强吸收，表明其在光热治疗中的潜在应用价值。

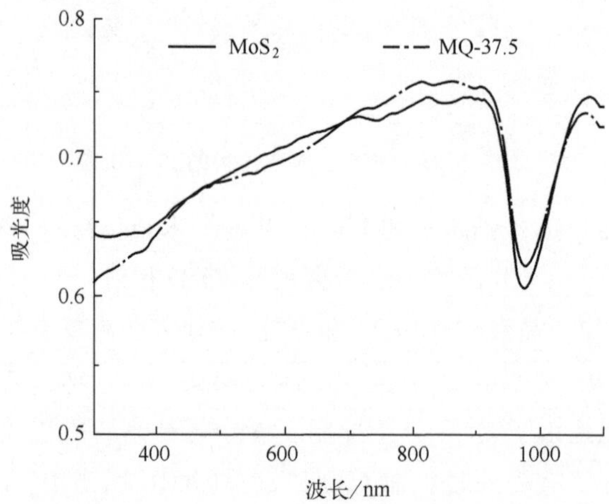

图 4-12　MoS_2 纳米片与 MQ-37.5 纳米杂化物的紫外-可见-近红外图谱

与 MoS_2 纳米片相比，MQ-37.5 的傅里叶变换红外光谱显示出了 MoS_2 纳米片的所有吸收峰（图 4-13）。MQ-37.5 在 $1557cm^{-1}$ 和 $1484cm^{-1}$ 处出现特征峰，分别归属于—NH_2 的 N—H 弯曲振动和 $(CH_3)_3$—N^+ 基团的 C—H 伸缩振动。1200～$950cm^{-1}$ 之间的特征峰归因于 QCS 中 C—O 键的振动。这些结果表明，在水热过程中 MQ-37.5 成功地被 QCS 功能化。

采用 X 射线光电子能谱分析 MoS_2 纳米片和 MoS_2-QCS 纳米杂化物的化学键信息（图 4-14～图 4-16）。MoS_2 纳米片的 Mo 3d 高分辨率谱中，229.3eV 和 232.4eV 对应于 Mo^{4+} $3d_{5/2}$ 和 $3d_{3/2}$ 峰。S 2p 谱的 163.3eV 和 162.1eV 峰分别归属于 S $2p_{1/2}$ 和 S $2p_{3/2}$，表明形成了 2H 相 MoS_2。MQ-37.5 的 Mo 3d 光谱可分解为两组峰，分别位于 232.9eV/229.6eV 和 232.0eV/228.7eV，确认其含有 2H-MoS_2 和 1T-MoS_2。MQ-37.5 的 S 2p 谱在 164.1eV、162.8eV、163.1eV 和

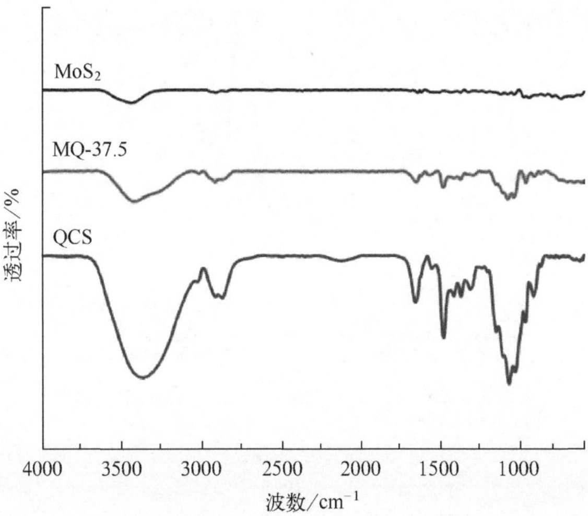

图 4-13　MoS_2 纳米片与 MQ-37.5 纳米杂化物的红外光谱

161.8eV 处出现峰，进一步表明其含有 2H 和 1T 相 MoS_2。其他 MoS_2-QCS 纳米杂化物（MQ-300，MQ-150，MQ-50）的 XPS 谱也证实其具有 2H 和 1T 相（图 4-15），而 MQ-25 和 MQ-12.5 的 XPS 谱仅显示 2H 相 MoS_2（图 4-16）。一般而言，相较于单纯的 2H 相 MoS_2 纳米片，MQ-37.5 因同时包含 2H 和 1T 相，在导电性、催化活性及抗菌性能方面表现更优异。

MQ-37.5 的 N 1s 谱可分解为两个峰，分别归属于—NH_2(402.0eV) 和—$N(CH_3)_3^+$(399.2eV)（图 4-14）。其他 MoS_2-QCS 纳米杂化物的 N 1s XPS 峰也归属于 C—NH_2 和 C—$N(CH_3)_3^+$ 键（图 4-15 和图 4-16）。

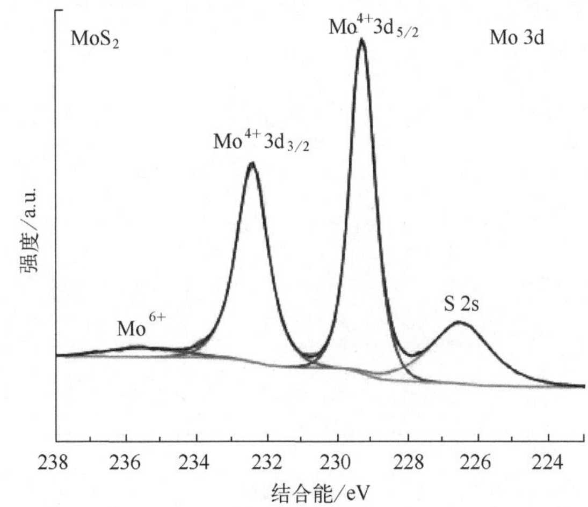

(a)

图 4-14

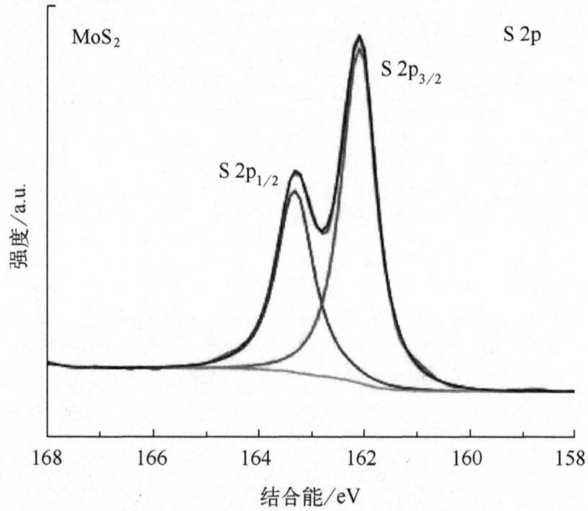

MoS$_2$
S 2p
S 2p$_{3/2}$
S 2p$_{1/2}$
强度/a.u.
168
166
164
162
160
158
结合能/eV

(b)

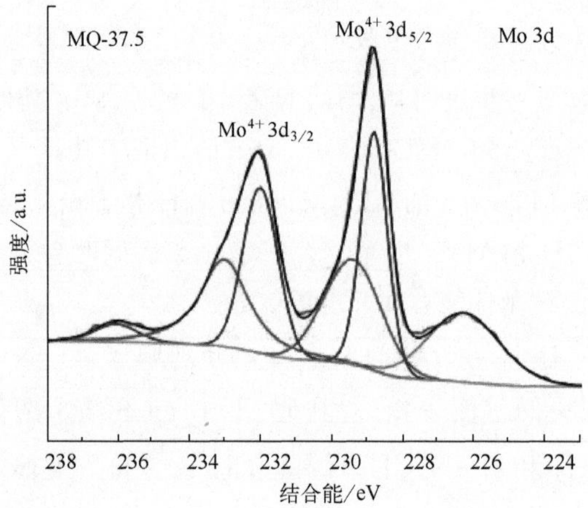

MQ-37.5
Mo^{4+} 3d$_{5/2}$
Mo 3d
Mo^{4+} 3d$_{3/2}$
强度/a.u.
238
236
234
232
230
228
226
224
结合能/eV

(c)

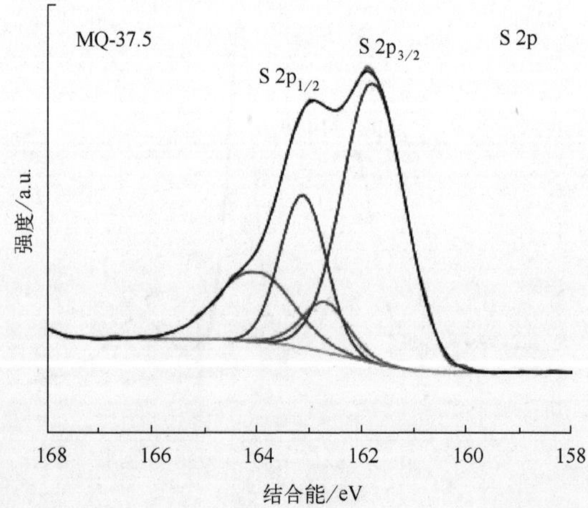

MQ-37.5
S 2p$_{3/2}$
S 2p
S 2p$_{1/2}$
强度/a.u.
168
166
164
162
160
158
结合能/eV

(d)

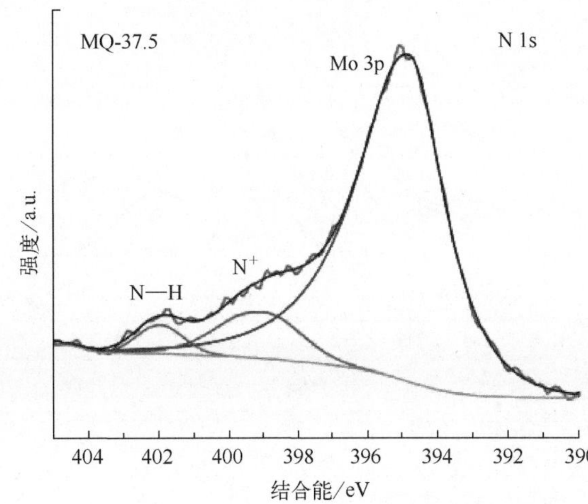

(e)

图 4-14　MoS_2 纳米片与 MQ-37.5 纳米杂化物的 XPS 图谱

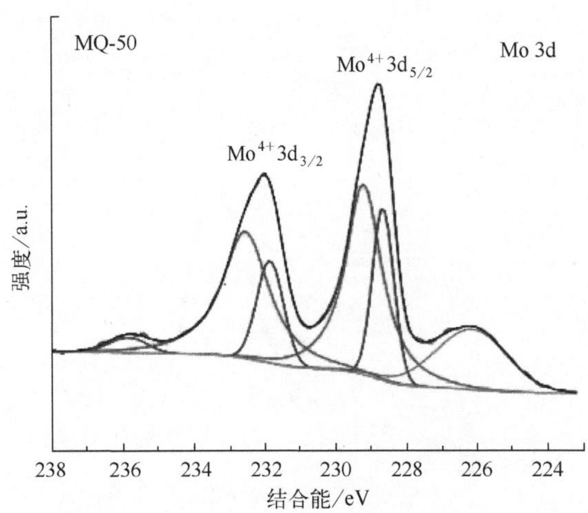

(a)

图 4-15

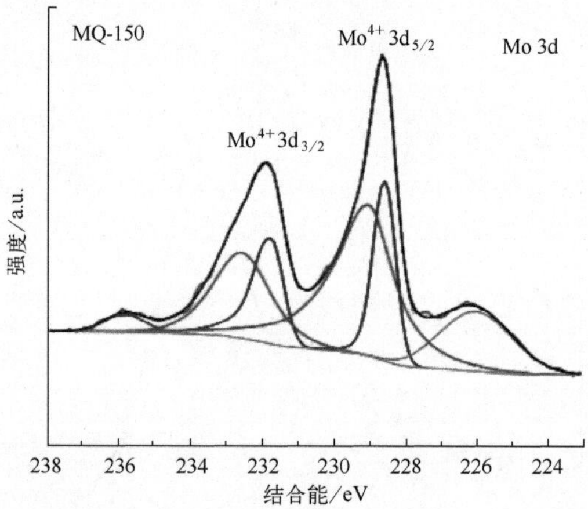
MQ-150
$Mo^{4+}3d_{5/2}$
Mo 3d
$Mo^{4+}3d_{3/2}$
强度/a.u.
238 236 234 232 230 228 226 224
结合能/eV

(b)

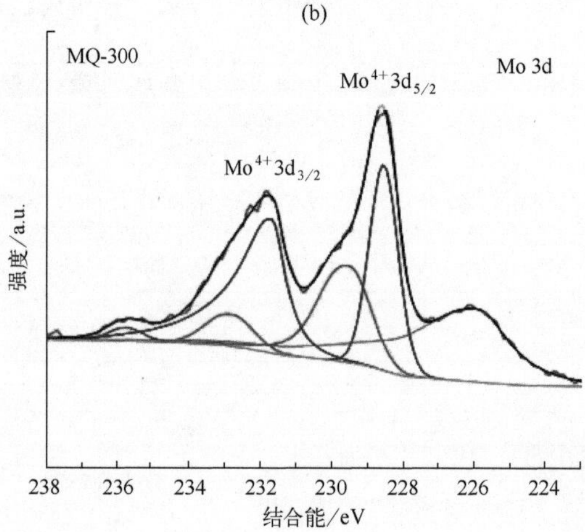
MQ-300
Mo 3d
$Mo^{4+}3d_{5/2}$
$Mo^{4+}3d_{3/2}$
强度/a.u.
238 236 234 232 230 228 226 224
结合能/eV

(c)

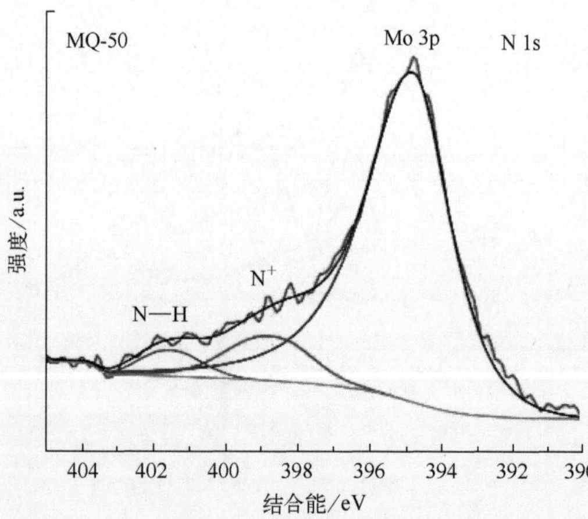
MQ-50
Mo 3p
N 1s
N^+
N—H
强度/a.u.
404 402 400 398 396 394 392 390
结合能/eV

(d)

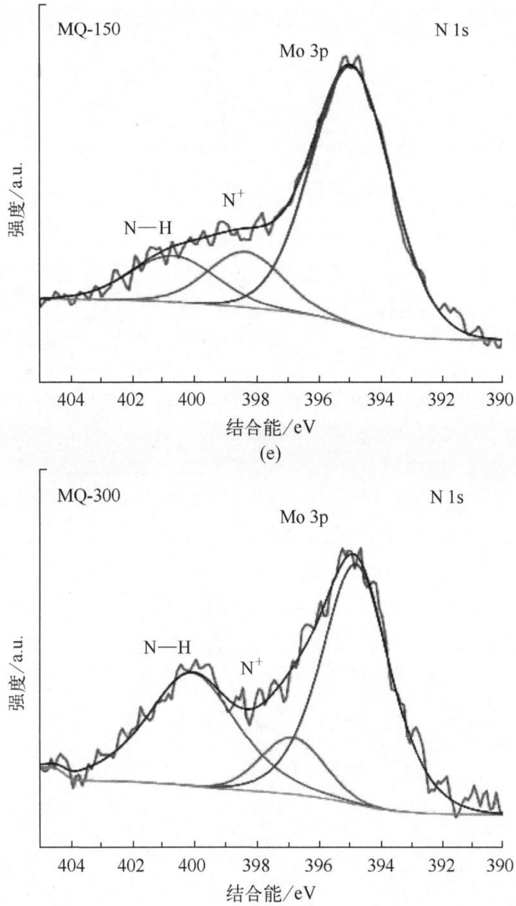

图 4-15 MQ-50、MQ-150 和 MQ-300 纳米杂化物的 XPS 图谱

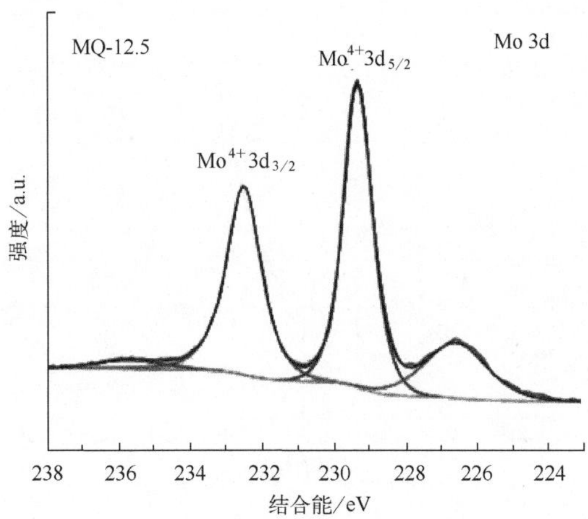

(a)

图 4-16

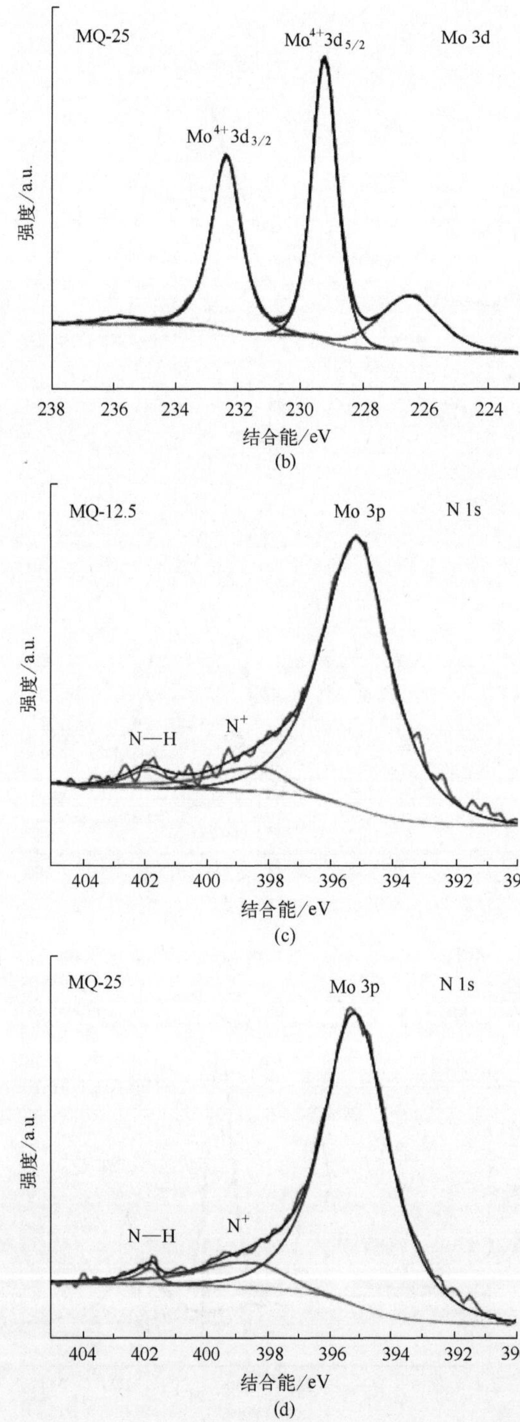

图 4-16　MQ-12.5 与 MQ-25 纳米杂化物的 XPS 图谱

热重分析证实了 MQ-37.5 纳米杂化物中壳聚糖季铵盐的存在，如图 4-17 所示。MQ-37.5 中 QCS 的总含量计算约为 15%。这些结果表明，在水热合成过程中，QCS 可诱导 MoS_2 的相变，并嵌入 MoS_2-QCS 纳米杂化物中。

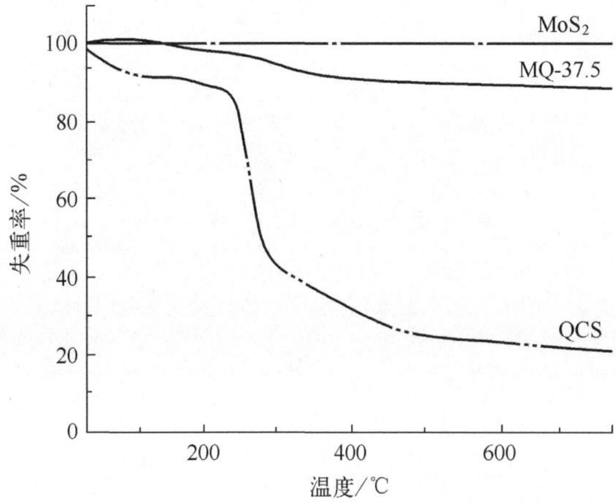

图 4-17　MoS_2、MQ-37.5、QCS 的热重曲线

首先，研究了 MoS_2 纳米片和 MQ-37.5 纳米杂化物在水中和 PBS 溶液中的胶体稳定性（图 4-18，书后另见彩图）。MoS_2 纳米片和 MQ-37.5 纳米杂化物均可分散于水中［图 4-18（Ⅰ）和（Ⅱ）］。然而，MoS_2 纳米片在 PBS 溶液中不可逆沉淀并聚集［图 4-18（Ⅲ）］，而 MQ-37.5 纳米杂化物在 PBS 中可稳定分散 24h，浓度高达 1mg/mL［图 4-18（Ⅳ）］。与 MoS_2 纳米片相比，MQ-37.5 纳米杂化物表现出增强的生理胶体稳定性，防止了纳米杂化物的沉淀和聚集。这可能归因于两个主要因素：MQ-37.5 纳米杂化物扩展的层间距提高了水分子的可接近性，同时 QCS 存在于层间，增强了 MQ-37.5 的胶体稳定性；静电排斥作用阻止了纳米杂化物的聚集。

由于 MoS_2 纳米片和 MQ-37.5 纳米杂化物在 NIR-Ⅱ 区域具有显著吸收（图 4-12），首先验证了不同样品的光热效应。将 MoS_2-QCS 纳米杂化物或 MoS_2 纳米片的不同水溶液在 1064nm 激光（0.6W/cm^2）照射下持续 300s，并用红外摄像机监测温度变化。如图 4-19 所示，水在 300s 内温度仅略微上升 1.5℃。随着照射时间的增加，所有样品的温度均迅速升高。经过 300s 照射，MQ-25、MQ-50 和 MQ-12.5 纳米杂化物的水溶液温度分别达到 56.1℃、49.1℃和 49.5℃，而 MQ-150 和 MQ-300 纳米杂化物悬浮液的温度仅分别升高至 45.2℃和 39.7℃。MQ-37.5 纳米杂化物悬浮液在 300s 照射后温度升至 61.3℃，温升高达 38.9℃，在所有样品中表现出最佳的光热性能。MQ-37.5

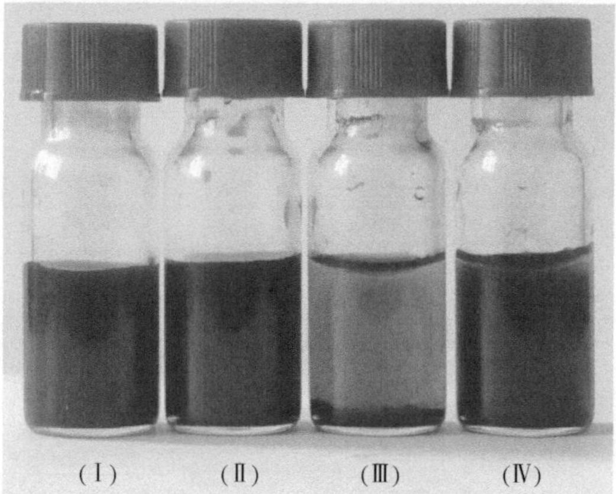

图 4-18　MoS_2 纳米片在水中（Ⅰ）、MQ-37.5 纳米杂化物在水中（Ⅱ）、MoS_2 纳米片在 PBS 中（Ⅲ）以及 MQ-37.5 纳米杂化物在 PBS 中（Ⅳ）的胶体稳定性

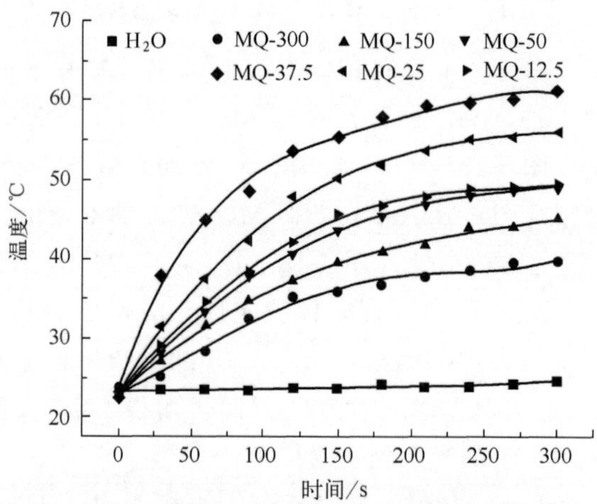

图 4-19　MoS_2-QCS 纳米杂化物的光热升温曲线（0.6W/cm^2，300s）

纳米杂化物比其他 MoS_2-QCS 纳米杂化物表现出更好的光热效应，主要归因于较小的水动力学尺寸以及 QCS 功能化带来的胶体稳定性增强。如图 4-20（a）所示，在照射 300s 后，MoS_2 纳米片的温度升至 53.5℃，这一温度与 MQ-25、MQ-50 和 MQ-12.5 纳米杂化物相当，但远低于 MQ-37.5。

为了评估样品的光热性能，根据先前的研究计算了 MQ-37.5 纳米杂化物和 MoS_2 纳米片的光热转换效率。如图 4-20（a）和图 4-21（b）所示，在加热和冷却阶段记录 MQ-37.5 纳米杂化物或 MoS_2 纳米片溶液的温度变化。根据冷却阶段的数据，MoS_2 纳米片系统和 MQ-37.5 纳米杂化物的特征热时间常数（τ_s）分别为 121.0s 和 131.3s［图 4-20（b）和图 4-21（c）］。最终，MQ-37.5 纳米杂化物的光热转换效率计算为 43.1%，远高于 MoS_2 纳米片的 30.9%。MQ-37.5 纳米杂化物的光热转换效率提高，主要归因于 QCS 功能化带来的卓越胶体稳定性。此外，MQ-37.5 纳米杂化物的层间距扩大也可能增强光热转换效率，因为这有助于提高光的利用率。

进一步评估 MQ-37.5 纳米杂化物的光热稳定性，结果如图 4-20（c）所示。MQ-37.5 纳米杂化物的升温和降温曲线在多次激光开关循环中几乎无变化，表明其具有良好的光热稳定性。综上所述，MQ-37.5 纳米杂化物兼具优异的胶体稳定性和光热性能，因此有利于后续光热治疗与 QCS 抗菌治疗的联合应用。

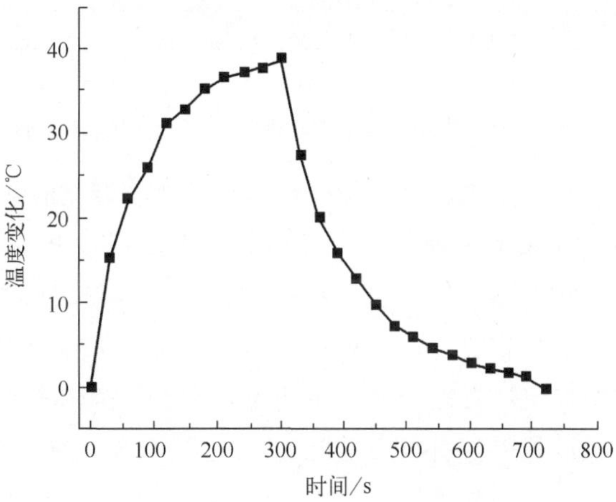

(a)

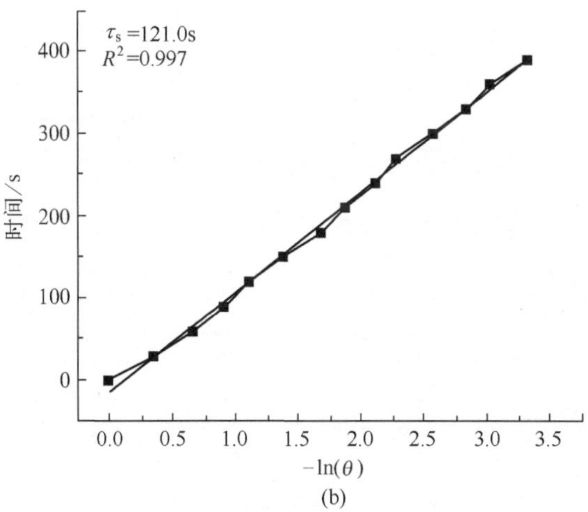

(b)

图 4-20

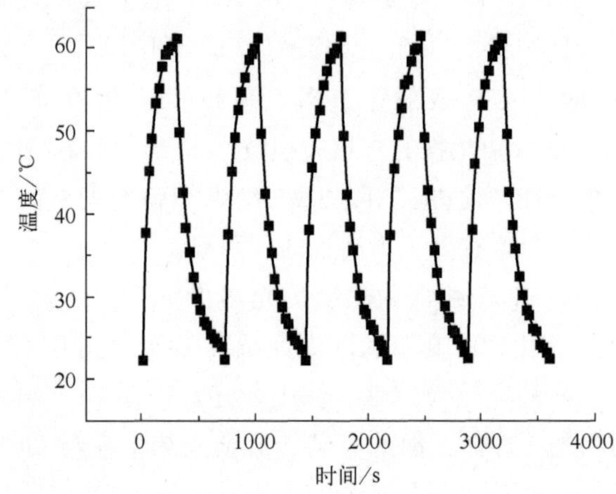

(c)

图 4-20　MQ-37.5 纳米杂化物溶液在 NIR 激光（1064nm，0.6W/cm^2）开启-关闭下的加热和冷却曲线（a），线性冷却时间数据与冷却曲线的负自然对数 $-\ln(\theta)$（b），以及 MQ-37.5 纳米杂化物在激光开启-关闭循环中的光热稳定性（c）

研究开发了一种基于二硫化钼与壳聚糖季铵盐功能化的纳米杂化物，并通过一步水热法成功合成了一种具有可控形貌、表面组成和结构的抗菌纳米平台。MoS_2 作为一种典型的二维过渡金属硫化物，因其独特的层状结构、良好的光热转换性能和生物相容性，在生物医学领域备受关注。然而，MoS_2 纳米片在生理环境中的稳定性较差，易发生团聚，限制了其在抗菌治疗中的应用。因此，在水热合成过程中，引入壳聚糖季铵盐对 MoS_2 进行功能化修饰，不仅有效改善了纳米杂化物的胶体稳定性，还增强了其光热性能和抗菌能力。

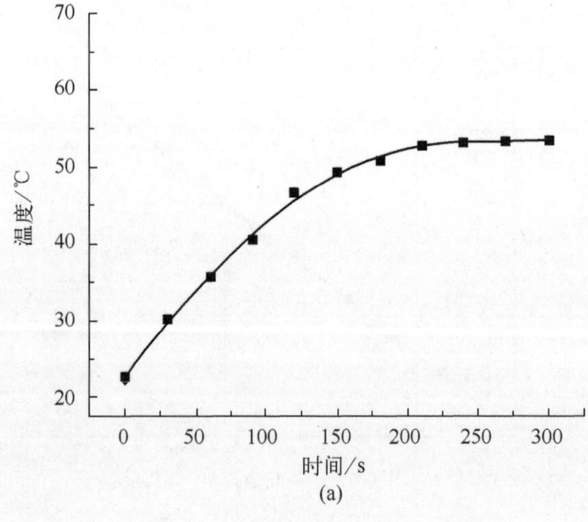

(a)

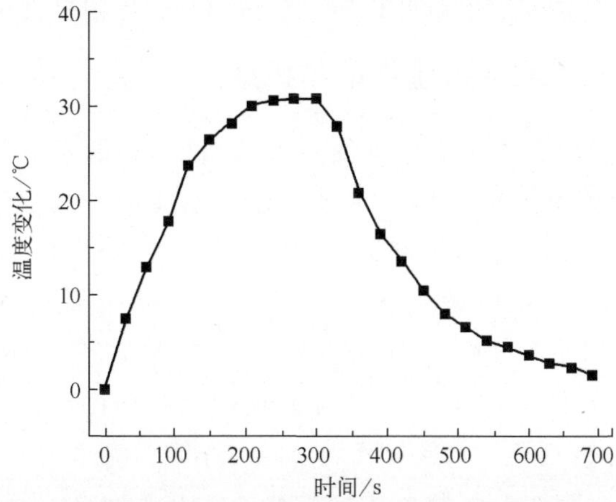

(b)

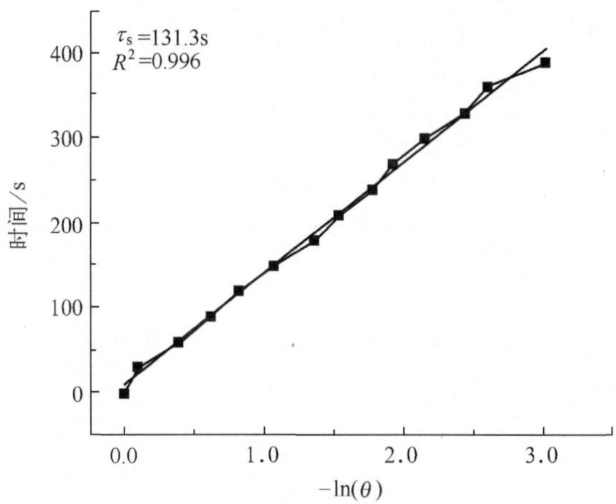

(c)

图 4-21 浓度为 1.024mg/mL 的 MoS_2 纳米片溶液在 1064nm 激光（0.6W/cm^2）照射 300s 下的光热升温曲线（a），经 1064nm 激光（0.6W/cm^2）照射的 MoS_2 纳米片溶液的光热效应（照射 300s 后关闭激光）（b），以及从图（b）的冷却曲线中获得的冷却时间与负自然对数 −ln(θ) 的关系图（c）

通过调控 QCS 的添加量，可以有效优化 MoS_2-QCS 纳米杂化物的形貌、表面组成和结构，使其具备优异的光热转换性能。在 1064nm 近红外激光照射下，优化后的 MoS_2-QCS 纳米杂化物（MQ-37.5）表现出卓越的光热效应，能够在短时间内将温度升高至 61.3℃，显著高于纯 MoS_2 纳米片的光热性能。此外，由于 QCS 本身具有较强的抗菌活性，其能够通过破坏细菌细胞膜结构、干扰细胞代谢过程等方式增强抗菌效果。因此，MoS_2-QCS 纳米杂化物有望在光热治疗和 QCS 抗菌作用的协同作用下实现高效的抗菌效果。

4.2.6 MoS_2-QCS 的抗菌性能与机理

如上所述，壳聚糖季铵盐分子固定在 MQ-37.5 纳米杂化物表面，增强了 MQ-37.5 纳米杂化物的胶体稳定性，这预期能促进细菌的有效附着。通过扫描电子显微镜观察评估了细菌与 MoS_2 纳米片或 MQ-37.5 纳米杂化物之间的相互作用。将细菌［大肠杆菌（*E. coli*）或金黄色葡萄球菌（*S. aureus*）］与 PBS（对照）、MoS_2 纳米片或 MQ-37.5 纳米杂化物孵育（如图 4-22 所示）。图 4-22 显示，未经处理的大肠杆菌呈棒状形态，膜光滑且完整。经过 1h 处理后，大肠杆菌与 MoS_2 纳米片孵育，细胞壁保持完整，只有轻微的皱缩，表明对细胞壁的影响较小。与 MQ-37.5 纳米杂化物孵育后的细菌，观察到细胞膜出现更严重的皱缩或局部凹陷，表明细胞膜受损。用 PBS 处理的金黄色葡萄球菌呈球形，表面光滑。经 MoS_2 纳米片处理后，金黄色葡萄球菌的细胞壁出现轻微的皱缩。而 MQ-37.5 纳米杂化物组则显示出明显的皱缩和凹陷，表明 MQ-37.5 纳米杂化物与金黄色葡萄球菌之间的相互作用强。

与 MoS_2 纳米片相比，更多的 MQ-37.5 纳米杂化物附着在细菌细胞壁上。从图 4-22 显示，一些 MQ-37.5 纳米杂化物似乎沉入了细胞壁中。从图 4-22 的插图中可以观察到细菌表面的凹陷。这些结果表明，MQ-37.5 纳米杂化物对细菌细胞膜具有较强的附着力。

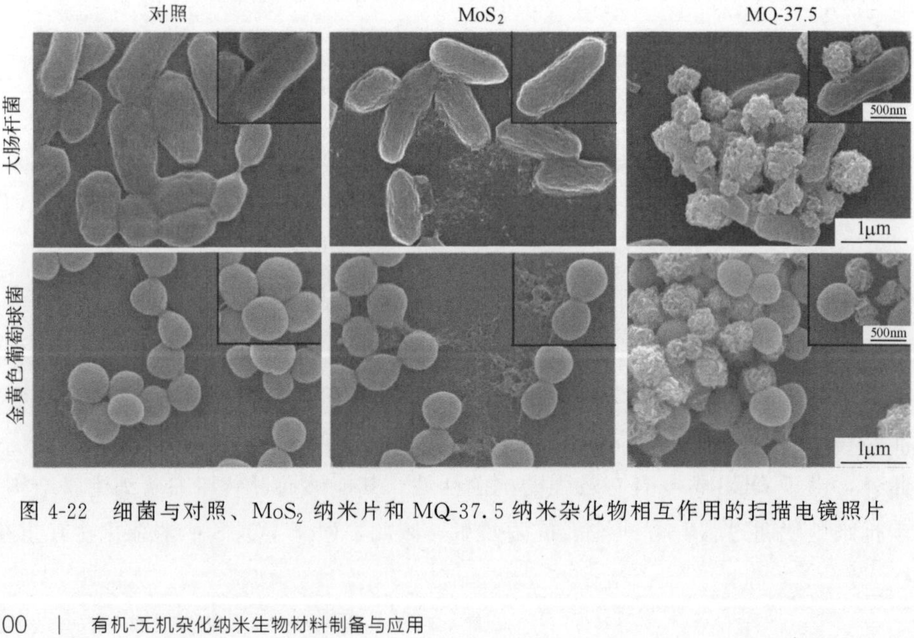

图 4-22　细菌与对照、MoS_2 纳米片和 MQ-37.5 纳米杂化物相互作用的扫描电镜照片

由于其增强的细菌细胞壁附着行为、优异的光热性能和壳聚糖季铵盐的功能化，MoS_2-QCS纳米杂化物有望实现光热治疗和QCS协同治疗以对抗细菌。评估了经或未经近红外照射（0.6W/cm^2，5min）的MQ-50、MQ-37.5和MQ-25组对大肠杆菌（革兰氏阴性）和金黄色葡萄球菌（革兰氏阳性）的抗菌能力。采用标准平板计数法计算抗菌能力（如图4-23～图4-26所示，图4-23、图4-25书后另见彩图）。MQ-50、MQ-37.5和MQ-25纳米杂化物处理组的细菌菌落显示出不同程度的下降，大肠杆菌的存活率分别为78.4%、85.3%和93.9%。与此同时，金黄色葡萄球菌在MQ-50、MQ-37.5和MQ-25组的存活率分别为76.1%、81.2%和90.7%。可以看出，随着前驱体中QCS质量的增加，MoS_2-QCS纳米杂化物的抗菌效果得到提升。在MQ-50组中，最高可消除21.6%的大肠杆菌和23.9%的金黄色葡萄球菌，其抗菌活性高于其他组。结果表明，MoS_2-QCS纳米杂化物的抗菌能力来自水热合成过程中QCS的功能化。通过调节前驱体中QCS的质量，MoS_2-QCS纳米杂化物的抗菌活性可以得到精确控制。然而，仅依靠MoS_2-QCS纳米杂化物还不足以实现理想的抗菌效果。因此，采用了光热治疗与QCS协同抗菌治疗，以进一步提高抗菌效能。对照组的结果表明，NIR照射对细菌生长几乎没有影响。如预期，当暴露于NIR激光下时，MQ-50＋NIR、MQ-37.5＋NIR和MQ-25＋NIR组的细菌失活显著增加，大肠杆菌的活力分别降至27.5%、0%和14.2%。金黄色葡萄球菌在MQ-50＋NIR、MQ-37.5＋NIR和MQ-25＋NIR组的存活率分别为15.2%、0%和5.5%。暴露于NIR后，MoS_2-QCS纳米杂化物（MQ-50、MQ-37.5和MQ-25）对大肠杆菌和金黄色葡萄球菌表现出了优越的抗菌效率。在MQ-37.5纳米杂化物暴露于NIR下时，最高可杀灭100%的大肠杆菌和金黄色葡萄球菌，表明其具有最佳的抗菌效果。采用Bliss独立模型确定了PTT和QCS处理的协同效应（S）。如前所述，确定了MQ-37.5纳米杂化物中QCS的重量比约为15%。测试了MoS_2纳米片浓度为0.870mg/mL和QCS浓度为0.154mg/mL的单独处理或NIR照射下对大肠杆菌和金黄色葡萄球菌的抗菌效果（如图4-27所示，书后另见彩图）。根据MoS_2纳米片和QCS的细菌存活率，MQ-37.5纳米杂化物显示出PTT和QCS协同活性，能够杀灭细菌（金黄色葡萄球菌和大肠杆菌）（S＞0），如表4-1所列。相比其他MoS_2-QCS纳米杂化物，MQ-37.5纳米杂化物的优越抗菌效果归因于其更小的粒径和QCS层间插入，这提高了其胶体稳定性、光热性能和细菌附着能力。MQ-37.5纳米杂化物的协同抗菌效应源自光热疗法和QCS的结合。MQ-37.5纳米杂化物中的QCS增强了其对细菌的附着，而在NIR照射下，MQ-37.5纳米杂化物产生的光热效应破坏了细菌细胞膜。此外，MQ-37.5纳米杂化物中的QCS抑制了细菌生长并促进了膜损伤。光热激活诱导了活性氧的生成，导致谷胱甘肽（GSH）氧化，并增加了细菌细胞的氧化应激，进一步放大了杀菌效应。该杀菌机制突出了MQ-37.5纳米杂化物的强大抗菌效能。

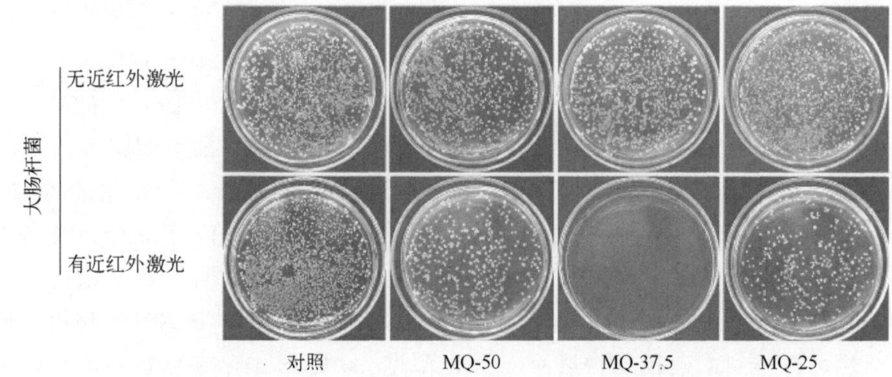

图 4-23　处理后大肠杆菌菌落图像［对照组、MQ-50、MQ-37.5和MQ-25纳米杂化物在有、无NIR Ⅱ激光照射（$0.6W/cm^2$，5min）条件下的对比］

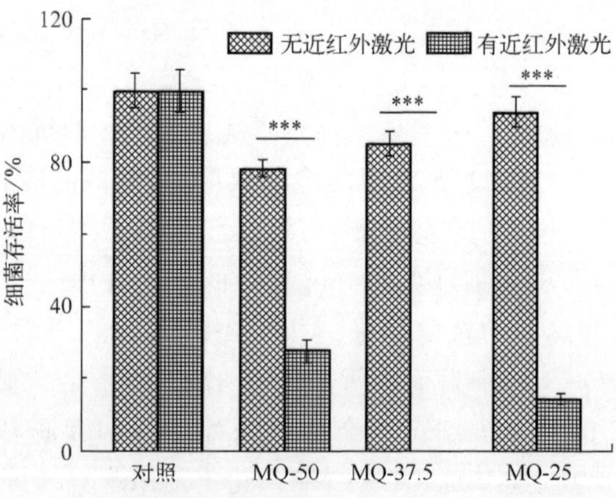

图 4-24　量化分析不同处理条件下大肠杆菌的存活率

注：＊＊＊表示在0.001水平上显著。

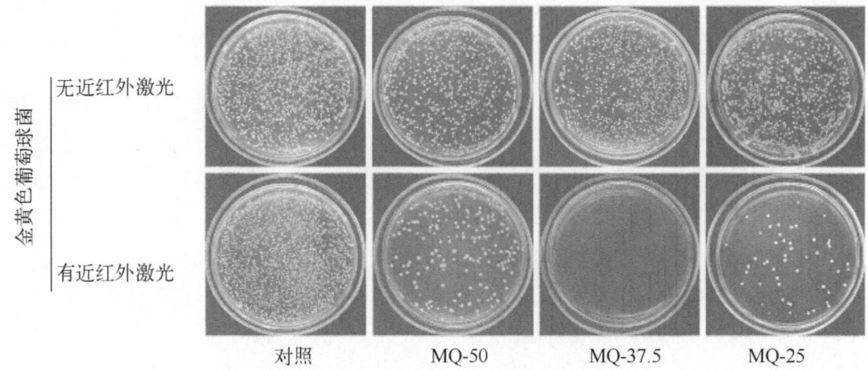

图 4-25 处理后金黄色葡萄球菌菌落图像［对照组、MQ-50、MQ-37.5 和 MQ-25 纳米杂化物在有、无 NIR Ⅱ激光照射（0.6W/cm^2，5min）条件下的对比］

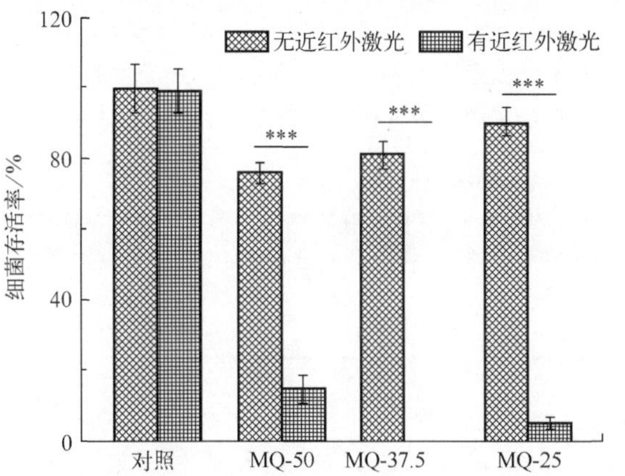

图 4-26 量化分析不同处理条件下金黄色葡萄球菌的存活率

注：＊＊＊表示在 0.001 水平上显著。

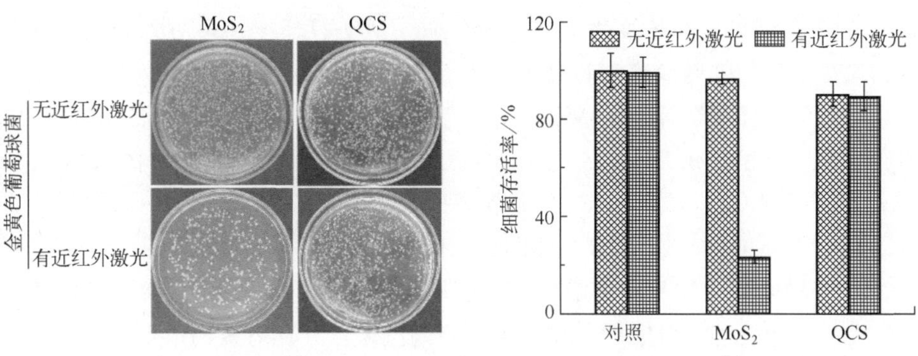

图 4-27

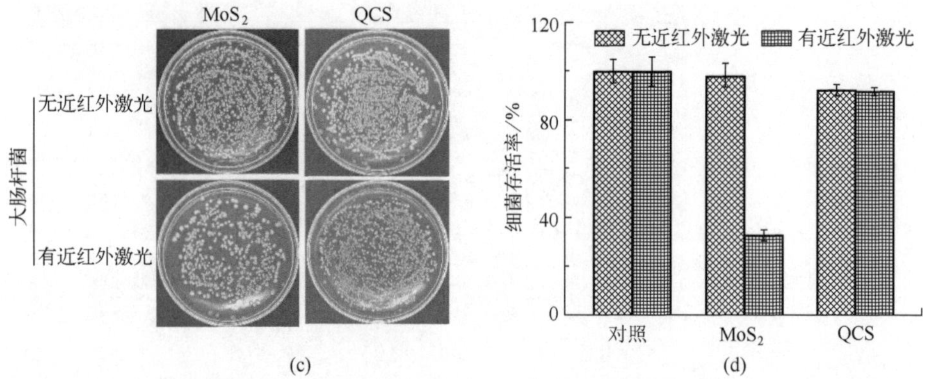

图 4-27　使用标准平板计数法检测金黄色葡萄球菌（a）和大肠杆菌菌落（c）在浓度为 0.870mg/mL(1.024mg/mL 的 85%）的 MoS_2 纳米片和浓度为 0.154mg/mL 的 QCS 处理下，在有、无 1064nm 激光照射（0.6W/cm^2，5min）条件下的对比；以及不同处理后的金黄色葡萄球菌（b）和大肠杆菌（d）存活率的定量分析（采用标准平板计数法进行）

表 4-1　MQ-37.5 的光热与季铵盐治疗协同系数

细菌种类	治疗协同系数（S）
大肠杆菌	0.30
金黄色葡萄球菌	0.21

在不同浓度下评估了 MQ-37.5 纳米杂化物对革兰氏阴性菌（*E. coli*）和革兰氏阳性菌（*S. aureus*）的抗菌活性，并在有、无 NIR 照射的条件下进行了测试，结果如图 4-28 所示。随着 MQ-37.5 纳米杂化物浓度的增加，MQ-37.5 和 MQ-37.5＋NIR 组对 *E. coli* 和 *S. aureus* 的抑制效率均有所增强。当 MQ-37.5 的浓度为 256μg/mL 时，MQ-37.5＋NIR 对金黄色葡萄球菌的抑制效率达到了 96%。在浓度为 512μg/mL 时，MQ-37.5＋NIR 对大肠杆菌和金黄色葡萄球菌的抑制效率均超过了 99%。

通过标准稀释法评估了 MQ-37.5＋NIR 的最低抑菌浓度和最低杀菌浓度，如实验部分所述。在 NIR 照射下，MQ-37.5 纳米杂化物对大肠杆菌的 MIC 和 MBC 均计算为 512μg/mL；对金黄色葡萄球菌，MIC 为 256μg/mL，MBC 为 512μg/mL。MQ-37.5＋NIR 的 MBC/MIC 值对于两种细菌株均小于 4，表明 MQ-37.5 纳米杂化物具有杀菌特性。这些结果确认了 MQ-37.5 纳米杂化物具有强大的杀菌性能，并表明其作为增强协同抗菌活性的有效纳米平台在对抗革兰氏阳性菌和革兰氏阴性菌方面具有潜力。

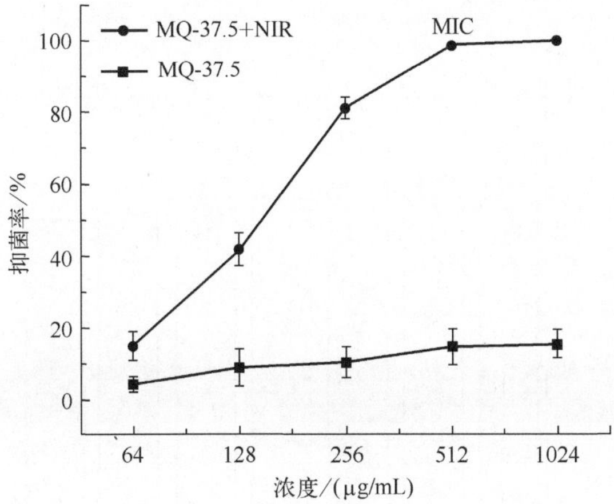

(a) 大肠杆菌

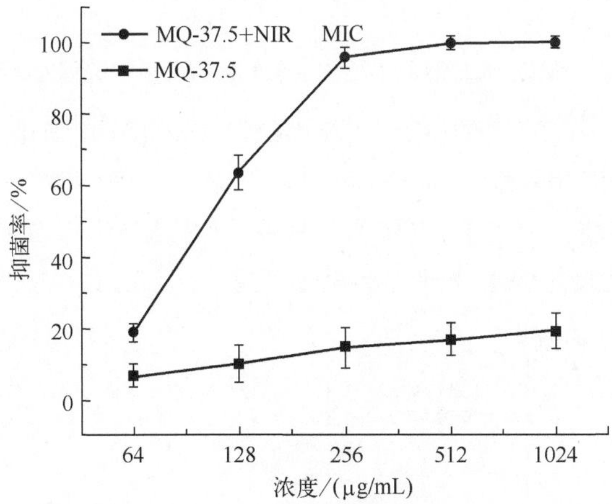

(b) 金黄色葡萄球菌

图 4-28　MQ-37.5 纳米杂化物在有、无近红外激光照射（0.6W/cm^2，5min）条件下对大肠杆菌和金黄色葡萄球菌的抑制效率

4.2.7　MoS_2-QCS 的生物相容性

为了评估 MQ-37.5 纳米杂化物的生物相容性，进行了细胞相容性和溶血实验。

在细胞相容性实验中，不同浓度的 MQ-37.5 纳米杂化物与 L929 细胞共培养，并通过 MTT 法测定细胞活力，以评估 MQ-37.5 纳米杂化物的潜在细胞毒性。如图 4-29 所示，MQ-37.5 纳米杂化物在较宽的浓度范围内均表现出较高的细胞活力，表明其细胞毒性较低。即使在 1024μg/mL 的高浓度下，细胞活力仍保持在 80%以上。

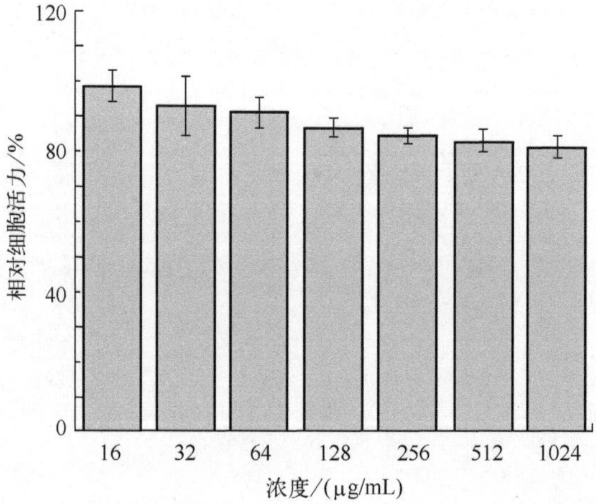

图 4-29　MQ-37.5 纳米杂化物在 L929 细胞系中的相对细胞活力

此外，采用不同浓度的 MQ-37.5 纳米杂化物与红细胞（RBCs）一起孵育，以评估其血液相容性。通过计算溶血百分比，溶血率低于 5%被认为具有良好的血液相容性。如图 4-30 所示（书后另见彩图），PBS 处理和不同浓度的 MQ-37.5 溶液处理后的上清液均为透明无色（以 Triton X-100 处理的红细胞

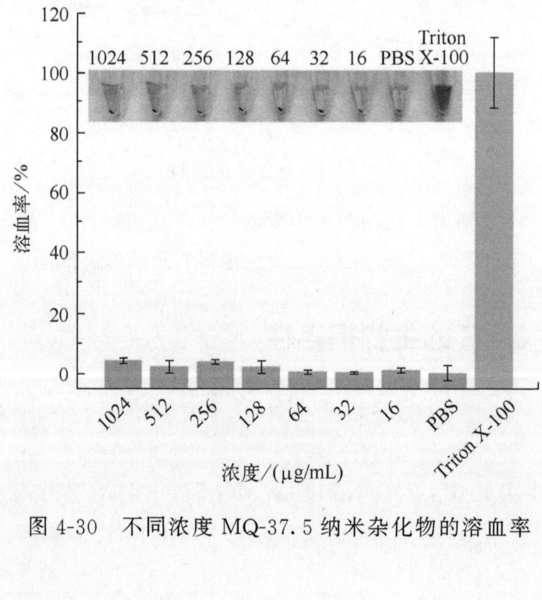

图 4-30　不同浓度 MQ-37.5 纳米杂化物的溶血率

作为阳性对照组）。随着 MQ-37.5 纳米杂化物浓度的增加，没有观察到溶血现象，甚至在 1024μg/mL 的浓度下，溶血率仍低于 5%。结果表明，MQ-37.5 纳米杂化物引起的溶血几乎可以忽略不计，表现出优异的血液相容性。

综上所述，细胞相容性和溶血实验验证了 MQ-37.5 纳米杂化物的生物相容性，MQ-37.5 纳米杂化物适合用于体内抗菌应用中。

本研究成功构建了一种基于 MoS_2-QCS 纳米杂化物的抗菌纳米平台，并优化了其光热性能与抗菌能力。通过壳聚糖季铵盐调控 MoS_2 纳米杂化物的微观结构，改善了其水分散性、生物相容性和抗菌效果。优化后的 MoS_2-QCS 纳米杂化物在 1064 nm 近红外激光照射下可迅速升温至 61.3℃，显著提高了光热转换效率，并通过局部高温破坏细菌细胞膜，结合 QCS 的电荷作用破坏细菌膜，进一步增强抗菌效果。此外，MoS_2-QCS 纳米杂化物在水溶液和生理环境中均表现出良好的胶体稳定性，避免了团聚和沉降问题，提升了其长期抗菌活性。研究结果表明，该纳米平台能有效抑制大肠杆菌和金黄色葡萄球菌等病原菌，在近红外激光照射下展现出显著的光热协同抗菌效果。通过调节 QCS 比例，能够进一步优化其光热性能和抗菌能力。该研究为 MoS_2-QCS 纳米杂化物在抗菌治疗领域的应用提供了有力支持，并为抗菌涂层、感染治疗等提供了新的思路。

4.2.8 MoS_2-QCS 的动物实验效果

由于 MQ-37.5 纳米杂化物在体外表现出优异的抗菌性能和生物相容性，本研究使用皮肤创伤感染模型评估了其体内抗菌效果。首先评估了 MQ-37.5 纳米杂化物的体内光热性能。选择 1064nm 的近红外Ⅱ激光（NIR Ⅱ）进行体内协同抗菌治疗，因为与近红外Ⅰ窗口相比，NIR Ⅱ具有更深的组织穿透力、更低的组织吸收率和较少的散射，有助于实现更高效、更精准的治疗。如图 4-31 所示（书后另见彩图），在 1064nm 激光照射（0.6W/cm^2，5min）下，使用 MQ-37.5 纳米杂化物处理的创伤部位温度迅速从 25.5℃升高至 49.9℃，表明 MQ-37.5 纳米杂化物在体内光热治疗中既有效又安全。

为了评估抗菌效果，本研究选择了氨苄西林（Ampicillin）作为阳性对照。氨苄西林是临床常用的抗生素，能够有效对抗革兰氏阴性和阳性细菌，旨在将 MQ-37.5 的局部效果与标准系统性抗生素进行对比，突出其在感染治疗中的潜力。创伤部位感染了金黄色葡萄球菌，并接受了不同的治疗：PBS（对照组）、MQ-37.5、MQ-37.5＋NIR(0.6W/cm^2，5min）和氨苄西林。通过监测创伤愈合情况和细菌减少情况来评估不同组的治疗效果。如图 4-32 所示（书后另见彩图），展示了第 0 天、第 3 天、第 6 天、第 9 天和第 12 天的创伤图

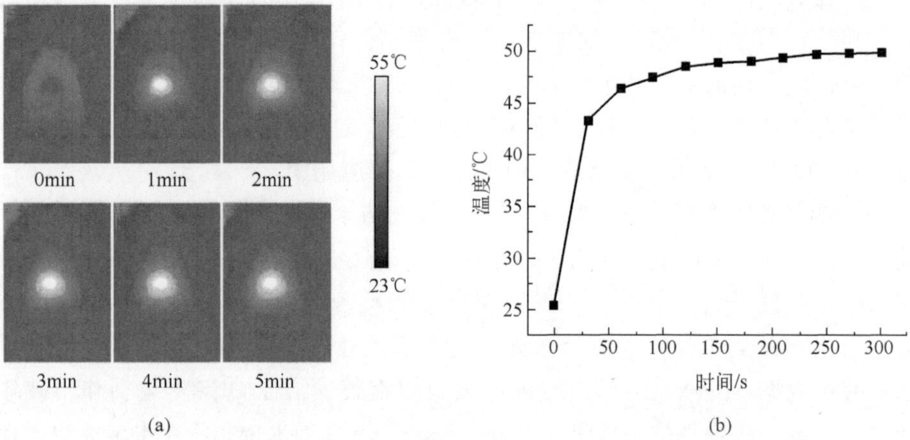

图 4-31　红外热像图（a）和处理后创伤部位在 NIR 激光照射（0.6W/cm^2，5min）下的温度变化（b）

像。创伤愈合率通过每个时间点的创伤面积进行计算，如图 4-33 所示。MQ-37.5+NIR 组和氨苄西林组在第 6 天、第 9 天和第 12 天表现出较高的创伤愈合率，到第 12 天，创伤愈合率超过 98%，显示几乎完全愈合。

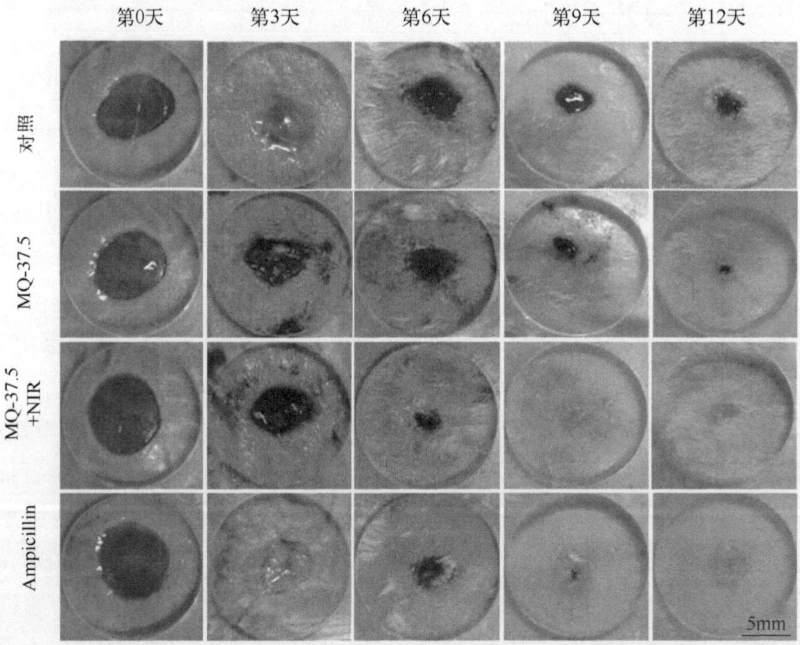

图 4-32　金黄色葡萄球菌感染皮肤创伤在不同治疗条件下持续 12 天的代表性图像

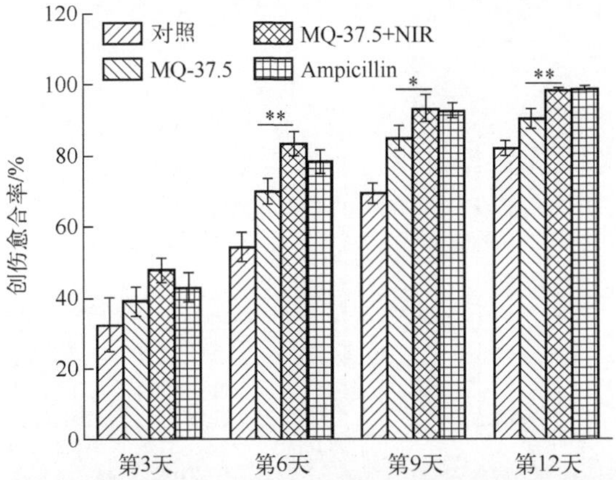

图 4-33　金黄色葡萄球菌感染皮肤创伤在不同治疗条件下持续 12 天的愈合率

注：*表示在 0.05 水平上显著；**表示在 0.01 水平上显著；***表示在 0.001 水平上显著。下同。

为了评估 MQ-37.5 纳米杂化物在体内的抗菌性能，第 6 天从感染创伤组织中提取细菌并进行计数。图 4-34（书后另见彩图）和图 4-35 显示，MQ-37.5＋NIR 组的抗菌效果与氨苄西林相当，并且显著优于其他组，证明了 PTT 与 QCS 的协同作用。综上，MQ-37.5 纳米杂化物凭借其协同效应，实现了卓越的治疗效果，大幅降低了细菌负荷并促进了创伤愈合。

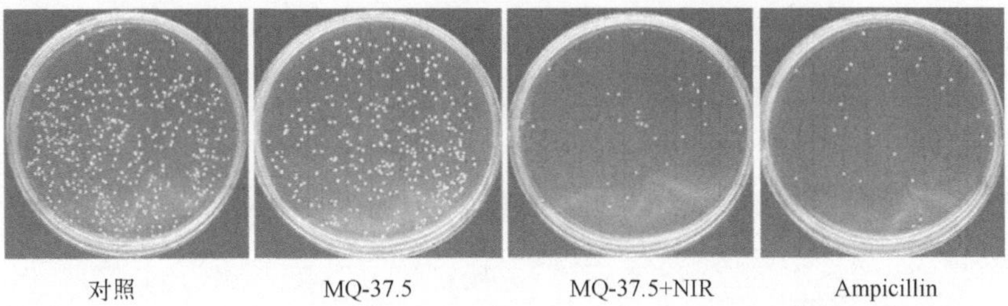

图 4-34　治疗第 6 天从感染创伤组织中提取的细菌菌落照片

苏木精-伊红染色（HE 染色）分析进一步用于研究再生皮肤组织。如图 4-36 所示，MQ-37.5＋NIR 处理组的组织样本在第 12 天显示出增强的组织再生和加速的再上皮化，该组的表皮层较其他组更加均匀，而真皮层结构紧密且有序，表明光热治疗促进了组织再生。此外，MQ-37.5＋NIR 和氨苄西林组的炎症细胞浸润明显减少，表明炎症反应轻微。相比之下，PBS（对照）组和 MQ-37.5 组的组织再生水平较低，并伴随明显的炎症反应，可能与细菌增殖

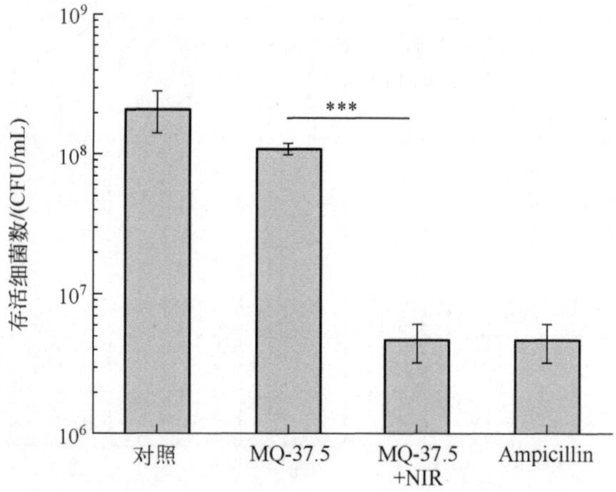

图 4-35　治疗第 6 天从感染创伤组织中提取的细菌菌落分析

有关。

同时，Masson 染色用于评估胶原沉积和细胞外基质重塑。如图 4-36 所示（书后另见彩图），MQ-37.5＋NIR 处理组的组织样本在第 12 天表现出显著的胶原沉积和有序的细胞外基质结构，这归因于光热治疗加速了创面愈合。相比之下，PBS（对照）组和 MQ-37.5 组的胶原形成水平较低，而氨苄西林组的胶原积累相对较高，但愈合速率仍低于 MQ-37.5＋NIR 组。

综上，MQ-37.5 纳米杂化物结合 NIR 照射不仅表现出优异的抗菌性能，还能显著促进创面愈合，增强组织再生和胶原形成。因此，MQ-37.5 纳米杂化物在感染性创面护理领域展现出良好应用前景。

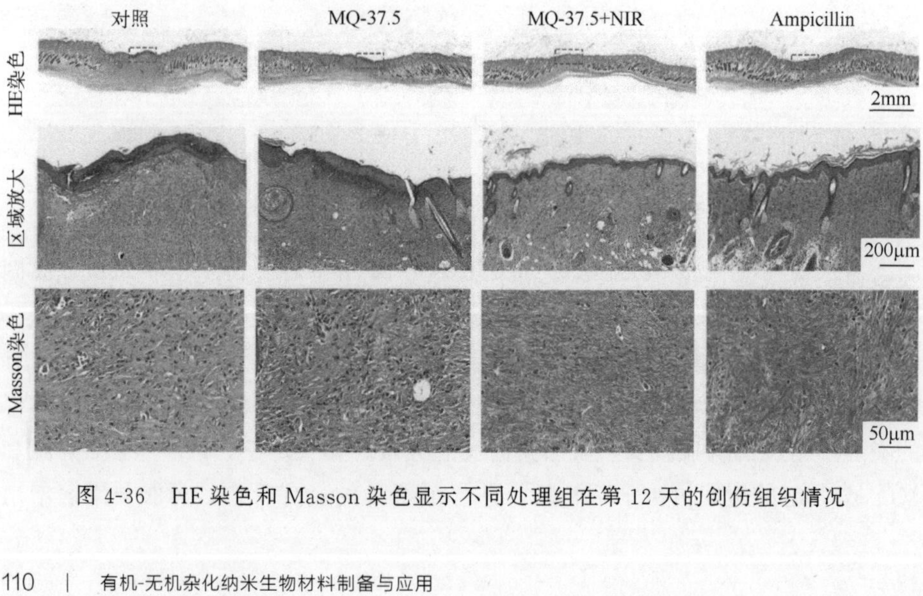

图 4-36　HE 染色和 Masson 染色显示不同处理组在第 12 天的创伤组织情况

本研究通过一步水热法构建了 MoS_2-QCS 纳米杂化物抗菌平台，并优化其光热和抗菌性能。QCS 修饰显著提升了材料的水分散性、生物相容性和稳定性，有效避免纳米材料聚集与沉降。优化后的 MoS_2-QCS 纳米杂化物在近红外激光照射下可快速升温，高效杀菌，适用于耐药性细菌感染的治疗。其光热效应可破坏细菌细胞膜，导致蛋白变性和 DNA 损伤，同时 QCS 通过电荷作用增强抗菌效果。小鼠皮肤感染模型实验表明，该纳米平台能有效抑制细菌生长，并通过光热协同作用加速感染创面愈合。总体而言，MoS_2-QCS 纳米杂化物兼具优异的光热抗菌性能和生物相容性，为耐药性细菌感染治疗提供新思路，并在生物医学工程、抗菌涂层等领域具有广泛应用前景。

4.3 聚丙烯-纳米氧化锌复合体系的抗菌性能研究

聚丙烯是一种具有高可塑性、化学稳定性及优异机械强度的聚合物，因易加工成形而被广泛应用于建筑、半导体、电力、纺织及包装等多个领域。在建筑工程中，聚丙烯可用于生产隔声板、水泥加固材料和沥青路面材料；在半导体领域，聚丙烯薄膜常用于电容器元件的制造和高压板的绝缘；在纺织行业，聚丙烯纤维可改善织物的弹性、耐磨性及防静电性；在包装领域，聚丙烯不仅具备耐冲击和耐腐蚀优势，还能实现良好的印刷效果。总体来说，聚丙烯因特殊的物理与化学性质，在工程技术中占据重要地位，并将在未来的科研与产业应用中展现更广阔的发展前景。

尽管聚丙烯具备诸多优点，但其自身不具备抗菌性能，限制了其在医疗器械、食品包装等对卫生要求较高领域的应用。因此，如何在聚丙烯中引入抗菌功能成为当前研究的热点。改性方法主要包括以下两大类。

① 添加抗菌剂。常用的抗菌剂包括银离子、氧化锌、二氧化钛及新兴的生物杀菌剂与抗菌多肽。银离子通过与细菌细胞膜的硫醇基形成化学键，破坏细胞功能；氧化锌因低成本、广谱抗菌及高安全性而受到重视；二氧化钛在紫外线下能激发活性氧的生成，从而杀灭细菌；生物杀菌剂与抗菌多肽则通过模拟天然抗菌机制，对抗耐药性细菌具有潜在优势。

② 表面改性。采用等离子体处理、光化学改性等技术，改变聚丙烯表面的亲水性和物理化学性质，进而间接提高抗菌效果。

相较于聚丙烯表面改性，添加抗菌剂的方法更为简便，抗菌性能更为持久，同时能够降低成本。

抗菌聚丙烯的研发经历了从简单掺杂到高效复合改性技术的逐步迭代。初期主要通过接枝法向聚丙烯中掺入银离子或氧化银粉末实现抗菌，但该方法往往影响聚丙烯的原有物理性能，且抗菌效果不够持久。近年来，通过熔融共混、母粒制备及界面改性技术，研究者成功将改性纳米氧化锌、石墨烯-纳米银及壳聚糖掺杂的银纳米粒子等高效抗菌剂均匀分散于聚丙烯基体中，实现了长效、稳定的抗菌功能。例如，SANITIZED股份公司推出的抗菌添加剂SanitizedPL14-32，为改善聚丙烯的热稳定性和抗菌性能提供了新方案。此外，杨蝶霜等采用熔融共混法，将改性纳米氧化锌、十八烷基三甲基氯化铵、肉桂醛与聚丙烯复合，研究显示复合材料的性能受抗菌剂迁移和表面疏水性影响；邵磊山等利用石墨烯-纳米银抗菌剂，通过化学还原法与少量聚丙烯粉料共混，制得具有优异抗菌性能且成本低廉的材料；Chen等则采用壳聚糖掺杂的银纳米粒子，利用熔融共混法制备出在食品包装和医疗器械领域具有潜在应用价值的抗菌聚丙烯。此外，Torlak等采用壳聚糖和蜂胶复合涂层流延加工聚丙烯膜，解决食品包装卫生问题，而Fernández-Gutiérrez等研发的新型抗菌高分子涂层也为疝气修补材料提供了抗菌功能。

氧化锌是一种重要的无机填料，具有优异的光电性能、热稳定性和广谱抗菌能力，广泛应用于聚合物改性。氧化锌一方面可以通过释放锌离子破坏细菌的细胞壁，另一方面可在紫外线或可见光照射下产生活性氧，破坏细菌内的成分，从而杀死细菌，因此其具有较高的抗菌活性。通过可控合成，可以得到不同形貌的氧化锌，如球状、棒状、四针状、星状、梭状等。研究结果表明不同形貌的氧化锌在多种性能上表现出差异，例如催化能力和抗菌性能等。黄超杰等将球形氧化锌与聚丙烯熔融共混制备氧化锌改性聚丙烯复合材料，一方面提高了聚丙烯的力学性能，另一方面赋予材料优异的抗菌能力。余芳等将棒状氧化锌与聚丙烯复合开发新型熔喷材料，制备了防紫外线且抗菌性能好的聚丙烯熔喷非织布。李永佳等对四针状氧化锌进行表面改性，制备了聚丙烯-改性四针状氧化锌复合材料，提高了聚丙烯的拉伸强度、断裂伸长率和弯曲强度，当氧化锌质量分数为4%以上时，对大肠杆菌和金黄色葡萄球菌的抑菌率在50%以上。Lin等将质量分数为1%的柱状、医用级、棒状氧化锌与聚丙烯熔融共混，发现三种氧化锌都可以提高聚丙烯的力学性能。Bustos-Torres等将球状、棒状氧化锌与聚丙烯复合制备薄膜，发现聚丙烯-棒状氧化锌薄膜具有紫外线屏蔽作用，而聚丙烯-球状氧化锌薄膜会促进聚丙烯的光氧化降解。但是不同形貌氧化锌填料对聚丙烯复合材料的力学性能、晶体结构和抗菌性能的影响尚不明确。本节介绍了利用母粒法将不同形貌的氧化锌（球状、棒状、四针状）与聚丙烯进行熔融共混，制备聚丙烯-不同形貌氧化锌复合材料，研究氧化锌形貌对聚丙烯复合材料力学性能、晶体结构和抗菌性能的影响。

4.3.1 聚丙烯-纳米氧化锌复合材料的制备方法

本研究为通过利用不同比例的多种形貌纳米氧化锌与聚丙烯共混制备抗菌聚丙烯，探究纳米氧化锌对聚丙烯的影响。本实验选用不同形貌（四针状、球状、棒状）纳米氧化锌，以PP-K8003聚丙烯粒料为基体材料，通过熔融共混法制备抗菌母粒，再通过调整抗菌母粒比例与基体材料进行共混后注塑得到抗菌聚丙烯材料。

抗菌母粒是指将多种抗菌剂均匀地分散在基体树脂中制成的浓缩体，由抗菌剂、基体树脂和助剂组成。通常母粒含有较高浓度的抗菌剂，相对于最终产品，其抗菌剂浓度要高25～50倍。制备母粒过程中，通过螺杆的剪切和混合作用，将抗菌剂与基体塑料充分混合，从而实现了抗菌剂在最终产品中更优异的分散效果，并且提高了最终产品的抗菌性能。

选取PP-K8003聚丙烯粒料作为基体树脂，进行抗菌聚丙烯母粒的制备。抗菌聚丙烯母粒中硅烷偶联剂KH550的含量为0.2%。具体配方如表4-2所列。

表4-2 母粒配方

母粒成分	添加量/%
PP-K8003	60
ZnO	40

采用转矩流变仪将抗菌剂、聚丙烯与硅烷偶联剂共混制备抗菌母粒。共混之前，将聚丙烯粒料和纳米氧化锌放置在烘箱中，于70℃下干燥4h，然后按比例加入硅烷偶联剂，均匀混合后加入转矩流变仪中，转速为300r/min，温度为190℃，共混20min后得到高浓度抗菌母粒。

称取不同比例抗菌母粒与聚丙烯粒料混合均匀后加入转矩流变仪中，温度190℃，转速300r/min，共混15min得到抗菌剂含量为1%、3%、5%的抗菌聚丙烯粒料。然后将制备得到的抗菌聚丙烯粒料加入微型注塑机中，于200℃下预热3min，压力7MPa，保压时间8s，得到表面平整、抗菌剂分散均匀的抗菌聚丙烯试样，进行结构表征与性能测定。

4.3.2 聚丙烯-纳米氧化锌复合材料的表征方法

用扫描电子显微镜对所制备的纳米氧化锌进行观察，表征纳米氧化锌的形貌。用紫外-可见光谱仪对制备所用纳米氧化锌进行紫外吸收测定，分析三种氧化锌的紫外吸收峰。用X射线衍射仪测试5°～90°范围内三种纳米氧化锌原料的X射线衍射谱图，对其结晶度与纯度进行分析。用傅里叶红外光谱仪测试4000～400cm^{-1}波数范围内聚丙烯与制备所得的抗菌聚丙烯的傅里叶红外光谱曲线。分析纳米氧化锌的添加对聚丙烯官能团的影响。用X射线衍射仪测试5°～90°范围内聚丙烯和制备所得的抗菌聚丙烯的XRD谱图，分析添加纳米氧化锌对聚丙烯的结晶影响。使用扫描电子显微镜对抗菌聚丙烯拉伸断面进行观察，探究纳米氧化锌在抗菌聚丙烯中的分散情况。拉力试验机按照GB/T 1040标准对塑料试样进行拉伸力学性能测试，并指定拉伸速度为50mm/min。

采用平板菌落法来评价抗菌聚丙烯的抗菌性能，以纯聚丙烯为对照组，以所制备抗菌聚丙烯为实验组。此次试验所用到的细菌为革兰氏阳性菌——金黄色葡萄球菌和革兰氏阴性菌——大肠杆菌。具体实验步骤如下：

① 配制LB肉汤和LB琼脂并进行灭菌；

② 对纯聚丙烯与抗菌聚丙烯样品进行紫外照射，灭菌3h；

③ 复苏金黄色葡萄球菌并进行两次传代以保持活力，配制细菌悬液；

④ 按照GB/T 31402—2023对塑料试样进行抗菌性能测试。

4.3.3 聚丙烯-纳米氧化锌复合材料的结构表征

通过扫描电镜观察不同形貌的氧化锌，如图4-37所示。球状氧化锌的粒径为50nm左右；棒状氧化锌的长约为125nm，宽约为25nm；四针状氧化锌为四面体形状，针状体约长4.5μm，针尖长115nm。

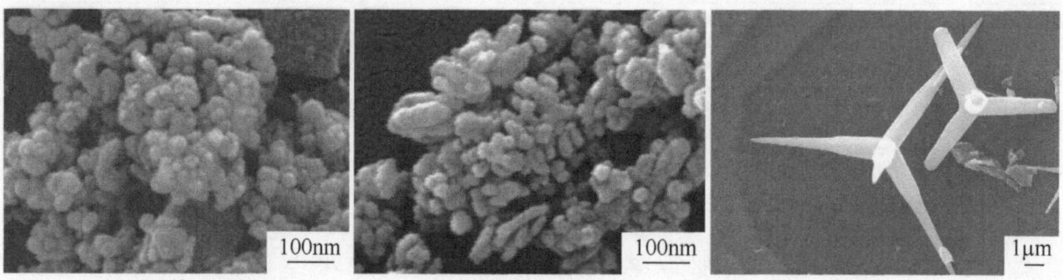

(a) 球状ZnO-S (b) 棒状ZnO-R (c) 四针状ZnO-T

图4-37 不同形貌氧化锌扫描电镜照片

由图4-38可以看出，三种不同形貌的氧化锌在31.7°、34.4°、36.2°、47.5°、56.5°、62.8°、67.9°处都出现了衍射峰，表明三种氧化锌都为六方晶系氧化锌（与标准卡片JCPDS No.36-1451对比）。从谱图中可以看出，四针状氧化锌的衍射峰强度明显高于球状和棒状氧化锌，峰形尖锐，说明四针状氧化锌的结晶程度高。

如图4-39所示（书后另见彩图），聚丙烯中添加氧化锌后，样条颜色由白

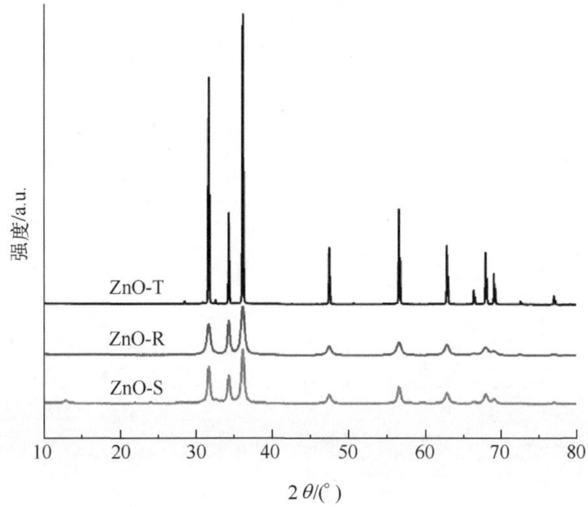

图 4-38 不同形貌氧化锌的 XRD 曲线

变黄。随着氧化锌质量分数的增加，复合材料颜色逐渐加深；相同氧化锌质量分数下，以不同形貌氧化锌作为填料制备的聚丙烯-纳米氧化锌复合材料的颜色接近。尽管氧化锌填料赋予聚丙烯-纳米氧化锌复合材料多种独特功能，但是其颜色的改变在一定程度上限制了聚丙烯-氧化锌复合材料的应用。

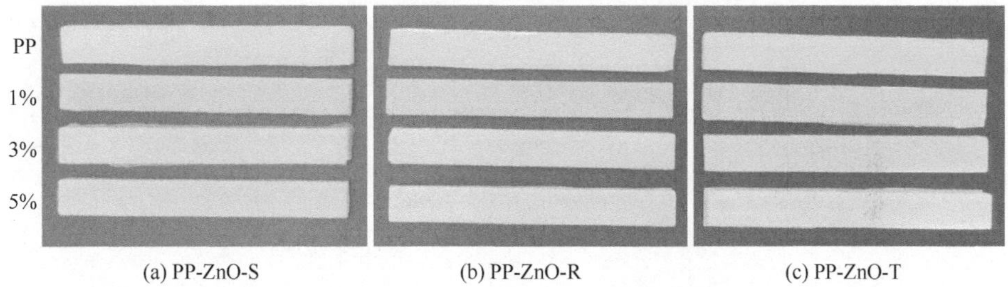

图 4-39 聚丙烯-不同形貌氧化锌复合材料样条

纯聚丙烯主要生成 α 和 β 两种晶体结构，曲线中 $2\theta=18.4°$为聚丙烯中 α 晶型的特征峰，$2\theta=15.9°$为 β 晶型的特征峰，还出现了 14.0°、16.7°、21.1°、21.7°等衍射峰，如图 4-40 所示。

加入 ZnO-S 后，除了上述衍射峰外，PP-ZnO-S 复合材料还出现了 ZnO-S 的衍射峰（在 31.7°、34.4°、36.2°、47.5°、56.5°、62.8°、67.9°处），并且这些衍射峰的强度随 ZnO 质量分数的增加而增强，表明在复合材料中氧化锌保持了其晶体结构，ZnO-S 并没有改变聚丙烯的衍射峰位置，成功制备了 PP-ZnO-S 复合材料。对于 PP-ZnO-R 和 PP-ZnO-T 复合材料，也具有类似的规

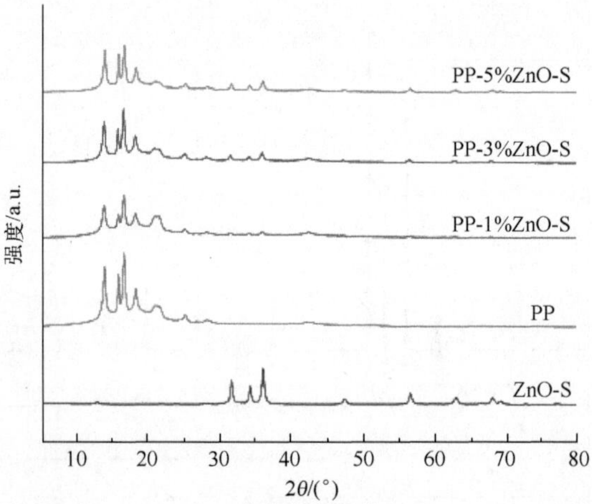

（a）PP-ZnO-S

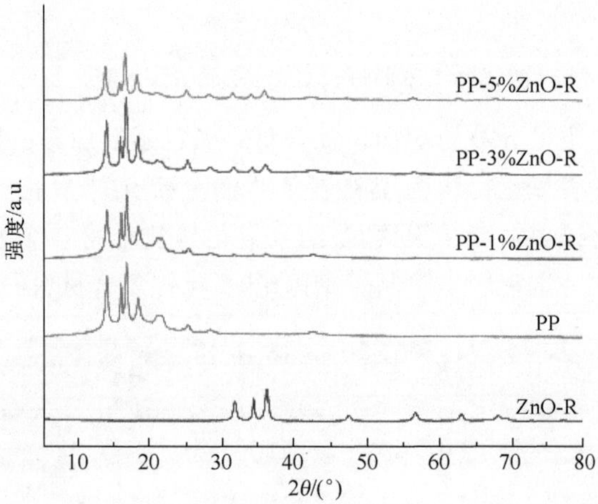

（b）PP-ZnO-R

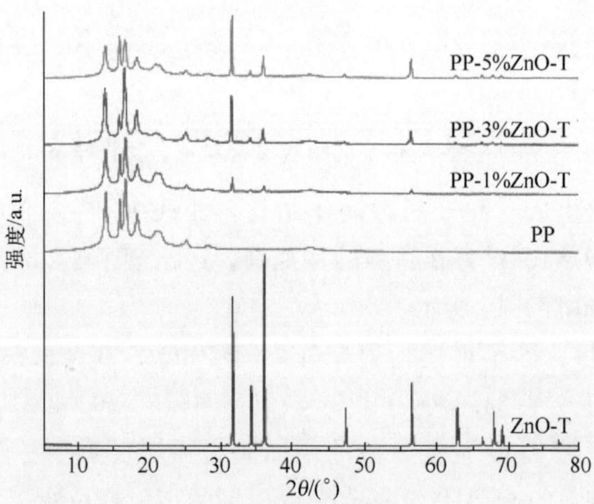

（c）PP-ZnO-T

图 4-40　聚丙烯-不同氧化锌复合材料的 XRD 曲线

律。聚丙烯中加入不同形貌氧化锌后，β晶型的特征峰强度较纯聚丙烯降低。随着ZnO-S质量分数的增加，PP-ZnO-S复合材料中β晶型的特征峰强度逐渐增强；随着ZnO-R质量分数的增加，PP-ZnO-R复合材料中β晶型的特征峰强度逐渐降低；随着ZnO-T质量分数的增加，PP-ZnO-T复合材料中β晶型的特征峰强度先降低后增强，当ZnO-T质量分数为5%时，β晶型的特征峰强度大于α晶型的特征峰强度，β晶型起主导作用。当氧化锌质量分数为3%时，三种复合材料中α晶型的特征峰强度均显著大于β晶型的特征峰强度。已有研究表明，聚丙烯中α晶型的弹性模量和屈服强度高于β晶型。综上，我们认为复合材料中氧化锌的形貌和质量分数会影响聚丙烯-纳米氧化锌复合材料的晶体结构。

纯聚丙烯的拉伸强度为30.5MPa，随着不同形貌氧化锌质量分数的增加，复合材料的拉伸强度先略有下降，然后上升；当质量分数增加至5%时，复合材料的拉伸强度又略有降低，如图4-41所示。当氧化锌填料比例为3%时，聚丙烯-纳米氧化锌复合材料的拉伸强度达到最大值，PP-ZnO-S复合材料的拉伸强度达到32.8MPa，PP-ZnO-R和PP-ZnO-T复合材料的拉伸强度与纯聚丙烯接近。结合图4-40，当氧化锌质量分数为3%时，复合材料中α晶型起主导作用，因此复合材料具有较高的拉伸强度。在三种材料中，当氧化锌质量分数相同时，PP-ZnO-S复合材料的拉伸强度最高，可能原因为球形氧化锌粒径较小，相同质量分数下纳米颗粒数量更多，在聚丙烯中充当物理交联点，排列更为紧密，因此具有更高的拉伸强度。

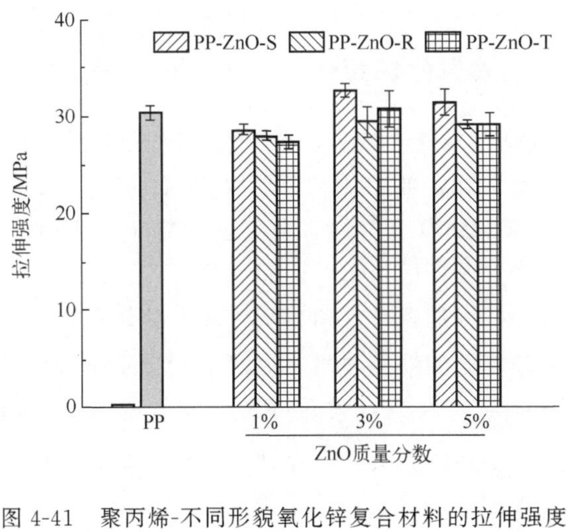

图4-41 聚丙烯-不同形貌氧化锌复合材料的拉伸强度

如图4-42所示，纯聚丙烯在2951cm^{-1}和2868cm^{-1}处的吸收峰为—CH_3

的伸缩振动峰，2918cm^{-1} 和 2852cm^{-1} 处的吸收峰为—CH_2 的伸缩振动峰，1375cm^{-1} 和 1457cm^{-1} 处分别为—CH_3 和—CH_2 的弯曲振动峰。对比聚丙烯与聚丙烯-纳米氧化锌复合材料的红外谱图，PP-3%ZnO-S、PP-3%ZnO-R、PP-3%ZnO-T 的红外谱图中除了有聚丙烯—CH_3 和—CH_2 的吸收峰外，还在 400～600cm^{-1} 之间出现 Zn—O 的伸缩振动峰，表明氧化锌是通过物理作用与聚丙烯共混，成功制备了聚丙烯-纳米氧化锌复合材料。

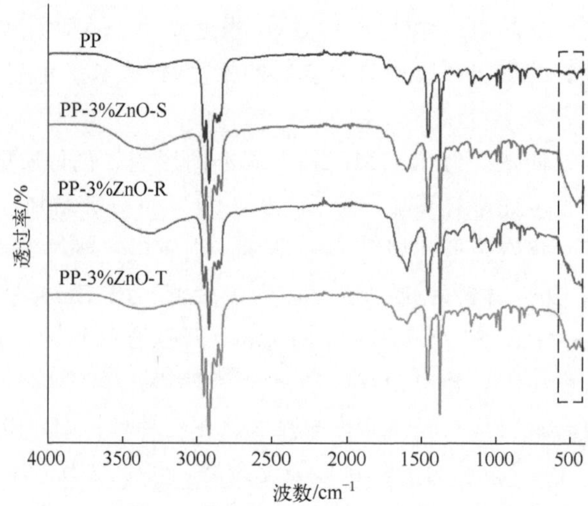

图 4-42　聚丙烯-不同形貌氧化锌复合材料的红外谱图

4.3.4　聚丙烯-纳米氧化锌复合材料的抗菌性能与机理

将聚丙烯-纳米氧化锌复合材料分别与大肠杆菌和金黄色葡萄球菌共培养，测试复合材料的抗菌性能，如图 4-43 所示。结果表明，当氧化锌质量分数相同时，聚丙烯-纳米氧化锌复合材料对金黄色葡萄球菌的抑菌率显著高于大肠杆菌，这可能是因为大肠杆菌为革兰氏阴性菌，其细胞壁结构能够减轻氧化锌产生的活性氧对大肠杆菌的毒性。随着氧化锌质量分数的增加，复合材料对大肠杆菌和金黄色葡萄球菌的抑菌率增大。当质量分数为 5%时，PP-ZnO-T 对大肠杆菌的抑菌率为 71.6%，大于 PP-ZnO-S 的 66.8%和 PP-ZnO-R 的 56.4%；PP-ZnO-T 对金黄色葡萄球菌的抑菌率为 89.6%，大于 PP-ZnO-S 的 83.1%和 PP-ZnO-R 的 71.0%。当氧化锌的质量分数为 5%时，三种材料 PP-ZnO-S、PP-ZnO-R、PP-ZnO-T 对大肠杆菌和金黄色葡萄球菌的抑菌率都大于 50%。对于氧化锌材料，随着尺寸的减小，其比表面积增加，更容易穿透细菌膜，抗菌效果提高。当氧化锌作为填料加入聚丙烯中时，氧化锌被束缚在聚丙烯链段中，尺寸效应降低。此外，纳米材料因材料间相互作用力，易形成团聚体，ZnO-S和ZnO-T的尺寸介于1～100nm，在加工过程中极易团聚，进一步使得其抑菌率降低。

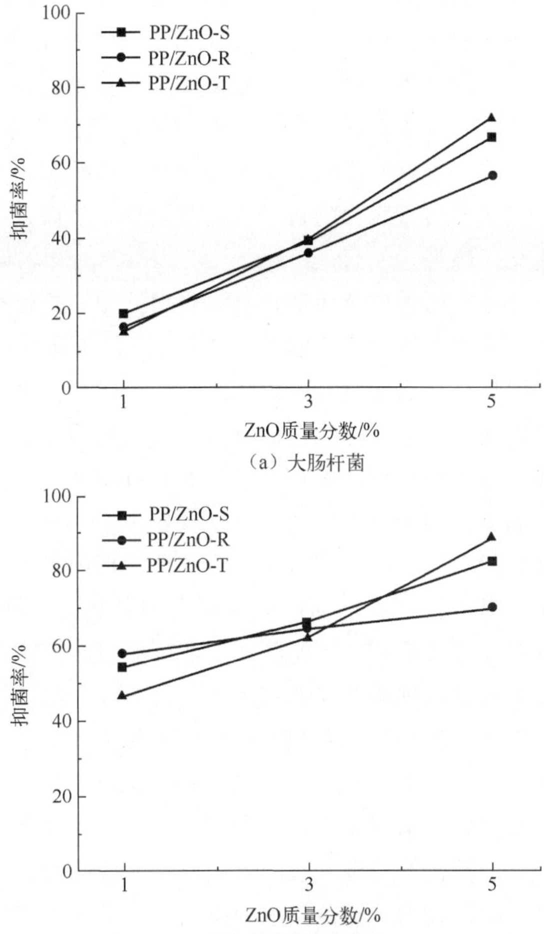

（a）大肠杆菌

（b）金黄色葡萄球菌

图 4-43 聚丙烯-不同形貌氧化锌复合材料的抗菌性能

本节通过母粒法，将不同形貌氧化锌与聚丙烯熔融共混，制备了聚丙烯-不同形貌氧化锌复合材料，复合材料中氧化锌保持了其晶体结构；氧化锌质量分数为3%的聚丙烯-球状氧化锌复合材料的拉伸强度较聚丙烯有所提高，达到32.8MPa，其他复合材料的拉伸强度与聚丙烯接近；氧化锌的形貌和质量分数会影响复合材料的晶体结构；氧化锌质量分数为5%的聚丙烯-不同形貌氧化锌复合材料中，聚丙烯-四针状氧化锌对大肠杆菌和金黄色葡萄球菌具有最高的抑菌率。

4.3.5 复合材料在医用抗菌器械中的应用前景展望

随着全球医疗水平的不断提高，医院内感染问题日益突出。临床数据表明，医疗器械相关感染已成为医院内最主要的感染来源之一，不仅延长了患者住院时间、增加了医疗费用，还严重影响了患者康复效果和医院声誉。因此，提高医疗器械的抗菌性能是当前医疗领域亟待解决的重要问题。传统医疗器械通常采用常规聚丙烯等高分子材料，虽然具有优异的机械性能和化学稳定性，但其本身缺乏抗菌功能。这就要求在原有聚丙烯材料基础上，引入具有抗菌作用的无机抗菌剂，以实现器械表面的自杀性抗菌效果，从而减少病原体附着和生物膜形成，防止交叉感染。

氧化锌作为一种新兴的无机抗菌剂，具有广谱抗菌、高效性、低成本和环境友好等诸多优势。其主要抗菌机理包括释放 Zn^{2+} 、诱导活性氧产生以及对细菌细胞膜的直接破坏。将氧化锌与聚丙烯复合，既能保留聚丙烯的良好加工性与机械性能，又能赋予其持续、稳定的抗菌作用，从而在医疗器械领域获得广泛应用。聚丙烯作为一种高性能聚合物，具有高可塑性、优异的耐冲击性和化学稳定性，其制品易于加工成形，适用于大规模生产。将氧化锌复合入聚丙烯中，通过合理设计复合比例和加工工艺，可在保持聚丙烯原有力学性能的同时，实现抗菌功能的显著提升。例如，在制备医用导管时，聚丙烯-纳米氧化锌复合材料不仅具有良好的柔韧性和耐磨性，还能通过缓释抗菌剂降低器械表面感染风险。氧化锌通过多种机制发挥抗菌作用，其在低浓度下即可高效杀灭多种病原体。实验表明，氧化锌纳米颗粒可在紫外线照射下产生大量活性氧自由基，对革兰氏阳性菌和阴性菌均具有较强的杀菌效果。通过优化复合工艺，使氧化锌均匀分散在聚丙烯基体中，可以保证其持续、稳定地发挥抗菌效能，从而满足长期医用抗菌器械的需求。相比于银离子等抗菌剂，氧化锌具有更低的生物毒性和环境风险。在满足抗菌要求的同时，其低成本和丰富的资源使得复合材料具有更高的经济效益。通过合理控制复合比例，还能降低抗菌剂的溢出和副作用风险。

近年来，聚丙烯-纳米氧化锌复合材料有希望应用于导管和输液管制备中。体外抗菌试验表明，这类材料能够在较低浓度下持续释放 Zn^{2+} 以及产生活性氧，有效抑制大肠杆菌和金黄色葡萄球菌的生长，从而降低器械相关感染率。抗菌聚丙烯材料在外科器械和植入物上的应用也取得了初步成果。研究表明，通过优化聚丙烯-纳米氧化锌复合材料的制备工艺，可以使材料在手术器械表面形成均匀、稳定的抗菌层，从而减少生物膜形成，提高器械的安全性，延长其使用寿命。除了医疗器械领域外，该复合材料在食品包装、环境保护等方面也显示出应用潜力。由于食品包装要求材料具备抗菌防霉能力，聚丙烯-纳米氧化锌复合材料可用于生鲜保鲜包装以及延长食品保质期，保证食品安全。相关试验表明，该复合材料在保持聚丙烯原有物理性能的同时，能显著降低包装表面微生物数量，提升食品存储安全性。

4.4 水性聚氨酯-改性纳米氧化锌复合材料的抗菌性能研究

水性聚氨酯（waterborne polyurethane，WPU）以聚氨酯为基础，通过高速剪切将亲水链段分散于水中，以水代替有机溶剂为主要分散介质。水性聚氨酯的溶剂是水，挥发出来也没有什么污染性，油性聚氨酯溶剂挥发会对大气造成污染，有污染性。基于其环保特性和优异性能，WPU 被开发出特定功能来克服使用缺陷，如抗菌、抗电磁干扰、形状记忆、阻燃等。

现有技术通过对水性聚氨酯进行改性以使其具备特定的功能。

① 聚丙烯酸酯改性：未改性的水性聚氨酯虽然具有良好的拉伸与撕裂性能，但是也会导致一系列的问题，例如应用在水性环境下，纯水性聚氨酯容易溶胀，将聚丙烯酸酯改性到水性聚氨酯中，使水性聚氨酯材料获得耐水性能。

② 有机硅改性：有机硅化合物一般指的是聚硅氧烷，其分子链中有大量 Si—O 键，Si—O 键的键能强于 C—C 键的键能。有机硅化合物具有优异的耐热性，水性聚氨酯材料运用于涂料中时需要具有耐热性，因此，对水性聚氨酯链段进行聚硅氧烷修饰可以改善 WPU 的抗高温性能。

③ 有机氟改性：含氟树脂是指在主、侧链基团上都具有氟基团的合成聚合物。将含氟树脂改性到聚氨酯中，使其具有强大的耐化学介质性能，能够抵御许多有害化学物质的侵蚀和破坏；能够在较高的使用温度下维持良好的性能。

④ 环氧树脂改性：环氧树脂的分子结构中存在着活性极强的环氧基，可以与不同种类的固化试剂进行化学交联，制得三维网络结构的聚合物。因为有了这样的交联特性，环氧树脂具有高强度和耐化学性，将环氧树脂与水性聚氨酯交联，可以提高水性聚氨酯乳液的综合性能，例如提高其耐温性、耐化学性等。

近年来，随着社会的发展，具有抗菌性能的材料的需求越来越大，现有技术中的水性聚氨酯材料存在抗菌性能差的问题。鉴于此，本节介绍了一种抗菌防污聚氨酯材料及其制备方法和应用，通过该方法制得的聚氨酯材料具有优异的抗菌防污性能。

4.4.1 水性聚氨酯-改性纳米氧化锌复合材料的制备方法

抗菌聚氨酯薄膜的制备包括以下步骤。

(1) 纳米氧化锌的改性

取0.4g KH550、0.25mL 三乙胺、1mL 去离子水，混合均匀；加入 1g 纳米 ZnO 和 50mL 无水乙醇，室温下超声分散 0.5h。在 60℃水浴中以 800r/min 的转速持续搅拌反应 4h，将混合液离心分离，沉淀用 V(无水乙醇)∶V(去离子水)＝1∶1 的混合液洗涤 3 次，产物即为改性纳米 ZnO。

(2) 水性聚氨酯材料的预处理

将聚碳酸酯二醇（PCDL)、聚四氢呋喃二醇和改性纳米氧化锌置于 80℃的真空烘箱中，烘 14h。预先用 4A 分子筛对三乙胺、丙酮、N-甲基吡咯烷酮和异佛尔酮二异氰酸酯（IPDI）进行脱水处理。

(3) 预聚体的制备

首先称取 8.002g 异佛尔酮二异氰酸酯、9g 聚四氢呋喃二醇和 3g 聚碳酸酯二醇，以及不同比例的改性纳米氧化锌（改性纳米氧化锌的质量分数为 IPDI、PTMG（聚丁二醇）、PCDL 和 DMPA（二羟甲基丙酸）四种组分质量之和的 0.5%～2.5%，见表 4-3)，加入 100mL 的三口烧瓶中，该烧瓶配有氮气入口、冷凝回流装置、搅拌器。调节反应器温度在（80±2)℃，将搅拌器转速设为 300r/min，混合物反应 2h。

(4) 扩链

首先称量 2.414g 2,2-双（羟甲基）丙酸，然后称量 4.828g N-甲基吡咯烷酮，将混合液放入超声波清洗仪中超声 20min。然后将溶解有 2,2-双（羟甲基）丙酸的 N-甲基吡咯烷酮溶液加入三颈烧瓶中，并加入 5mL 丙酮，形成 NCO 基团封端的聚合物，反应 2h。

(5) 中和成盐

将温度降到 40℃，加入三乙胺（与 DMPA 等摩尔量)，加入 5mL 丙酮调节反应物的黏度，然后继续反应 45min。

(6) 乳化

待反应器冷却至室温，将其置于 5℃的冰水浴中，将搅拌器的转速提高到 2000r/min，将去离子水滴入装置内，进行乳化分散 40min，最后通过旋转蒸发除去丙酮，得到 WPU 乳液。

(7) 各种抗菌防污聚氨酯材料的制备

将羧甲基壳聚糖（CMCS）加入WPU乳液中（羧甲基壳聚糖的质量分数分别为IPDI、PTMG、PCDL和DMPA四种组分质量之和的0.5%和1%，见表4-3），然后用滴管将乳液缓慢滴在硅胶模具上，直到乳液铺满整个模具。先在室温下放置12h，然后在40℃恒温干燥箱中干燥48h，抗菌防污聚氨酯薄膜即可在模具上脱落。

表 4-3 抗菌防污聚氨酯材料的配方

材料	ZnO 添加量/%	CMCS 添加量/%
WPU	0	0
W-0-0.5	0	0.5
W-0-1	0	1
W-0.5	0.5	0
W-0.5-0.5	0.5	0.5
W-0.5-1	0.5	1
W-1	1	0
W-1-0.5	1	0.5
W-1-1	1	1
W-1.5	1.5	0
W-1.5-0.5	1.5	0.5
W-1.5-1	1.5	1
W-2-0	2	0
W-2-0.5	2	0.5
W-2-1	2	1
W-2.5-0	2.5	0
W-2.5-0.5	2.5	0.5
W-2.5-1	2.5	1

4.4.2 水性聚氨酯-改性纳米氧化锌复合材料的表征方法

采用的SEM为JSM7200F型，使用SEM来观察纳米氧化锌的分散情况，首先要将纳米氧化锌的试样与无水酒精混合，制备出纳米氧化锌悬液，将其滴加在硅片上，置于恒温密闭条件下，将其干燥，并将其用两面导电胶黏附于试样基板上，再进行喷金，即可进行SEM的表征，其中SEM的加速电压为20kV。

使用型号为TCS2000的拉力试验机，测试水性聚氨酯薄膜的力学性能，首先使用模具将WPU膜裁剪成2mm×10mm(宽×长）的哑铃状，抗菌聚氨酯薄膜在25℃的条件下以100mm/min的拉伸速率拉伸样品。实验结果取3次测定结果的平均值，并计算误差。

将样品放于载玻片上，用接触角测角仪在25℃下测试，用五点拟合法测定材料的水接触角，观察薄膜的水接触角，取平均值作为结果。

WPU膜的化学结构通过傅里叶红外光谱仪（FTIR，TENSOR27）测定。样品使用的红外光谱扫描范围为4000～550cm^{-1}，扫描32次。

称取氯化钠，加入装有去离子水的药品瓶中，使其完全溶解后，再分别称取酵母提取物和胰蛋白胨，加入上述氯化钠溶液中，密封并摇动瓶身，使其形成均匀溶液，配制液体培养基，放于菌房冰箱中用。将培养液中加入琼脂，搅拌使其成为均匀溶液，放于菌房冰箱中备用，配制固体培养液。在进行抗菌试验前，需要将所需用到的用品放置在压力蒸汽灭菌锅中，于121℃、103.4kPa的条件下灭菌30min，灭菌完成后放置于菌房中待用。按照细菌与培养液体积比1∶1000的比例，配制成细菌溶液，放入37℃、150r/min摇床中培养。培养12h后，吸取菌液用紫外分光光度计在600nm处测定OD值，当OD值为1时此时菌液浓度为10^9CFU/mL。选取大肠杆菌和金黄色葡萄球菌测试材料的抗菌性能。先将直径为1cm的圆形样品材料在紫外线下照射1h进行消毒。将培养好的菌液进行稀释，菌浓度为10^5CFU/mL。将1mL细菌悬浮液与材料在37℃摇床中共同孵育，24h后，每个样品取200μL菌液至固体琼脂板培养基上，涂布均匀后置于37℃霉菌培养箱中静止培养2d，拍照并计数，并计算抗菌率，抗菌率=(1－样品菌落含量/阴性对照菌落含量)×100%，每个样品至少3个平行样，阴性对照为不添加氧化锌和羧甲基壳聚糖的WPU样品。

采用二辛酸（BCA）蛋白质分析法定量测定改性前后样品表面蛋白质吸附量。选取牛血清蛋白作为受试蛋白质。首先根据试剂盒提供的方法，制备出受试蛋白质的标准曲线。将圆形样片（直径为1cm）预先在PBS缓冲液中稳定2h。将稳定后的样品浸泡在浓度为5g/L的受试蛋白质溶液中孵育24h，孵育完成后，将样品置于干净的离心管中，室温下超声波处理20min，将附着在材料表面的蛋白全部洗脱下来，利用BCA试剂盒测定其在562nm处的吸光度，再根据蛋白质标准曲线计算出蛋白质吸附量。

先将直径为1cm的圆形样品正反面在紫外线下照射1h进行消毒。将培养好的大肠杆菌菌液进行稀释，浓度为10^5CFU/mL。将1mL菌液与材料在37℃摇床中共同孵育，24h后，用PBS缓冲液洗涤，除去未附着的细菌。将黏附细菌的样品用浓度为2.5%的戊二醛在4℃的条件下固定24h。再将固定后的样品在体积分数为10%、30%、60%、90%和100%的乙醇溶液，从低浓度到高浓度连续浸泡 15min，对附着的细菌进行脱水，随后将样品干燥。采用场发射扫描电镜观察样品表面的细菌黏附情况。

4.4.3 水性聚氨酯-改性纳米氧化锌复合材料的结构表征

纳米氧化锌改性前后的扫描电子显微镜观察结果如图 4-44 所示，图中 (a) 为改性前纳米氧化锌，(b) 为改性后纳米氧化锌，标尺均为 100nm，可以看到纳米氧化锌颗粒呈球状，由图中比例尺算出其平均粒径为 50nm。改性前纳米氧化锌团聚严重，改性后纳米氧化锌呈分散状态。

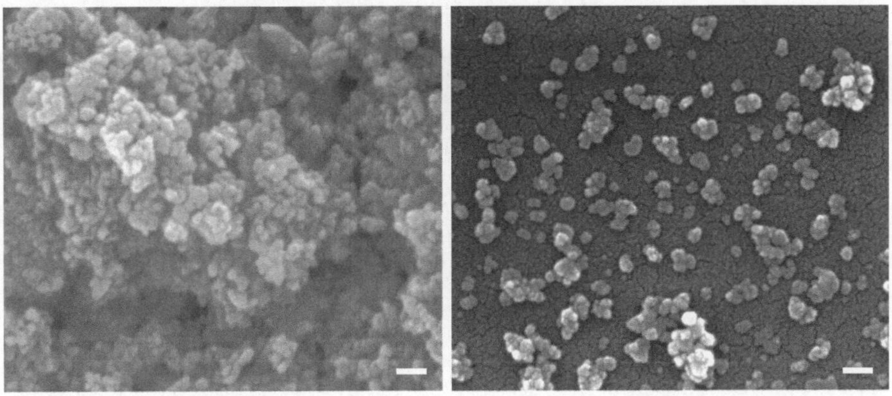

(a) 改性前　　(b) 改性后

图 4-44　纳米氧化锌改性前后的扫描电子显微镜图（标尺 100nm）

对改性纳米氧化锌和羧甲基壳聚糖含量不同的抗菌聚氨酯材料进行力学性能的表征，其表征结果如图 4-45 所示。从图 4-45 中可以看出，随着改性纳米氧化锌与羧甲基壳聚糖的含量变化，聚氨酯（WPU）的拉伸强度也随之改变。与 WPU 相比，加入改性纳米氧化锌后，材料的拉伸强度显著增强，这种现象出现的原因是改性纳米氧化锌材料加入水性聚氨酯中，形成了刚性填充网络结构，使其拉伸强度增强。当改性纳米氧化锌的添加量为 2%（质量分数）时，聚氨酯的拉伸强度达到最大值，为 56.6MPa。当改性纳米氧化锌比例固定时，随着羧甲基壳聚糖含量的增加，拉伸强度略有下降。当改性纳米氧化锌的添加量为 2%时，羧甲基壳聚糖的添加量为 0.5%（质量分数，下同）和 1.0%的聚氨酯的拉伸强度分别为 51.2MPa 和 50.1MPa，也显著高于 WPU，原因是羧甲基壳聚糖是一种大分子物质，加入羧甲基壳聚糖后可能破坏了改性纳米氧化锌与聚氨酯之间的刚性结构。

表 4-4 为不同聚氨酯材料的水接触角。由表可知，WPU 的水接触角

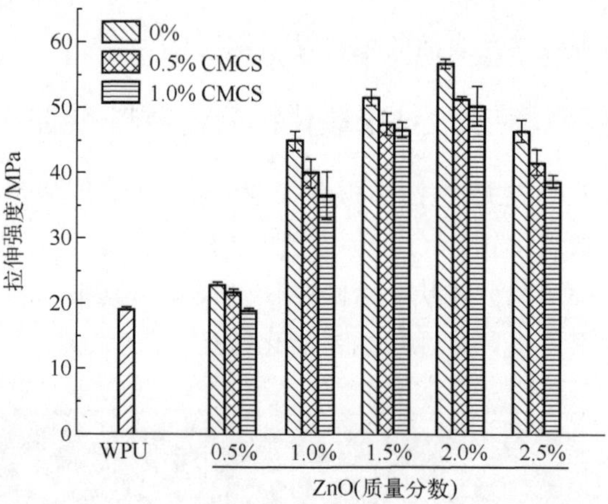

图 4-45　不同的抗菌聚氨酯材料的拉伸强度

为 79.62°，加入改性纳米氧化锌后，材料接触角逐渐增大，当改性纳米氧化锌含量 2.5%（质量分数）时，此时材料水接触角为 109.35°，材料变得疏水，其原因是添加的改性纳米氧化锌填充了水性聚氨酯的网络结构，使水性聚氨酯接触水的面积减少，其次硅烷偶联剂 KH550 改性的纳米氧化锌具有疏水性且不溶于水。而当改性纳米氧化锌比例固定时，随着羧甲基壳聚糖的含量增加，水接触角逐渐变小，其原因可能是羧甲基壳聚糖上具有亲水基团，羧甲基壳聚糖的含量升高，水接触角变小，材料亲水性增强。

表 4-4　不同聚氨酯材料的水接触角

CMCS（质量分数）/%	改性纳米 ZnO（质量分数）/%					
	0	0.5	1.0	1.5	2.0	2.5
0	79.62°	82.80°	94.72°	97.59°	99.18°	109.35°
0.5	69.80°	73.26°	76.35°	77.09°	84.76°	87.67°
1.0	67.53°	72.21°	72.72°	75.18°	76.20°	80.01°

图 4-46 为不同抗菌防污聚氨酯材料的红外光谱图。红外光谱图可以反映水性聚氨酯的化学结构，WPU 在 3330cm^{-1} 处出现一个特征峰，这是—NH—的伸缩振动峰；1530cm^{-1} 处是—NH—的伸缩振动峰和—NH—的变形振动峰；2950cm^{-1}、2850cm^{-1} 处是—CH_3—的伸缩振动峰；1710cm^{-1} 处是氨基甲酸酯中—C ═O 的振动峰；1373cm^{-1} 处是—CH_3 的变形振动峰；1240cm^{-1} 处是 C—N 的伸缩振动峰；1100cm^{-1} 处是—COC—的伸缩振动峰，

由软段 PTMG 中的醚键产生；997cm^{-1} 处是由 PTMG 中多个—CH_2—形成的吸收峰。在 2270cm^{-1} 处没有出现峰，说明 NCO 基团已经反应完了，WPU、W-2.5、W-2.5-0.5 与 W-2.5-1 的红外光谱中都没在 2270cm^{-1} 处出现特征峰，说明 NCO 基团都已反应完。

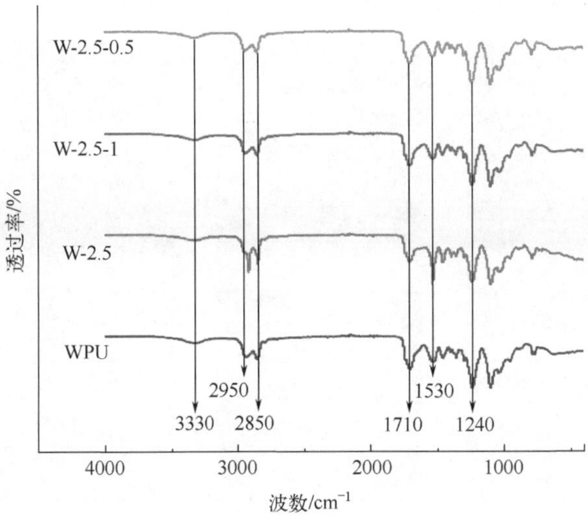

图 4-46 不同抗菌防污聚氨酯材料的红外光谱图

4.4.4 水性聚氨酯-改性纳米氧化锌复合材料的抗菌与抗蛋白吸附性能

将大肠杆菌和金黄色葡萄球菌与不同材料共培养后在固体培养基中进行铺板，培养 2d 后拍照记录。图 4-47 为平板计数结果（书后另见彩图）。图 4-47 中（a）为大肠杆菌的实验结果；（b）为金黄色葡萄球菌的实验结果。通过平板计数计算得到抗菌率，如表 4-5 和表 4-6 所列。与 WPU 相比，抗菌防污聚氨酯材料的抗菌效果与改性纳米氧化锌的用量相关，随着改性纳米氧化锌用量的增多，抗菌防污聚氨酯材料的抗菌能力逐渐增强。对于大肠杆菌，当改性纳米氧化锌的添加量为 1%（质量分数，下同）时，此时材料抗菌率为 82.9%；当材料中添加 1%改性纳米氧化锌和 1%羧甲基壳聚糖后，抗菌率达到 100%。对于金黄色葡萄球菌，当改性纳米氧化锌的添加量为 1%时，此时材料抗菌率为 56.6%；当材料中添加 1%改性纳米氧化锌和 1%羧甲基壳聚糖后，此时材料抗菌率也接近 100%。

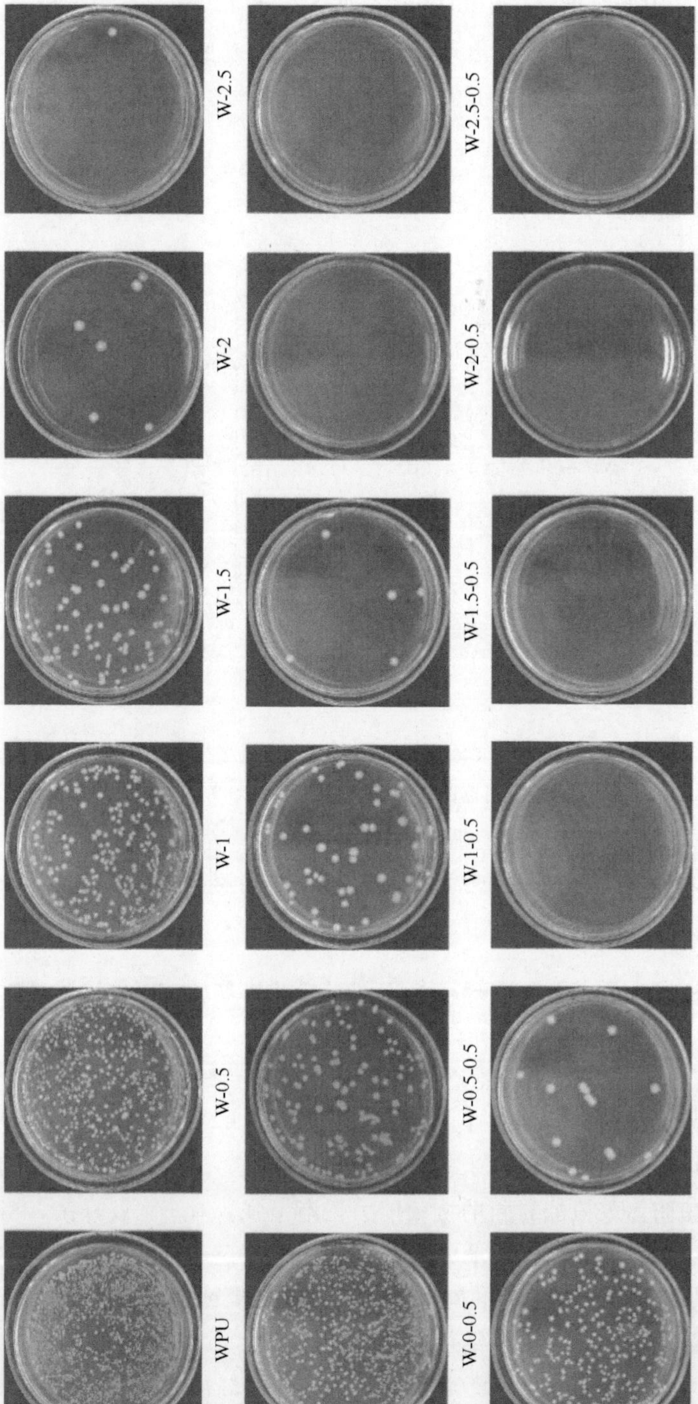
WPU
W-0.5
W-1
W-1.5
W-2
W-2.5
W-0-0.5
W-0.5-0.5
W-1-0.5
W-1.5-0.5
W-2-0.5
W-2.5-0.5
W-0-1
W-0.5-1
W-1-1
W-1.5-1
W-2-1
W-2.5-1

(a) 大肠杆菌

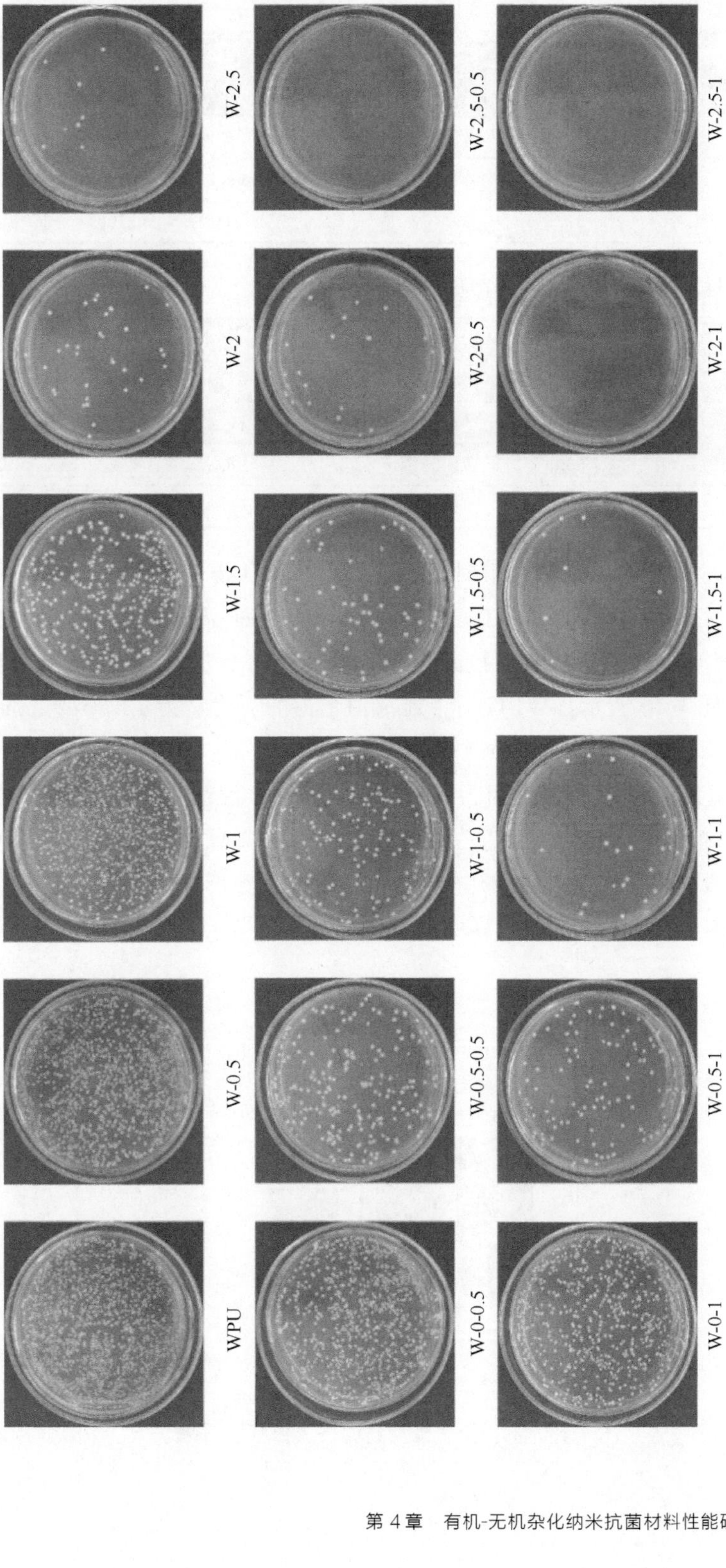

(b) 金黄色葡萄球菌

图 4-47 不同的抗菌防污聚氨酯材料的抗菌实验结果

表 4-5 不同材料的抗菌率（大肠杆菌）

CMCS（质量分数）/%	改性纳米 ZnO（质量分数）/%					
	0	0.5	1.0	1.5	2.0	2.5
0	0%	47.0%	82.9%	94.9%	99.8%	100%
0.5	58.3%	91.7%	98.0%	99.8%	100%	100%
1.0	87.3%	99.4%	100%	100%	100%	100%

表 4-6 不同材料的抗菌率（金黄色葡萄球菌）

CMCS（质量分数）/%	改性纳米 ZnO（质量分数）/%					
	0	0.5	1.0	1.5	2.0	2.5
0	0%	47.5%	56.6%	87.6%	98.9%	99.7%
0.5	56.0%	91.2%	94.0%	98.0%	99.2%	100%
1.0	64.2%	96.2%	99.2%	99.8%	100%	100%

当生物材料与人体组织接触时，血液和组织中的蛋白会吸附在生物材料表面，形成一层蛋白膜。使用 BCA 蛋白试剂盒定量样品表面对牛血清白蛋白（BSA）的吸附量，来评估表面抗蛋白吸附性能，这是反映材料抗污性能的重要指标。如图 4-48 所示，WPU 对牛血清白蛋白的吸附量为 182.5μg/cm^2。利用 1%（质量分数）改性纳米氧化锌改性 WPU 后，W-1 的吸附量为 282.3μg/cm^2，蛋白吸附量显著增加。因为，WPU 中加入改性纳米氧化锌后，材料的表面疏水性增加，导致对牛血清白蛋白的吸附量显著增加。而当加入羧甲基壳聚糖后，W-1-0.5 和 W-1-1 的蛋白吸附量显著降低至 128.3μg/cm^2 和 41.2μg/

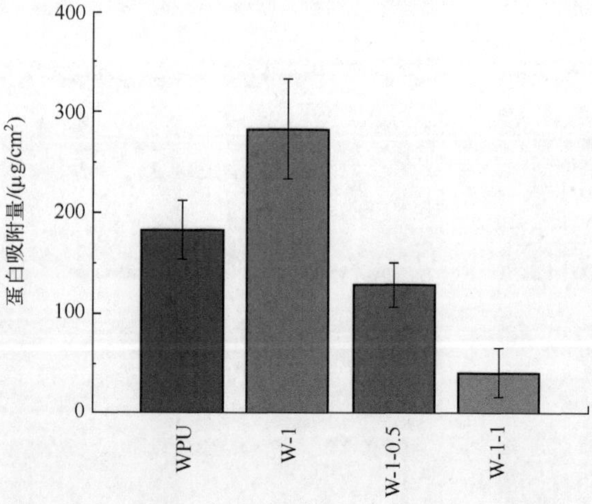

图 4-48 不同聚氨酯材料的抗蛋白吸附结果

cm^2。羧甲基壳聚糖加入 W-1 中后，提高了材料亲水性，材料表面形成水化层，并且随着羧甲基壳聚糖比例的增加，材料抗蛋白吸附能力提高。

扫描电镜代表性图像如图 4-49 所示，图中（a）为 WPU、（b）为 W-1、（c）为 W-1-0.5、（d）为 W-1-1，（a）～（d）标尺为 5μm；插图（e）～（h）分别为对应样品的放大图片，标尺为 1μm。由图 4-49 可知，WPU 表面黏附了大量的细菌。这是由于低表面能和疏水性导致其容易吸引细菌在其表面黏附定植，WPU 在羧甲基壳聚糖改性后的聚氨酯表面不易黏附细菌，这归因于羧甲基壳聚糖通过氢键结合周围的水分子，形成水化层，将细菌从表面排斥开。通过羧甲基壳聚糖改性，提高了水性聚氨酯的抗细菌黏附性能。

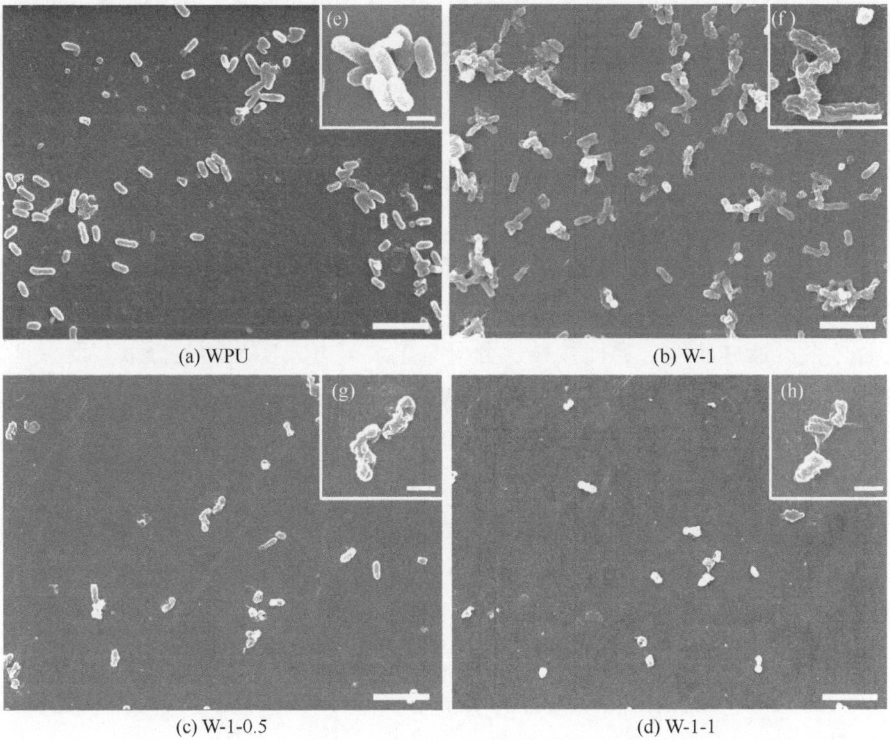

图 4-49　不同聚氨酯材料的表面细菌黏附的扫描电镜图片

4.4.5　水性聚氨酯在医用抗菌器械中的应用前景展望

随着医疗水平的不断提高，医用器械的安全性、抗菌性与长期使用稳定性正成为关注焦点。尤其是在医院环境中，细菌感染、微生物黏附和生物膜形成对植入物、导管、手术工具等器械构成了严峻挑战。为有效解决这一问题，开发兼具抗菌性、防污性、生物相容性与绿色环保性能的新型医用材料成为研究热点。

水性聚氨酯以水作为分散介质，具有良好的成膜性、柔韧性和环境友好性，是当前医用高分子材料中应用前景广泛的一类基材。其分子结构中可通过引入亲水性、抗菌性或生物活性组分进行改性，赋予材料额外功能。同时，WPU 的良好加工性与机械强度，使其适用于涂层、薄膜、包覆等多种制备形式，满足复杂医用器械的多样化需求。在此基础上，纳米氧化锌和羧甲基壳聚糖的引入为 WPU 体系带来显著的功能提升。纳米 ZnO 作为广谱无机抗菌剂，不仅对革兰氏阳性和阴性细菌均具有优异的抑菌作用，还可通过光催化生成活性氧实现持续杀菌效果。同时，其抗药性低、热稳定性强、无明显毒性，特别适合在医用材料中应用。而羧甲基壳聚糖则是一种天然高分子衍生物，具有优良的生物相容性、可降解性及温和的抑菌性。其表面的羧基与氨基提供了良好的化学反应位点，不仅能增强与 WPU 基体的结合，还能与 Zn^{2+} 螯合作用，促进抗菌剂的缓释和协同抑菌。此外，CMCS 优异的亲水性和润湿性能还赋予材料良好的抗黏附、防污和抗生物膜形成能力，有效阻断细菌初始附着阶段，提升防污持久性。

基于三者（WPU、纳米 ZnO、CMCS）复合构建的抗菌防污聚氨酯复合材料，在多功能协同作用下，展现出极具前景的医用抗菌器械应用潜力。该类复合体系可通过共混、界面接枝、分子自组装等方式实现均匀分散，既保证了 ZnO 的抗菌效果，又增强了 CMCS 与基体之间的相容性与稳定性，有效克服了纳米颗粒团聚、迁移和降解风险。

在实际应用方面，该复合材料可广泛用于以下几个领域。

① 医用导管和输液器械：通过在表面形成亲水抗菌膜，可减少细菌附着与生物膜形成，显著延长器械使用寿命并降低感染风险。

② 创伤敷料与贴膜材料：具备透气性、抗菌性与良好的皮肤相容性，可加速伤口愈合并避免继发感染。

③ 手术器械抗菌涂层：提升抗菌耐用性，有助于实现多次灭菌重复使用，降低医疗成本。

④ 人工植入物（如人工关节）表面功能化改性：通过增强抗菌和抗生物污染能力，降低术后并发症发生率。

值得注意的是，该复合体系不仅实现了“主动杀菌+被动防污”的双重机制，还通过天然生物高分子引入，进一步优化了生物安全性与生态友好性，为可持续医用材料发展提供了新范式。

综上所述，水性聚氨酯-纳米氧化锌复合材料凭借其绿色环保、结构可控、性能可调和生物相容性好等优势，展现出在抗菌医疗器械领域的广阔应用潜力。未来在多学科交叉融合与工程放大的推动下，该类材料有望在临床医疗中实现规模化应用，助力抗菌材料向高效、安全、智能的方向迈进。

参考文献

[1] Han J, Zeng S, Chen Y, et al. Prospects of coupled iron-based nanostructures in preclinical antibacterial therapy [J]. Advanced Drug Delivery Reviews, 2023, 193: 114672.

[2] Huang Y, Chen W, Chung J, et al. Recent progress in fluorescent probes for bacteria[J]. Chemical Society Reviews, 2021, 50(13): 7725-7744.

[3] Xin Q, Shah H, Nawaz A, et al. Antibacterial carbon-based nanomaterials[J]. Advanced Materials, 2019(45): 201804838.

[4] Kalelkar P P, Riddick M, Andrés J G. Biomaterial-based antimicrobial therapies for the treatment of bacterial infections [J]. Nature Reviews Materials, 2022, 7: 39-54.

[5] Xiu Z M, Zhang Q B, Puppala H L, et al. Negligible particle-specific antibacterial activity of silver nanoparticles[J]. Nano Lett, 2012, 12: 4271-4275.

[6] Gottesman R, Shukla S, Perkas N, et al. Sonochemical coating of paper by microbiocidal silver nanoparticles[J]. Langmuir, 2011, 27: 720-726.

[7] Li W R, Xie X B, Shi Q S, et al. Antibacterial effect of silver nanoparticles on *Staphylococcus aureus*[J]. Biometals, 2011, 24: 135-141.

[8] Liu J L, Luo Z, Bashir S. A progressive approach on inactivation of bacteria using silver-titania nanoparticles[J]. Biomater Sci, 2013, 1: 194-201.

[9] Perni S, Piccirillo C, Kafizas A, et al. Antibacterial activity of light-activated silicone containing methylene blue and gold nanoparticles of different sizes[J]. J Clust Sci, 2010, 21: 427-438.

[10] Costa C, Conte A, Buonocore G G, et al. Antimicrobial silver-montmorillonite nanoparticles to prolong the shelf life of fresh fruit salad[J]. Int J Food Microbiol, 2011, 148: 164-167.

[11] Li H, Yang M, Kim J S, et al. Structure-oriented design strategy to construct NIR AIEgens to selectively combat gram (+) multidrug-resistant bacteria *in vivo*[J]. Biomaterials, 2022, 286: 121580.

[12] Chen Y, Gao Y, Chen Y, et al. Nanomaterials-based photothermal therapy and its potentials in antibacterial treatment [J]. Journal of Controlled Release, 2020, 328: 251-262.

[13] Syafiqah S, Mohamad A J, Nur A A M A, et al. Organic and

inorganic antibacterial approaches in combating bacterial infection for biomedical application[J]. Materials Science and Engineering:C,2020,118:111382.

[14] Singh J, Vishwakarma K, Ramawat N, et al. Nanomaterials and microbes' interactions: A contemporary overview[J]. Biotech,2019,9(3):68.

[15] Vallet-Regí M, González B, Izquierdo-Barba I. Nanomaterials as promising alternative in the infection treatment[J]. International Journal of Molecular Sciences,2019,20(15):3806.

[16] Qi X, Xiang Y, Cai E, et al. Inorganic-organic hybrid nanomaterials for photothermal antibacterial therapy[J]. Coordination Chemistry Reviews,2023,496:215426.

[17] Lansdown, Alan B G. A Pharmacological and toxicological profile of silver as an antimicrobial agent in medical devices [J]. Advances in Pharmacological Sciences,2010,910686.

[18] Wilkinson L J, White R J, Chipman J K. Silver and nanoparticles of silver in wound dressings: A review of efficacy and safety[J]. Journal of Wound Care,2011,20(11):543-549.

[19] Jones C F, Grainger D W. *In vitro* assessments of nanomaterial toxicity[J]. Adv Drug Deliv Rev,2009,61:438-456.

[20] Wang Y Y, Liu Y C, Sun H, et al. Type Ⅰ photodynamic therapy by organic-inorganic hybrid materials: From strategies to applications[J]. Coordination Chemistry Reviews, 2019,395:46-62.

[21] Liu Y, Zhang H, He M, et al. Quaternized chitosan templated MoS_2 nanohybrids for photothermal-enhanced synergistic antibacterial therapy[J]. International Journal of Biological Macromolecules,2025,298:139525.

[22] Cao W, Yue L, Wang Z. High antibacterial activity of chitosan-molybdenum disulfide nanocomposite[J]. Carbohydrate Polymers,2019,215:226-234.

[23] Huang Y, Gao Q, Li X, et al. Ofloxacin loaded MoS_2 nanoflakes for synergistic mild-temperature photothermal/antibiotic therapy with reduced drug resistance of bacteria[J]. Nano Research,2020,13(9):2340-2350.

[24] Kasinathan K, Murugesan B, Pandian N, et al. Synthesis of biogenic chitosan-functionalized 2D layered MoS_2 hybrid nanocomposite and its performance in pharmaceutical applications: *In-vitro* antibacterial and anticancer activity[J]. Int J Mol Sci,2020,149:1019-1033.

[25] Begum S, Pramanik A, Gates K, et al. Antimicrobial peptide-conjugated MoS_2-based nanoplatform for multimodal synergistic inactivation of superbugs[J]. ACS Appl Bio Mater, 2019,2(2):769-776.

[26] W Yin, L Yan, J Yu, et al. High-throughput synthesis of single-layer MoS_2 nanosheets as a near-infrared photothermal-triggered drug delivery for effective cancer therapy[J]. ACS Nano, 2014, 8(7): 6922-6933.

[27] Roy S, Mondal A, Yadav V, et al. Mechanistic insight into the antibacterial activity of chitosan exfoliated MoS_2 nanosheets: Membrane damage, Metabolic inactivation, and oxidative stress[J]. ACS Appl Bio Mater, 2019, 2(7): 2738-2755.

[28] 刘艳军，唐思阳，张恒慧，等. 聚丙烯/不同形貌氧化锌复合材料的制备与性能研究[J]. 塑料科技，2024，52(9)：15-19.

[29] Tsou C H, Wu C S, Hung W S, et al. Rendering polypropylene biocomposites antibacterial through modification with oyster shell powder[J]. Polymer, 2019, 160(3): 265-271.

[30] Kolodziejczak-Radzimska A, Jesionowski T. Zinc oxide from synthesis to application: A review[J]. Materials, 2014, 7(4): 2833-2881.

[31] 张忠来，李侠. Ag/ZnO 纳米复合抗菌剂应用于抗菌塑料的性能研究[J]. 广东化工，2019，46(23)：35-36.

[32] 郎五可，刘市伟，郭晓伟，等. 水热合成不同形貌的氧化锌和机理分析[J]. 化学研究与应用，2022，34(5)：1188-1193.

[33] Xiang L, Zhao H M, Li Y W, et al. Effects of the size and morphology of zinc oxide nanoparticles on the germination of Chinese cabbage seeds[J]. Environmental Science and Pollution Research, 2015, 22(14): 10452-10462.

[34] Cai Q, Gao Y Y, Gao T Y, et al. New insight into biological effects of zinc oxide nanoflowers on bacteria: Why morphology matters[J]. ACS Applied Materials & Interfaces, 2016, 8(16): 10109-10120.

[35] 黄超杰. 纳米氧化锌对无规共聚聚丙烯的改性及其抗菌性能研究[D]. 广州：华南理工大学，2022.

[36] 余芳，张才前. 棒状纳米氧化锌/聚丙烯抗菌非织造布开发[J]. 轻纺工业与技术，2020，49(3)：3-5.

[37] 李永佳，杨大锦，曾桂生，等. 四针状氧化锌晶须对聚丙烯力学性能及抗菌性能的影响[J]. 塑料科技，2010，38(1)：39-42.

[38] Lin O H, Akil H M, Mahmud S. Effect of particle morphology on the properties of polypropylene/nanometric zinc oxide (PP/nanoZnO) composites[J]. Advanced Composites Letters, 2009, 18(3): 77-83.

[39] Bustos-Torres K A, Vazquez-Rodriguez S, Martínez-De La cruz A, et al. Influence of the morphology of ZnO nanomaterials on photooxidation of polypropylene/ZnO composites[J]. Materials Science in Semiconductor Processing, 2017, 68: 217-225.

[40] 房霞. 抗菌聚丙烯板的制备与性能研究[D]. 天津：天津科技

大学,2021.

[41] 武大庆,于莎,苏万福,等.抗菌聚丙烯的制备及其性能[J].合成树脂及塑料,2023,40(5):27-31.

[42] 郭又晟,陈延明,王立岩,等.不同尺寸纳米氧化锌的制备及其抗菌性能研究[J].化学研究与应用,2024,36(1):118-127.

[43] Pulit-Prociak J,Chwastowski J,Rodrigues L B,et al. Analysis of the physicochemical properties of antimicrobial compositions with zinc oxide nanoparticles[J]. Science and Technology of Advanced Materials,2019,20(1):1150-1163.

第5章 有机-无机杂化纳米材料的生物医学应用

5.1 纳米医学

纳米医学是将纳米技术应用于疾病预防与治疗的一种新兴领域，近年来在生物传感、诊断系统及药物递送等方面均取得显著进展。纳米医学的核心在于通过纳米载体改变所载药物的药代动力学与体内分布，一方面可提高药物在病灶部位的富集度，另一方面可减少全身毒副作用。纳米载体体积小、比表面积大，可将药物有效包封并避免降解，从而提升治疗效率并降低毒性。

5.1.1 化疗

癌症是导致人类死亡的重要原因之一。近年来，有机-无机纳米杂化材料作为药物载体，在化疗药物递送方面受到广泛关注。这类纳米杂化载体的优势在于可灵活调整有机组分与无机组分的组成与结构，从而实现更高的药物负载能力，更精确的靶向递送，以及更可控的药物释放行为。

在目前所研究的多种无机组分中，介孔二氧化硅纳米颗粒（MSNs）因其较大的比表面积和孔隙结构，可通过中孔或中空结构有效地装载药物而得到广泛应用。研究人员通过对杂化材料中有机组分的精细化设计，使其具备响应性、靶向性及多功能性，从而实现对药物释放过程的精准调控。例如，一项研究开发了聚乙二醇修饰的 Janus 结构 Fe_3O_4-SiO_2 纳米颗粒用于肝癌治疗，其中 SiO_2 颗粒的介孔特性被用于药物装载，而 Fe_3O_4 的磁响应特性则可实现靶向富集。此外，在另一项以聚苯乙烯（PS）和 Fe_3O_4@SiO_2 为基础的 Janus 型杂化材料中，研究人员将叶酸修饰在聚苯乙烯表面，用以实现肿瘤细胞的靶向识别；同时，将阿霉素（DOX）通过 pH 敏感键连接在 SiO_2 外壳表面，以实现药物的响应性释放。另外，右旋糖酐功能化的铁氧化物纳米笼结构也被证实具有优异的药物负载能力。值得注意的是，这种笼状结构的特殊形貌不仅影响药物释放的部位，而且还能促进细胞摄取药物。与传统实心球形载体相比，这种笼状载体的药物治疗效果显著提高，约为后者的 3 倍。

通过合理设计纳米杂化材料的结构与组成，能够有效提升药物的负载率、靶向性及释放的精准度，从而显著增强化疗药物的治疗效果，这为纳米药物递送领域的进一步发展提供了新的思路与重要依据。

研究发现，利用纳米载体可以显著提高抗癌药物的靶向输送效率，减少非特异性药物摄取，从而拓宽现有和新型抗肿瘤药物的治疗窗口。碳纳米管作为一类新型纳米载体，由于其纳米级尺寸、优异的载药能力和高表面积特性，在癌症治疗中受到了广泛关注。碳纳米管可以有效改善药物的特异性输送，并为多种生物医用材料的组合提供理想的载体平台。例如，研究人员开发了一种脂质-聚合物杂化纳米载药系统，用于共递送抗癌药物紫杉醇与依托泊苷。实验结果表明，在 MG63 肿瘤细胞移植模型中，采用该纳米载药系统治疗的小鼠肿瘤消退效果显著，表现出约两倍于游离药物的抗癌疗效。此外，通过聚乙二醇修饰的纳米制剂能够进一步提升药物的治疗效果和肿瘤靶向能力。在另一项研究中，通过在脂质体中掺入 Fe_3O_4 磁性纳米颗粒，制备了一种热敏磁性脂质体系统。这种系统能够通过磁场引导和温度响应释放药物，实现对肿瘤组织的精准靶向治疗。癌症作为威胁人类健康的主要疾病之一，其治疗方法一直受到广泛关注。近年来，将纳米技术与传统药物输送手段结合，开发新型的肿瘤靶向治疗系统，已被证明能够有效提高抗癌药物的递送效率，减少毒副作用，从而大幅拓宽抗肿瘤治疗的应用前景。

5.1.2 免疫治疗

肿瘤免疫治疗是一种迅速发展的新型抗癌策略，近些年来逐渐受到广泛关注。然而，免疫治疗也存在治疗成本较高、不良反应频繁以及治疗周期较长等局限性。为了进一步提升免疫疗法的安全性与有效性，可通过将免疫治疗药物装载于经过工程设计的生物活性材料载体中，以实现精准靶向的免疫治疗效果。这些新型生物活性材料具有良好的生物相容性，可有效负载包括免疫细胞、疫苗、蛋白质、抗原以及其他生物活性分子，并将其特异性地递送至治疗靶点，从而提高疗效并减少副作用。

近年来，化疗联合免疫治疗在乳腺癌及其转移癌的治疗中展现出了显著的应用潜力。一些强效免疫刺激剂，如白细胞介素-2（IL-2）与抗 CD137 抗体，虽然能够诱导强大的抗肿瘤免疫反应，但由于其明显的全身毒性，临床应用受到严重限制。为了减少此类全身性毒副反应，研究人员将 IL-2 和抗 CD137 抗体修饰于脂质体的表面，这种表面嵌入型载药系统可有效提高免疫刺激剂在肿瘤组织内的蓄积，同时显著降低了药物在非靶器官的暴露水平，从而减轻系统毒性。这种基于脂质体表面修饰的药物递送策略有望成为一种通用的方案，既能发挥免疫刺激剂的疗效，又避免全身性副作用的发生。

此外，免疫检查点阻断（ICB）也是一种值得关注的癌症免疫疗法，其中以程序性死亡受体配体-1（PD-L1）抗体为代表的ICB疗法已在多种癌症治疗中表现出积极疗效，并逐步成为重要的辅助免疫治疗手段。

在肿瘤免疫治疗中，纳米颗粒可作为“纳米疫苗”载体，用于携带肿瘤抗原或免疫佐剂，从而激发机体免疫系统的抗肿瘤反应。例如，Kang等报道了以金纳米颗粒为基础的疫苗，可将卵清蛋白（OVA）抗原递送至淋巴结并诱导 $CD8^+$ T细胞应答。他们将OVA与Au NPs偶联后，能够有效刺激骨髓来源的树突状细胞（BMDCs）成熟，并在小鼠体内触发强烈的IFN-γ分泌，从而显著抑制移植性肿瘤的生长。

另一种增强免疫应答的策略是原位疫苗（in situ vaccination），即通过局部破坏肿瘤，诱导内源性肿瘤抗原的释放并结合免疫刺激分子，进而激活全身免疫反应。Nam等研究发现，肿瘤细胞经热疗处理后可释放肿瘤抗原及促炎细胞因子，进而诱导机体产生抗肿瘤免疫效应。此过程中，采用纳米颗粒如“纳米尖状金纳米颗粒”（S-GNPs）包覆聚多巴胺（PDA）可增强光热转换效率，并结合低剂量化疗药物多柔比星，形成化疗-光热协同治疗（chemo-PTT）体系，在CT26结肠癌模型中显示出协同增效的肿瘤抑制效果。

混合纳米颗粒还可与免疫检查点抑制剂（ICI）联用，从而阻断肿瘤免疫逃逸并增强T细胞活化。Chao等提出利用磁性热疗（MHT）与抗CTLA4抗体联合，协同诱导全身性抗肿瘤免疫应答。在此研究中，研究者制备了PEG/多巴胺（PEG/dopamine）共接枝的铁纳米颗粒，通过交变磁场产生局部热效应，促进肿瘤细胞释放肿瘤相关抗原并触发免疫激活；联合抗CTLA4抗体后，可进一步阻断肿瘤逃逸途径，从而显著提升整体抗肿瘤免疫效果。

5.1.3 光治疗

光治疗是一种非侵入性的基于光照诱导的治疗手段，主要进行局部治疗，可减少对正常组织的损伤，其主要治疗方式有光动力治疗和光热治疗。

5.1.3.1 光动力治疗

光动力治疗（PDT）是一种非侵入性的治疗策略，可应用于包括癌症在内的多种疾病。其基本原理是：在光照条件下，光敏剂（PS）产生单线态氧（$^1O_2$）等活性氧，从而对病灶细胞产生细胞毒性。但由于多数光敏剂具有疏水性，易在水环境中聚集，且往往缺乏对肿瘤的选择性富集能力，同时也可能对健康组织产生光敏化毒性，导致肿瘤选择性不足。为克服这些局限，研究者提出了多种改进策略，包括合成高分子光敏剂以及利用纳米载体（如脂质体、二氧化硅纳米粒子、高分子纳米载体等）进行负载和递送。然而，目前可见光在组织中的穿透深度仍然有限，难以有效作用于深部肿瘤，这成为限制 PDT 应用范围和治疗效果的主要瓶颈之一。

上转换纳米颗粒（UCNPs）作为一种新兴手段，有望克服传统 PDT 对可见光依赖而造成的穿透不足问题。UCNPs 可以吸收近红外线，并将其上转换为可见光，从而激发光敏剂产生$^1O_2$，实现对深层组织的 PDT 治疗。该过程主要依赖三价镧系离子在适宜晶格中的能级跃迁（anti-Stokes shift）及其较长寿命的阶梯式能级结构。通过将 NIR 光高效地转换为可见光，UCNPs 可在深部组织环境中触发光敏剂工作，同时兼具高活性药物释放及治疗功能。Li 等构建了肿瘤微环境 pH 响应的光动力纳米制剂（PPNs），由 pH 响应型聚（β-氨基）酯及 3-苯基-1H-咪唑基团组成，并证明其可增强 PDT 效果。该纳米制剂以 $NaYF_4$：Yb/Er 上转换核和 Chlorin e6（Ce6）为光敏剂；其聚合物部分由 mPEG-b-聚（β-氨基-1-天冬酰胺酸酯）、3-(2-羟基）咪唑及 3-苯基-1H-咪唑等结构单元组成。在正常生理 pH 值（约 7.4）下体系的荧光处于猝灭状态，而在肿瘤微环境 pH 值（约 5.5）中，咪唑基团（pK_a 约为 6.8）的电离导致荧光信号恢复。当外部以近红外线（pH 6.5 条件）照射时，上转换核吸收光子并发射高能可见光，激发纳米制剂中的 Ce6，产生显著的光动力效应。研究表明，该制剂在携带 A549 肿瘤的小鼠模型中对深部肿瘤具有增强的抗肿瘤活性，说明其在克服可见光穿透深度不足方面具有潜力。

尽管目前已有不少方法尝试提高光穿透深度，但皮肤及组织的低穿透性仍是制约 PDT 效率的重要因素。基于此，另一种解决方案是利用纳米闪烁体（nano-scintillator）介导的 X 射线诱导光动力治疗（X-ray-induced PDT），因为 X 射线的组织穿透深度可达 2cm（4～5MeV 或“深部治疗”），而紫外线或可见光通常只能穿透几毫米。镧系离子掺杂的纳米闪烁体通常具有高原子序数（high Z），并具有合适的电子能态，可吸收 X 射线并发射出可激发光敏剂的光子。其作用机制包括光电效应、康普顿散射等多种过程，最终引发闪烁体发光，并将能量传递给附着的光敏剂，从而产生细胞毒性$^1O_2$。

除外部光照因素外，肿瘤内环境自身也存在若干对 PDT 不利的内源性因素。例如，肿瘤生长迅速且间质压力高，血管功能往往难以满足其对氧气的需求，导致肿瘤部位缺氧和微酸性。缺氧环境会削弱光动力效应，因为 PDT 过程依赖分子氧生成活性氧；此外，肿瘤部位的酸性环境也可能影响药物及光敏剂的稳定性或活性。为此，不少研究着力于通过调控肿瘤微环境（如释放氧气、消除酸性环境）来增强 PDT 效应。例如，一些纳米材料可在肿瘤部位产生过氧化氢（H_2O_2）或分解为氧气，以缓解缺氧状态，从而提升 PDT 反应效率。Zhang 等提出的有机-无机杂化纳米载体便可在肿瘤部位释氧并与光动力、化疗协同，显著提高了对缺氧肿瘤的治疗效果。体外及体内实验均表明，缺氧环境得以改善，氧含量明显提升，从而增强了 PDT 在 4T1 肿瘤模型小鼠中的抗肿瘤效应。

5.1.3.2　光热治疗

高温热疗（通常在 42～46℃范围内）可通过诱导肿瘤细胞发生热休克反应从而杀灭癌细胞。相比传统的外科切除或放疗等局部治疗方式，利用高温热疗具有微创性和相对高效等特点。然而，仅仅依靠宏观加热方式（如射频、微波或红外照射）往往缺乏对病灶区域的精准聚焦，容易导致正常组织损伤。为此，研究者更倾向于使用能在近红外线照射下将光能高效转化为热能的光热试剂，以实现对病灶的精准消融。

理想状态下，通过聚焦近红外光束并利用可穿透生物组织的 NIR 光谱范围，可最大限度减少对正常组织的热损伤。常见的光热试剂包括金纳米粒子、导电高分子及具有光吸收特性的有机染料（如吲哚菁绿，ICG）等。其中，ICG 在 NIR 区域具有强吸收峰并能将光能转换为热能，但其半衰期较短，易被降解，且在体内稳定性不佳。借助纳米载体（如高分子或脂质微球）可将 ICG 负载并提高其体内循环时间，实现更好的光热治疗效果。Lee 等研发了一种多功能的肿瘤靶向光热纳米平台（ICG@MCNP），能够将光声成像与光热疗法结合，并在 4T1 乳腺癌模型中展现出明显的抑瘤效果。另一项研究中，基于油胺稳定的氧化铁纳米粒子（SPIO）与 DSPE-PEG 5000 和 ICG 分子组装而成的 SPO@DSPE-PEG/ICG NPs，显示了更高的光热转换效率，相比游离 ICG，纳米体系中的 ICG 光稳定性明显增强，且能在小鼠体内实现 MR/荧光成像与肿瘤特异性光热治疗，最终实现高效的肿瘤消融。Ma 等进一步开发了磁共振-光声双模态成像引导的光热纳米体系，用于肿瘤精准定位及光热消融治疗，进一步验证了纳米级光热材料在临床转化应用方面的潜力。

5.1.4　基因编辑

基因编辑技术是一种高效且精准的分子工具，可在特定位点诱导双链 DNA 断裂，从而对基因进行修饰、替换或插入。近年来，源自细菌适应性免疫系统的 CRISPR（成簇规律间隔短回文重复序列）及其相关蛋白 Cas 受到广泛关注，并成为一种潜力巨大的基因编辑平台。在 CRISPR/Cas9 体系中，单向导 RNA（sgRNA）可与靶 DNA 发生碱基互补配对，并引导 Cas9 核酸内切酶在特定位点进行DNA切割。利用CRISPR/Cas9实现对疾病相关基因的敲除或编辑，是当前最具应用前景的方向之一。然而，此系统在体内应用时面临的主要挑战在于：如何将CRISPR/Cas9高效且安全地递送至细胞内靶向区域。为此，Mout等构建了一种基于阳离子精氨酸修饰金纳米粒子（Arg-Au NPs）的直接胞质递送体系，大幅提升了CRISPR/Cas9在细胞质及细胞核内的传递效率，使基因编辑效率可达约90%。该策略为在体内安全、高效地开展基因编辑奠定了重要基础。

5.1.5 基因治疗

基因治疗是一种以核酸为治疗药物的新兴医学手段，其核心原理是将具有治疗作用的核酸序列有效传递到特定的靶向细胞中，以达到缓解、纠正或治愈遗传相关疾病的目的。与传统治疗方案相比，基因治疗具备作用持久、副作用较小、特异性更高以及单次应用即可纠正遗传缺陷等多方面优势。然而，基因治疗面临的关键挑战是如何安全、高效地将治疗基因输送到目标细胞中。

近年来，纳米载体由于其独特的物理化学性质，在解决基因传递的瓶颈问题上表现出明显优势。特别是碳纳米管，由于细长的针状结构、高的长径比，以及良好的亲脂性，可以有效穿透细胞膜，因此成为一种非常具有潜力的基因载体材料。例如，在乳腺肿瘤的靶向基因治疗中，通过将单壁碳纳米管与哌嗪-聚乙烯亚胺衍生物相结合，并进一步修饰上表皮细胞黏附分子靶向配体，构建了一种新型载体-适配体组合纳米结构。这种纳米载体可显著提高基因转染效率，同时结构的修饰降低了载体本身的细胞毒性，使载体与质粒的比例（C/P）能够进一步提高。这一载体体系成功降低了目标肿瘤细胞中BCL9I蛋白的表达水平，促进了细胞凋亡的发生，显示出巨大的基因靶向传输潜力。

此外，小干扰RNA（siRNA）作为基因治疗的重要策略之一，其疗效取决于能否有效输送至特定组织。为实现这一目的，有研究采用杂化磁性纳米载体，其中氧化铁纳米颗粒表面嫁接咖啡酸，再经由聚乙二醇与聚阴离子嵌段共聚物进行稳定修饰，并利用磷酸钙将siRNA包封于内部。这种磁性纳米载体平均粒径约为130nm，通过纳米粒子跟踪分析和动态光散射技术确认。在磁场作用下，该咖啡酸修饰的磁性磷酸钙纳米载体（Caf-MCap）能够被HER2阳性乳腺癌细胞（如HCC1954）快速摄取，而未载药的空白载体则未表现出明显细胞毒性。研究结果表明，这种新型磁性纳米载体有效增强了siHER2对人乳腺癌细胞的转运效率。

综上所述，纳米材料及杂化纳米结构在自杀基因疗法、基因纠正、基因失活和基因补偿等多种基因治疗策略中都展现出广泛应用潜力，已逐渐成为推动基因治疗研究发展的重要工具。

5.1.6 诊疗一体化

将纳米医学进一步拓展到“诊疗一体化”概念，即在同一纳米载体上同时实现疾病诊断与治疗功能。此类载体往往具有成像能力（CT、MRI或荧光成像等）以及药物或基因递送功能，从而实现实时监控药物分布及治疗效果，便于个性化医疗策略的优化。纳米颗粒的特殊性质（小尺寸、大比表面积以及良好的体内动力学特性等，尤其是EPR效应）推动了纳米医学的发展。纳米医学的目标是提高药物对靶向部位的特异性，从而最大限度地降低副作用并提升疗效。药物递送技术与新型分子探针的研发不断进步，对“诊断与治疗同步”的需求日趋强烈，这便衍生出了“诊疗一体化”的概念。“诊疗一体化”是指将诊断与治疗功能集成在同一个载体中，使得对疾病的实时监测和治疗成为可能。通过监测药物在靶部位的富集程度及其治疗应答，能够优化个性化医疗策略。在此背景下，有机-无机杂化纳米材料由于兼具无机纳米颗粒（CT、MR、光学成像等）与有机聚合物（疾病靶向、可修饰等）的优势而备受关注，可应用于精确诊断及药物/基因等活性分子的高效递送或受控释放。这类诊疗一体化纳米载体不仅可实现成像与治疗同步，也可通过在同一个纳米配方中结合化疗药物（如顺铂、阿霉素、紫杉醇等）或生物药物（蛋白、抗体、基因片段等）来拓展功能。例如，Min等制备了负载阿霉素（DOX）的碳酸钙（$CaCO_3$）矿化混合纳米颗粒（DOX-$CaCO_3$-MNPs），用于肿瘤特异性超声成像与化疗。该纳米颗粒能够通过EPR效应在肿瘤组织中积聚，并在肿瘤微酸（pH值偏低）环境中分解生成CO_2气泡，实现药物的pH触发释放及特异性超声成像。动物实验结果显示，相比对照组和游离DOX组，DOX-$CaCO_3$-MNPs在小鼠肿瘤模型中具有更显著的抗肿瘤作用，同时能提供持续时间更长的肿瘤超声成像信号。

5.2 医疗器械

在过去十年间，混合纳米材料在医学领域的应用不断涌现，大部分研究都致力于探索多功能水凝胶网络与周围基质及细胞之间的动态交互。随着聚合物化学、纳米技术和生物分子工程的不断进步，已能在设计新型纳米杂化材料时克服原有限制，并赋予其定制化功能。在这一部分，将重点关注纳米杂化材料在生物医学领域中的应用，包括组织工程、血管支架以及牙科植入等。

5.2.1 组织工程支架

传统的聚合物支架（如多孔支架、水凝胶或薄膜等）在负载支撑以及体内降解性能方面存在一定缺陷，尤其在用于承载负荷的再生医学领域表现尤为突出。因此，近年来开发能够克服传统聚合物支架缺陷的纳米复合材料支架逐渐成为研究热点。这些新型纳米复合支架通过物理或化学方式将合成或天然聚合物与硅酸盐类、磷酸钙类、碳基以及金属/金属氧化物类纳米材料进行复合，形成仿生特性的三维网络结构。经过调控，这些纳米复合支架可以在孔隙结构、溶质扩散性能、纳米尺度表面拓扑结构、表面化学性质、组织仿生弹性、亲水性及机械刚度等方面更接近天然组织的特性。这些独特的优势能够有效促进细胞与基质之间的相互作用，诱导细胞迁移、增殖与分化，从而更好地实现组织再生与修复。

其中，硅酸盐类纳米材料具有优异的亲水性和较大的比表面积，更容易与生物活性分子（如生长因子、细胞黏附配体）功能化结合，从而显著提升支架的组织再生能力及生物相容性。此外，其降解产物安全无毒，并能有效促进成骨相关细胞功能。如 Laponite 纳米片与明胶甲基丙烯酰胺（GelMA）复合形成的水凝胶即使在无诱导因子存在的条件下也能促进成骨前体细胞的分化。Halloysite 纳米管与壳聚糖-琼脂糖-明胶复合支架展现出良好的植入后吸收性和血管新生能力。另一种可生物降解且负载成骨细胞的聚乙二醇丙烯酸二酯（PEGDA）/Laponite/透明质酸复合水凝胶，采用双通道 3D 生物打印技术制备，可有效用于骨再生领域。

磷酸钙类纳米颗粒（如羟基磷灰石、β-磷酸三钙）具有良好的机械强度、生物相容性、骨传导性及可降解性，是目前应用最广泛的骨再生纳米复合支架材料之一。例如，嵌入磷酸钙纳米颗粒的透明质酸结合肽（HABP）纳米复合水凝胶表现出自愈性、与矿物表面的良好结合以及骨整合能力。另一种通过冷冻 3D 打印制备的多级孔隙结构磷酸钙/聚乳酸（PLLA）支架负载重组人骨形态发生蛋白-2（rhBMP-2），可有效促进骨髓间充质干细胞（hBMSCs）向成骨方向分化。

碳基纳米材料因优异的光学、机械、热学及导电性能，已广泛用于构建性能独特的纳米复合支架。如掺入碳纳米管的 GelMA 水凝胶不仅具备优异的机械和电学性能，还显著改善了心肌细胞的黏附、成熟与细胞间通信。聚乙烯亚胺功能化的氧化石墨烯负载血管生成相关基因，并与 GelMA 复合后能够有效促进梗死心脏的再血管化以及收缩功能的恢复。此外，还可制备导电性与正电荷结合的还原氧化石墨烯-CNT-聚乙二醇丙烯酸甲酯复合水凝胶，用于神经组织修复。

金属/金属氧化物纳米颗粒具有独特的力学、热学和磁学刺激响应性，将其掺入聚合物基质可开发具备特定刺激响应功能的纳米复合支架。例如，掺入金纳米棒的 GelMA 水凝胶表现出较低的电阻抗和较高的力学强度，有效促进心肌细胞与基质间相互作用及心脏组织功能。金纳米颗粒与 GelMA 结合，则能剂量依赖性地改善人脂肪干细胞的增殖与成骨分化。此外，氢氧化镁［$Mg(OH)_2$］纳米颗粒可有效中和聚乳酸降解产生的酸性副产物，降低炎症反应，在肾脏及软骨组织工程领域具有良好的应用潜力。

尽管上述先进的纳米复合支架能够在一定程度上模拟天然组织的特性，但在真正实现临床转化前，仍需克服诸多挑战。未来研究的重点应放在精细设计纳米复合支架的物理梯度（如拓扑结构、机械刚度、孔隙率）及化学梯度（信号分子浓度）方面，以更精确地调控细胞行为，并实现组织的高效再生与修复。

5.2.2 血管植入物

自 1986 年 Jacques Puel 首次提出冠状动脉支架植入技术以来，该方法已逐渐发展为治疗冠状动脉疾病的标准临床手段。当前临床上广泛使用的血管支架主要有两种类型：裸金属支架（bare-metal stents，BMS）和药物洗脱支架（drug-eluting stents，DES）。其中，裸金属支架常出现由免疫反应或血管内膜增生所导致的支架内再狭窄（in-stent restenosis，ISR）问题，而药物洗脱支架则因药物聚合物基质的过敏反应和支架表面内皮化进程受阻而引发晚期支架血栓形成（late stent thrombosis，ST），这些均严重影响支架的长期疗效。为解决上述问题，近年来采用新型纳米复合生物材料开发改性血管支架逐渐成为研究热点。

纳米复合生物材料具备良好的生物相容性和血液相容性，已逐渐成为新型血管支架材料的研究热点。例如，碳量子点-银纳米复合材料（CD-Ag NPs）与淀粉修饰的超支化聚氨酯（HPU）构成的纳米复合材料（HPU/CD-Ag NPs）表现出自膨胀性能，且在热学、力学、生物相容性、细胞相容性、血液相容性以及抗感染能力等方面均得到显著改善，这些性能支持其作为新型自膨胀型支架材料的应用。

除血液相容性外，理想的血管植入材料还应具有抑制炎症反应和再狭窄的功能。近年来，以聚乳酸为基质的依维莫司（Everolimus）释放型可降解血管支架在临床试验中出现副作用，其可能原因是 PLA 降解产生的酸性副产物引发了炎症反应。为此，研究人员开发了表面修饰的氢氧化镁（RA-Mg-OLA）纳米颗粒和负载西罗莫司（sirolimus）的 PLGA 纳米复合涂层，应用于钴铬（Co-Cr）

支架表面，能够显著抑制酸性降解副产物引起的炎症反应及支架内再狭窄问题。

支架表面的内皮化是保证血管植入物长期成功的关键因素之一。临床研究表明，晚期支架血栓形成（LAST）主要源于药物洗脱支架表面内皮细胞重建延迟。因此，促进支架表面内皮化进程是提高支架临床成功率的重要手段。目前常见的方法包括活性内皮细胞涂层以及促进内皮细胞增殖的纳米复合材料涂层技术。例如，采用聚倍半硅氧烷（POSS）-聚碳酸酯-脲聚氨酯（PCU）纳米复合聚合物涂层对裸金属支架表面进行修饰，并通过共价键连接抗 CD34 抗体，可高效捕获循环内皮祖细胞（EPC），显著促进支架表面的内皮细胞重建。此外，将金纳米颗粒与去细胞动脉基质复合形成的生物材料贴片植入猪胸主动脉，表现出良好的组织融合性、快速的内皮细胞重建能力，并在 6 个月的实验期间未出现失效情况。含金纳米颗粒的胶原复合支架则在生物力学性能及热稳定性上均优于纯胶原材料，将其携带 Wharton 胶来源的间充质干细胞后植入大鼠股动脉中，显示出良好的顺应性、抗血栓性、生物稳定性及内皮化效果。

尽管现有研究表明多种纳米复合材料对促进血管内皮化及抗炎抗栓方面具有良好效果，但由于各研究的实验条件及模型有所差异，未来研究应在统一的实验平台上对多种纳米复合材料进行系统性比较，以明确其在血管支架领域的应用前景，进而推动纳米复合血管支架的临床转化与应用。

5.2.3 牙科植入物

迄今为止，牙科植入材料已发展出多种类型，包括临时敷料、牙科修复材料（填充物、水门汀、树脂、牙冠和牙桥等）、印模材料、义齿材料及牙种植体等。20 世纪 60 年代，为修复龋齿及其他牙体缺损，以往广泛应用的含汞银汞合金材料逐渐被树脂复合材料所取代，主要原因是树脂复合材料在生物相容性和美学性能上更具优势，并且在临床操作上更便捷、更安全。

为进一步提升树脂基牙科修复材料的力学、化学及生物性能，研究人员开始尝试在光交联聚合物树脂基体（如双酚 A 甘油酯二甲基丙烯酸酯、三乙二醇二甲基丙烯酸酯、聚氨酯二甲基丙烯酸酯等）中引入无机纳米填料，其中最早使用的是二氧化硅（SiO_2）纳米颗粒。此后，众多无机纳米材料被陆续应用到牙科树脂复合材料中，以改善其机械强度、断裂韧性、表面润湿性、黏附性能以及抗龋性能，同时减少树脂材料的聚合收缩和色泽改变。例如，含有甲基丙烯酸化多面体低聚倍半硅氧烷（POSS）的树脂复合材料，表现出较低的聚合收缩率、优良的机械性能及良好的抗刮擦性；而含溴化物/阳离子聚合物（AgBr/NPVP）的聚甲基丙烯酸甲酯（PMMA）纳米复合树脂则具有良好的细胞相容性，且仅加入 0.1%（质量分数）的 AgBr/NPVP 便能有效抑制真菌生长。此外，Weir 等报道了一种含有乙氧基化双酚 A 二甲基丙烯酸酯（EBPADMA）、焦磷酸甘油二甲基丙烯酸酯（PMGDM）以及磷酸钙纳米颗粒（CaP）的树脂基纳米复合材料，能够有效诱导牙本质龋损部位再矿化，进而保护牙齿结构并抑制继发性龋齿。

近年来，纳米复合生物材料在牙周组织工程领域也得到广泛关注。牙周治疗的最终目标是恢复和维持患者的牙周组织健康及功能。多种纳米复合支架材料在骨组织再生领域表现出巨大潜力，因此也被视为牙周组织再生的候选材料。然而，目前常用的牙科植入物在适应局部组织环境方面仍存在不足。例如，尽管钛及其三元合金作为牙科种植体材料已广泛使用超过 30 年，但其表面对细胞的黏附性能仍不理想，限制了种植体的骨结合能力。因此，近年来的研究尝试利用纳米涂层及纳米复合材料对种植体表面进行改性，以促进组织愈合。例如，羟基磷灰石涂层种植体已被证实能有效促进骨组织与植入物界面的结合。

此外，耐磨性能也是牙科植入材料的关键指标之一。以碳基纳米材料为代表的耐磨涂层近年来获得了广泛关注，其中类金刚石（diamond-like carbon，DLC）涂层因其优异的机械、化学及热性能而备受青睐。但 DLC 涂层也存在内应力较高、界面结合性能不佳以及对环境条件敏感等缺点。为解决这些问题，有研究者采用 C60 离子束技术在钴铬（Co-Cr）合金基体表面制备碳纳米复合涂层（carbon nanocomposite coating，CNC），结果表明该涂层显著提高了植入材料的生物相容性及耐用性，并有效促进了植入部位的新组织形成，未见组织坏死现象，展现出其在骨科及牙科领域的应用前景。

此外，为实现牙周组织（牙骨质、牙周膜和牙槽骨）的全面同步再生，研究人员构建了一种组织特异性三层结构的纳米复合水凝胶支架，其组分包括壳聚糖-聚乳酸乙醇酸（chitin-PLGA）、纳米生物活性玻璃陶瓷（nBGC）及生长因子。动物实验表明，这种无细胞复合水凝胶支架能够实现牙周缺损部位的完全再生修复。尽管纳米复合生物材料在牙科领域取得了长足发展，但仍存在诸多限制因素阻碍其临床应用。未来研究应重点开发具有更优异细胞-材料界面相互作用、精准生长因子递送能力，以及快速组织再生功能的高性能纳米复合牙科植入材料，以推动该领域的临床转化与应用。

5.3 葡聚糖-量子点响应性基因载体治疗肿瘤

近年来，开发同时具备刺激响应增强基因释放和成像功能的生物可降解基因载体成为肿瘤基因治疗领域的重要课题。本节介绍的一种方案是构建 pH 响应性葡聚糖-量子点杂化基因载体（Dex-QD-PGEA），利用酸触发的“自毁”机制提高基因递送效率，并集成荧光成像以实现治疗过程的可视化。该载体以天然多糖葡聚糖为基体、半导体量子点为荧光探针，结合低毒阳离子聚合物赋予基因载体功能，得到有机-无机纳米杂化体系。葡聚糖赋予载体良好的水溶稳定性、生物相容性和丰富的化学修饰位点，而量子点则提供了光学成像功能，如图 5-1 所示（书后另见彩图）。

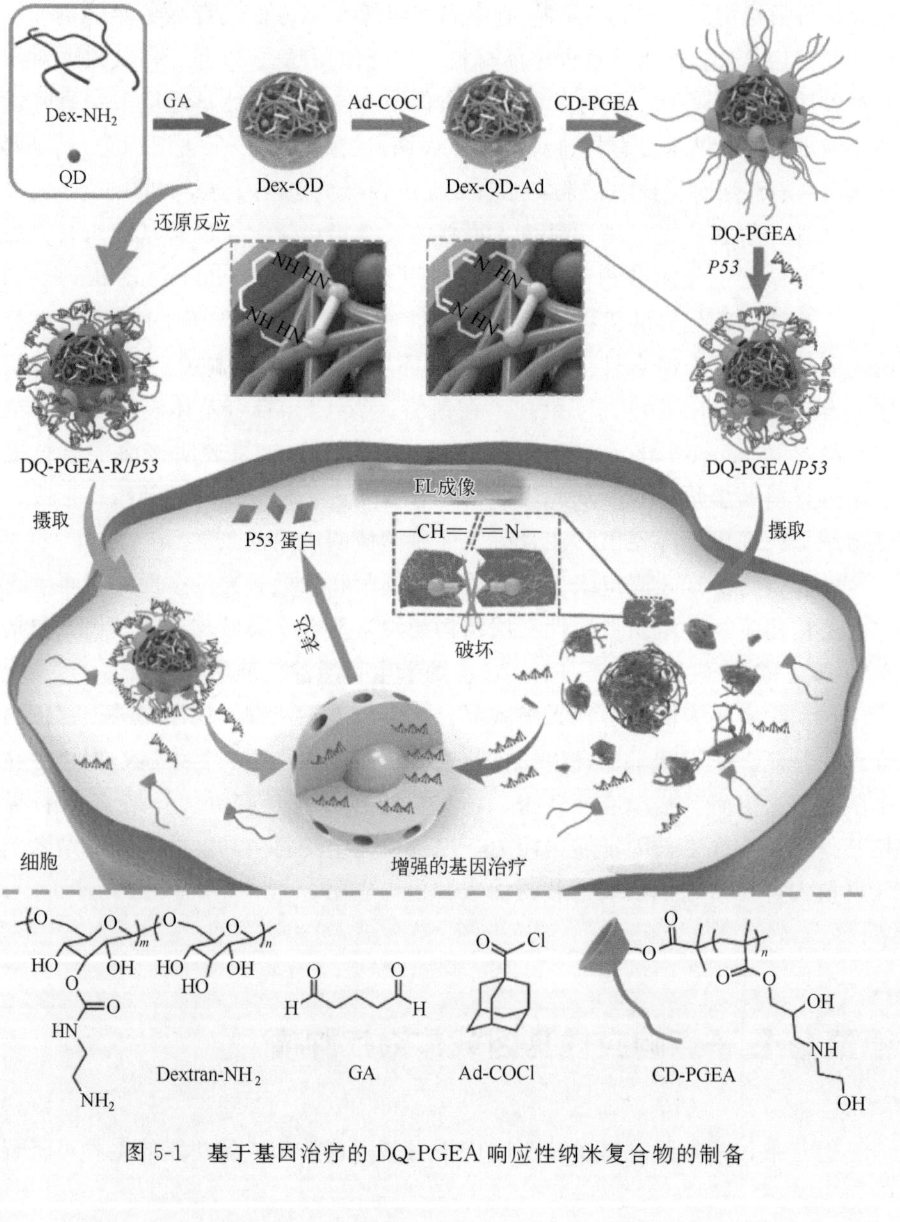

图 5-1　基于基因治疗的 DQ-PGEA 响应性纳米复合物的制备

5.3.1 载体制备方法与表征

在材料制备上，首先采用化学修饰获得氨基化葡聚糖（Dex-NH_2），即以1,1′-羰基二咪唑活化葡聚糖的羟基并引入乙二胺，赋予葡聚糖链以伯胺基团。同时，在水相中合成表面带有巯基配体（3-巯基丙酸）的CdTe量子点（发射峰约680 nm），量子点具有良好的水溶性和稳定的红色荧光。接着，通过“非溶剂辅助反离子复合”策略，将带负电的CdTe量子点与螯合剂EDTA在乙醇存在下复合到带正电的Dex-NH_2基体中。随后加入双醛交联剂戊二醛，其醛基与Dex-NH_2的胺基发生席夫碱（亚胺，C═N）键结合，生成交联的葡聚糖网络，从而将量子点牢固地包封在基体内，得到稳定的葡聚糖-量子点纳米粒（Dex-QD）。所得Dex-QD纳米粒呈近球形，透射电镜测得平均直径约65nm，量子点均匀分散于交联网络中，制备得到的Dex-QD纳米材料如图5-2所示。

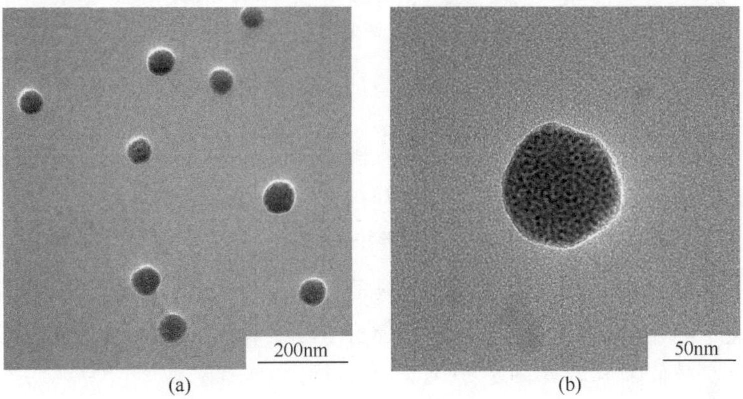

图5-2 Dex-QD的TEM图（a）及Dex-QD的TEM放大图（b）

5.3.2 载体响应释放机制

值得注意的是，Dex-QD纳米材料内引入的席夫碱键使其具有pH敏感的可降解特性，即在酸性（低pH）肿瘤微环境中亚胺键水解断裂，可导致载体骨架解体。相应地，通过硼氢化钠将亚胺键还原为稳定的胺键，可制备得到不具备酸降解性的对照载体Dex-QD-R。对比实验显示，Dex-QD在模拟内体/溶酶体酸性（pH 5.0）环境中随时间发生显著的溶胀和塌陷破碎，而在中性或微酸性（pH 7.4、6.5）条件下形态稳定；相比之下，Dex-QD-R在酸性条件下亦保持结构完整。这验证了交联网络中酸敏键的引入有效赋予载体pH响应性的“自毁”降解特征，如图 5-3 所示。

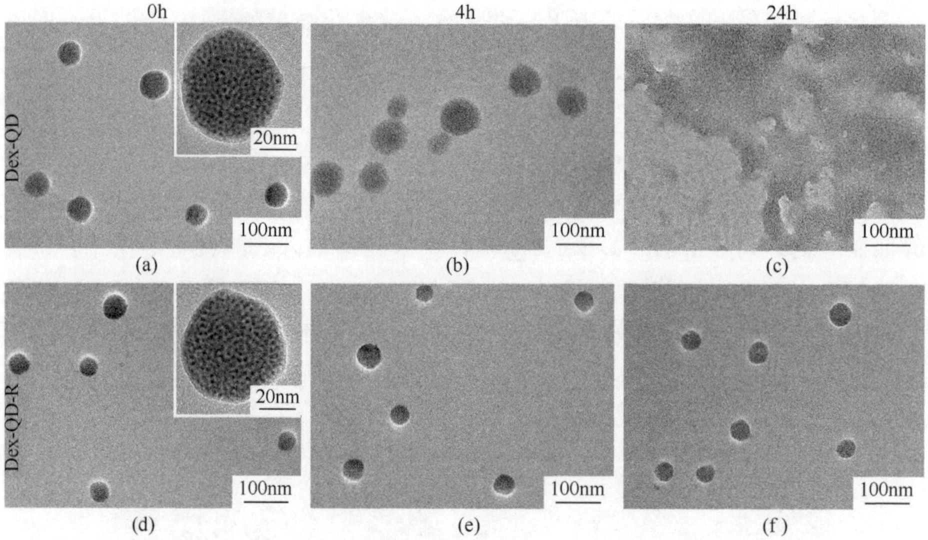

图 5-3　不同时间的 Dex-QD、Dex-QD-R 降解的透射图

为了使载体能够高效络合并携带基因，研究者进一步在 Dex-QD 表面修饰引入阳离子聚合物层。具体而言，先利用葡聚糖网络残留的氨基引入疏水的金刚烷基团（Ad），再通过主客体相互作用将带有 β-环糊精基元的阳离子聚合物 PGEA 组装到颗粒表面，构建形成最终的 Dex-QD-PGEA 纳米杂化载体（DQ-PGEA）。其中，PGEA 为乙醇胺功能化的聚（缩水甘油酯甲基丙烯酸酯）（PGMA），是低细胞毒性阳离子聚合物，其以 β-环糊精为引发核进行 ATRP 聚合缩水甘油酯甲基丙烯酸酯（GMA）并开环接枝乙醇胺，可得含 β-CD 结构的星状 PGEA 聚合物（记作 CD-PGEA），其数均分子量约 1.7×10^4。该聚合物中的环糊精基元可作为“主体”与引入 Dex-QD 表面的“客体”Ad 基团发生特异性结合，从而将聚合物牢固锚定在纳米粒表面，形成核-壳结构的基因载体。采用相同方法在 Dex-QD-R 表面组装则得到非降解型对照载体 DQ-PGEA-R。

热重分析显示，DQ-PGEA 基因载体中有约 50% 质量来自聚合物包覆层，证明成功引入大量有机高分子成分，如图 5-4 所示。与修饰前相比，组装聚合物后载体水合粒径由约 140nm 增加至约 320nm（DLS 检测平均粒径），佐证了聚合物壳层的存在；同时表面电位增加至 38mV，有利于后续与带负电的核酸形成复合物，如图 5-5 所示（书后另见彩图）。

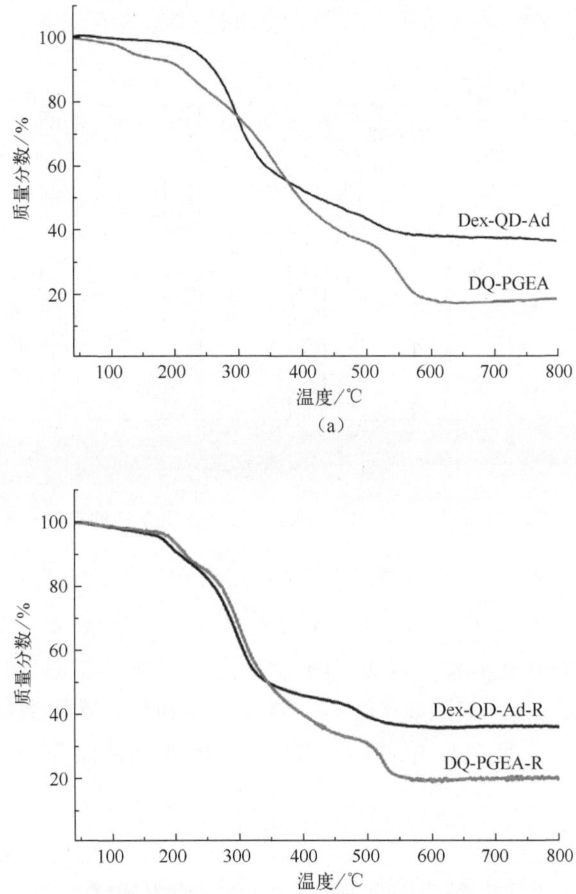

图 5-4 Dex-QD-Ad、DQ-PGEA（a）和 Dex-QD-Ad-R、DQ-PGEA-R（b）的热重曲线

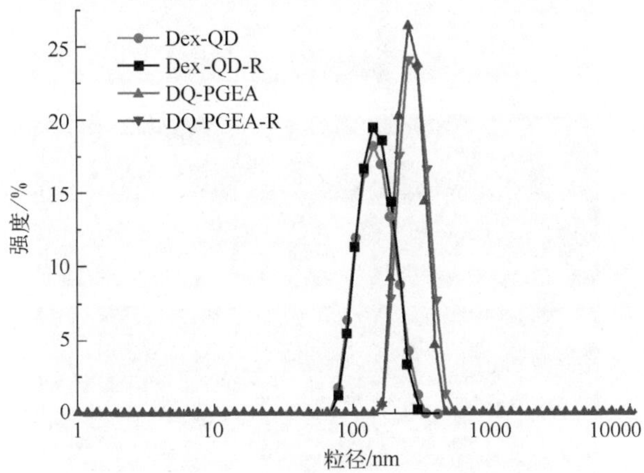

（a）粒径分布

图 5-5

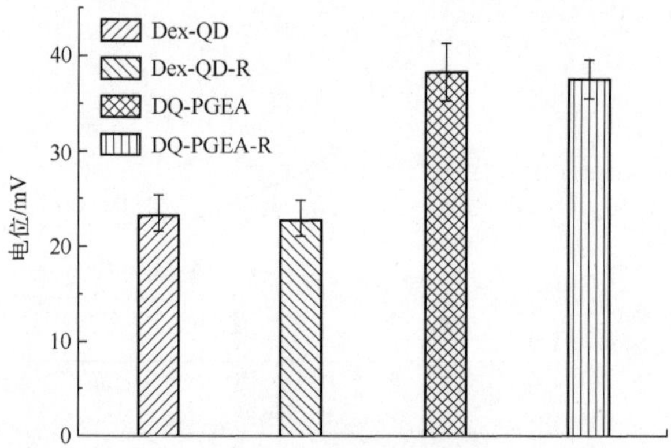

（b）表面电位

图 5-5　Dex-QD、Dex-QD-R、DQ-PGEA、DQ-PGEA-R 的粒径分布和表面电位

完成材料构建后，后续对其基因包裹能力和细胞相容性进行了系统评估。凝胶阻滞实验结果表明，DQ-PGEA 对质粒 DNA 具有很强的络合能力，在 N/P 值（阳离子中氮元素与 DNA 中磷元素摩尔比）为 2 时即可完全结合并阻滞 DNA 的电泳迁移，如图 5-6 所示。形成复合物后，基因载体的水合粒径保持在 200nm 左右，且 Zeta 电位约为 30mV，能够促进细胞摄取，如图 5-7 和

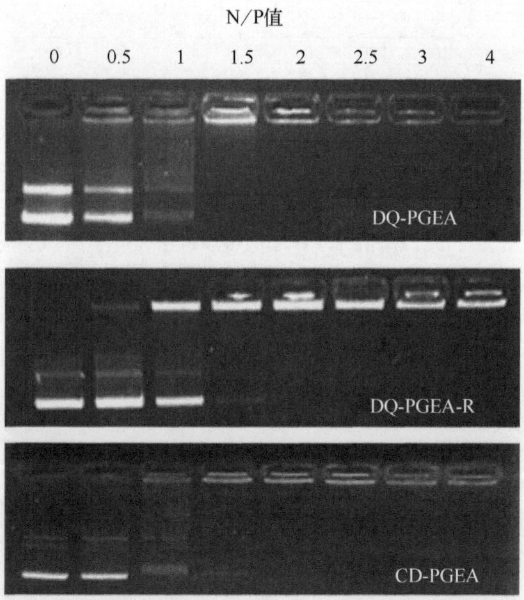

图 5-6　纳米复合物的 pDNA 电泳迁移率阻滞实验

图 5-8 所示。原子力显微镜观察显示，结合 DNA 后聚合物链收缩使颗粒尺寸由约 140nm 减小至约 110nm（N/P 值=20），进一步证明了 DNA 被紧密包裹，如图 5-9 所示（书后另见彩图）。安全性方面，MTT 法细胞活力结果显示，即使在较高 N/P(例如 N/P 值=30）下，DQ-PGEA/DNA 和 DQ-PGEA-R/DNA 复合物对 HEK293 正常细胞和 4T1 肿瘤细胞的细胞毒性很小，细胞存活率在 80％以上，明显优于等氮磷比条件下传统 PEI（分子量为 25000）聚合物载体的细胞毒性。这一结果证明该杂化载体在保证转染活性的同时具有可以接受的细胞毒性，如图 5-10 和图 5-11 所示。

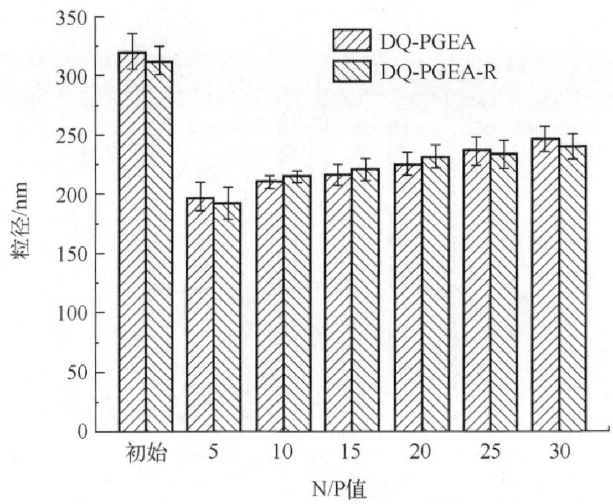

图 5-7　不同 N/P 值下纳米复合物的粒径

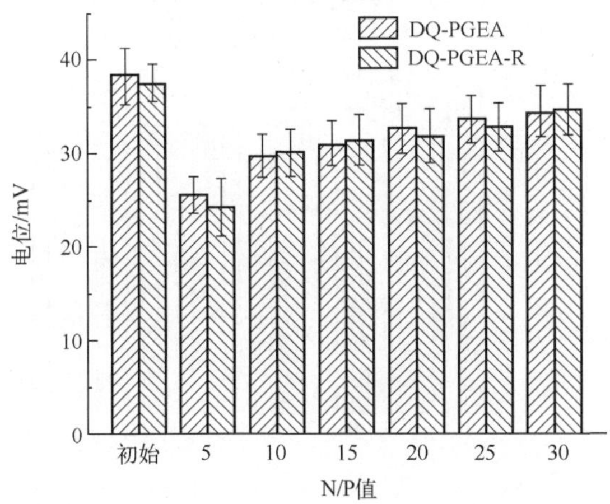

图 5-8　不同 N/P 值下纳米复合物的表面电位

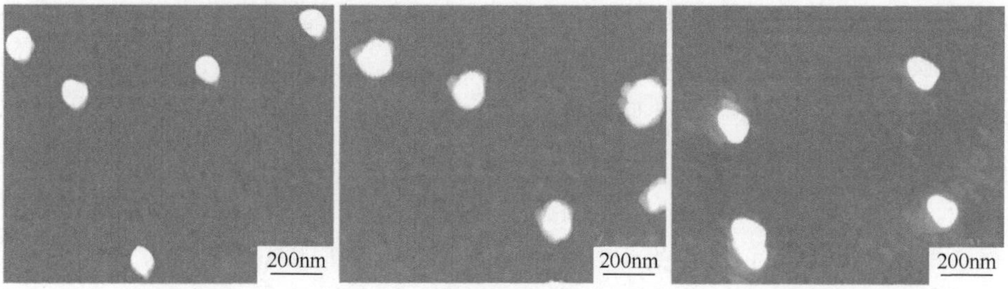

(a) Dex-QD (b) DQ-PGEA (c) DQ-PGEA/pDNA

图 5-9 Dex-QD、DQ-PGEA、DQ-PGEA/pDNA 的 AFM 照片

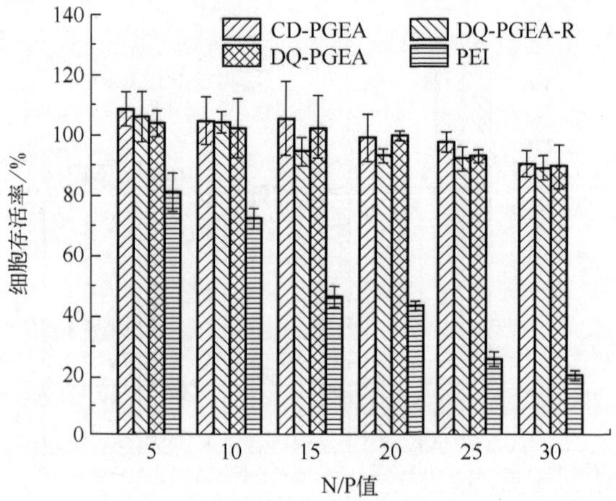

图 5-10 在 HEK293 细胞系中不同 N/P 值时 CD-PGEA/pDNA、DQ-PGEA/pDNA、DQ-PGEA-R/pDNA 和 PEI/pDNA 的细胞存活率

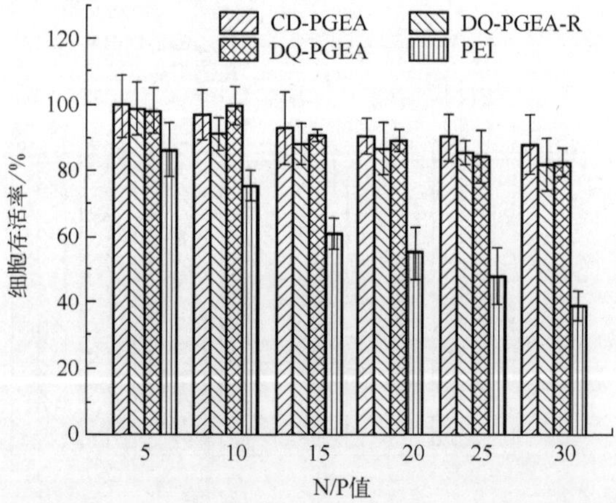

图 5-11 在 4T1 细胞系中不同 N/P 值时 CD-PGEA/pDNA、DQ-PGEA/pDNA、DQ-PGEA-R/pDNA 和 PEI/pDNA 的细胞存活率

在基因递送效果方面，研究首先采用荧光素酶和增强型绿色荧光蛋白（EGFP）报告基因对载体的转染性能进行了评估（图 5-12 和图 5-13）。结果发现，DQ-PGEA 在 N/P 值>10 时介导的基因表达水平即超过 PEI 在最佳 N/P 值=10 时的转染效率；同时，与 CD-PGEA 相比，DQ-PGEA 和 DQ-PGEA-R 杂化载体在各 N/P 值条件下均表现出更高的转染效率。在不同 N/P 值下转染效率呈现先升高后降低的趋势，在 N/P 值为 20 时达到峰值。重要的是，在最佳条件 N/P 值=20 时，pH 响应型 DQ-PGEA 介导的报告基因表达显著高于非降解型 DQ-PGEA-R。例如，流式分析 EGFP 表达显示 DQ-PGEA 组阳性细胞约 28%，高于 DQ-PGEA-R 组的 24%。这证明酸敏载体进入细胞内后于酸性内体/溶酶体环境中部分解体，促进了基因从载体中释放并转运至细胞中，从而增强转染效果，如图 5-14 所示（书后另见彩图）。相反，稳定的 DQ-PGEA-R 由于载体不解体，DNA 难以释放，转染效率受到限制。载体的细胞内吞结果如图 5-15 所示（书后另见彩图），DQ-PGEA/pDNA，DQ-PGEA-R/pDNA 和 CD-PGEA/pDNA 复合物被细胞内吞的比例分别为 73.3%、73.7% 和 55.5%。细胞摄取和基因转染效率之间的正相关性解释了 DQ-PGEA 和 DQ-PGEA-R 纳米复合物优于 CD-PGEA 的原因，表明纳米复合物有促进基因递送的优势。此外，DQ-PGEA/pDNA 和 DQ-PGEA-R/pDNA 的细胞内吞比例相当，证实了 DQ-PGEA/pDNA 复合物介导的基因转染增强可能主要归因于 DQ-PGEA 纳米复合物的 pH 响应性降解的假设。

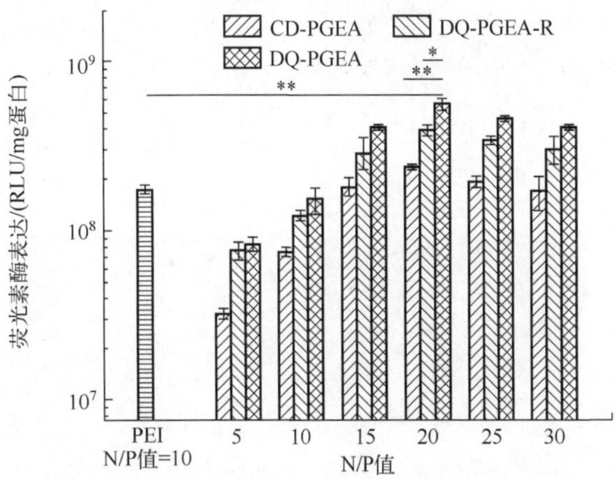

图 5-12　不同 N/P 值下的 CD-PGEA/pDNA、DQ-PGEA/pDNA 和 DQ-PGEA-R/pDNA 复合物以及 PEI 在 HEK293 细胞系中的基因转染效率

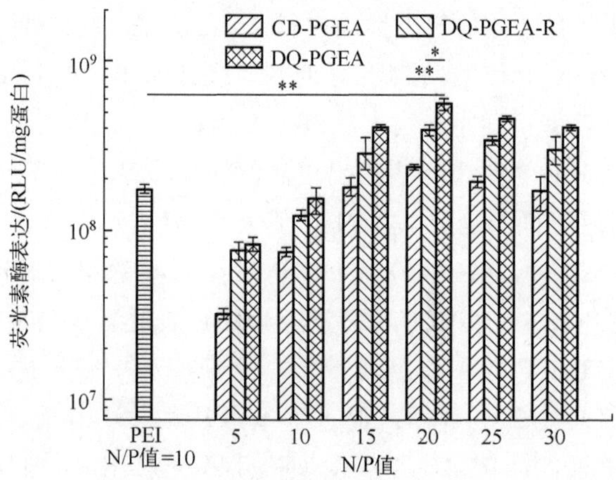

图 5-13 不同 N/P 值下的 CD-PGEA/pDNA、DQ-PGEA/pDNA 和 DQ-PGEA-R/pDNA 复合物以及 PEI 在 4T1 细胞系中的基因转染效率

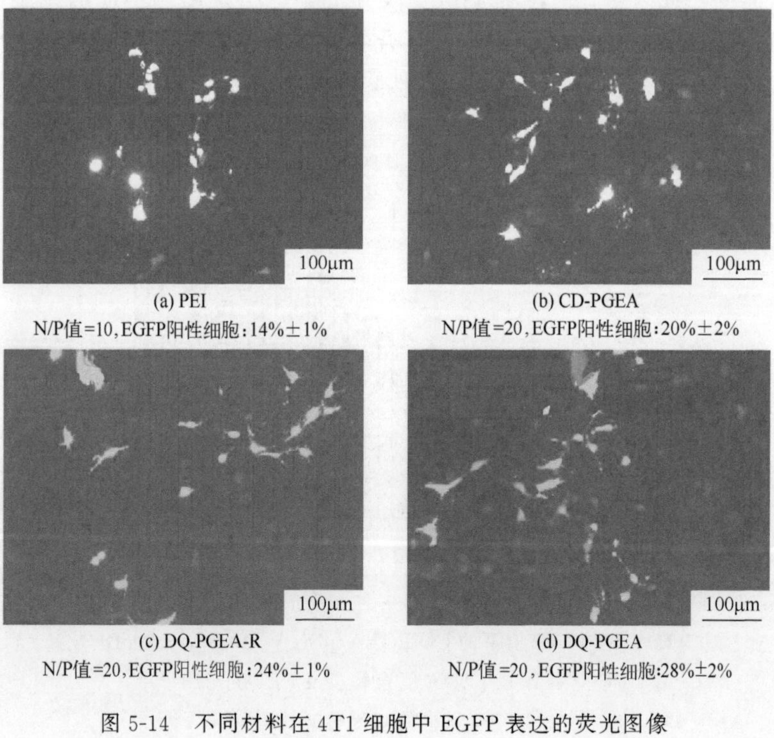

(a) PEI
N/P值=10，EGFP阳性细胞：14%±1%

(b) CD-PGEA
N/P值=20，EGFP阳性细胞：20%±2%

(c) DQ-PGEA-R
N/P值=20，EGFP阳性细胞：24%±1%

(d) DQ-PGEA
N/P值=20，EGFP阳性细胞：28%±2%

图 5-14 不同材料在 4T1 细胞中 EGFP 表达的荧光图像

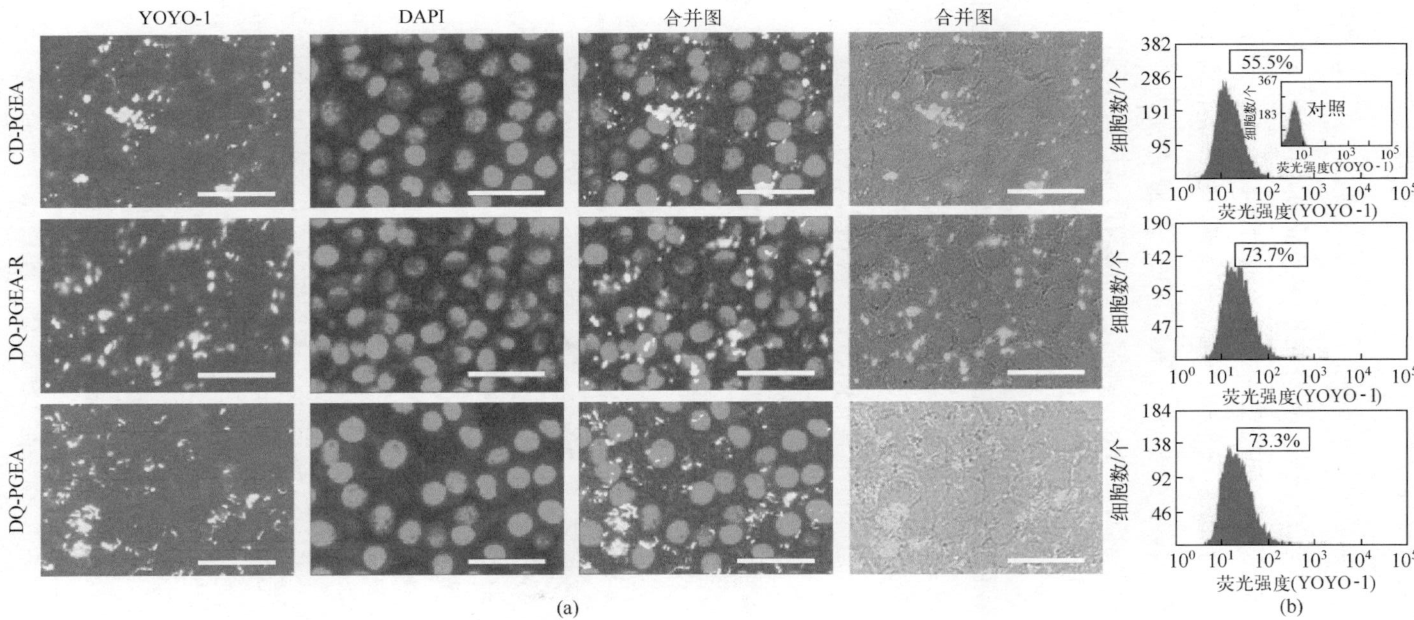

图 5-15　CD-PGEA/pDNA、DQ-PGEA/pDNA 和 DQ-PGEA-R/pDNA（N/P 值＝20）培养 4h 的 4T1 细胞的荧光显微镜照片（a）和流式细胞分析（b）（标尺：50μm）

5.3.3 载体体内外实验

在证明了具有良好的基因转染性能后，该杂化载体被用于携带肿瘤抑制基因 *P53* 以进行抗肿瘤治疗评估。体外功能实验证明，DQ-PGEA/*P53* 复合物可显著抑制肿瘤细胞的迁移和增殖，并诱导细胞凋亡。在 4T1 乳腺癌细胞划痕愈合实验中，转染 *P53* 后的细胞迁移显著放缓，24～72h 的划痕愈合率在各组中最低，如图 5-16 和图 5-17 所示。同时，细胞增殖活力检测显示 DQ-PGEA/*P53* 组在上述时间段内肿瘤细胞增殖受到明显抑制，凋亡水平相对升高，整体抗肿瘤活性优于非降解载体 DQ-PGEA-R/*P53* 组和空白对照组，如图 5-18 和图 5-19（书后另见彩图）所示。如图 5-20 所示，在用 DQ-PGEA-R/*P53* 和 DQ-PGEA/*P53* 复合物处理的 4T1 细胞中观察到了 P53 蛋白表达，证实了 *P53* 基因实现了成功转染与表达。与 DQ-PGEA-R/*P53* 组相比，观察到 DQ-PGEA/*P53* 介导的基因转染中 P53 蛋白的表达量更多，表明可降解 DQ-PGEA 基因载体在 4T1 细胞中具有促进 *P53* 基因表达的优势。

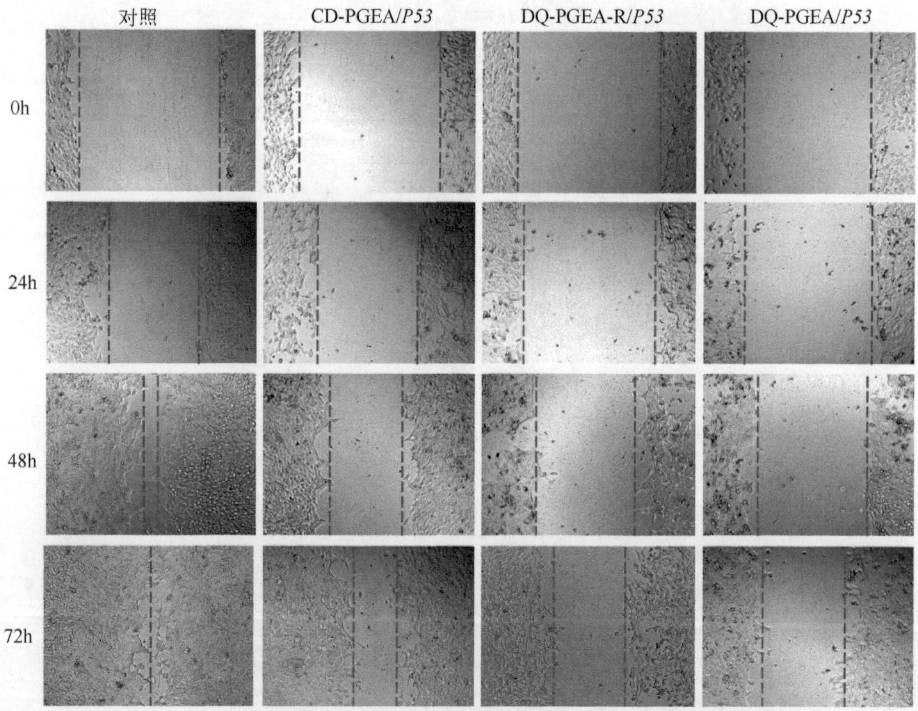

图 5-16 CD-PGEA/*P53*、DQ-PGEA-R/*P53* 和 DQ-PGEA/*P53* 培养的 4T1 细胞的划痕愈合测定中细胞迁移图像

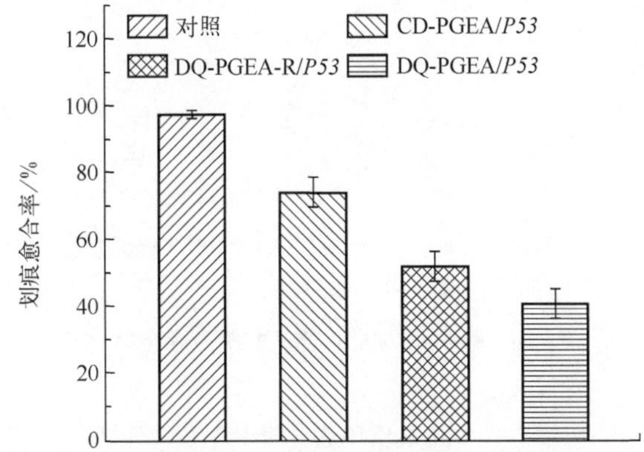

图 5-17　根据迁移距离和最初划痕计算的划痕愈合率

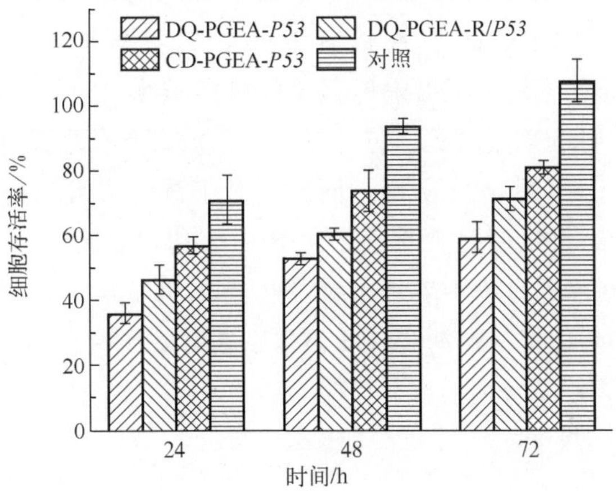

图 5-18　CD-PGEA/$P53$、DQ-PGEA-R/$P53$ 和 DQ-PGEA/$P53$ 转染后不同时间点的细胞存活率

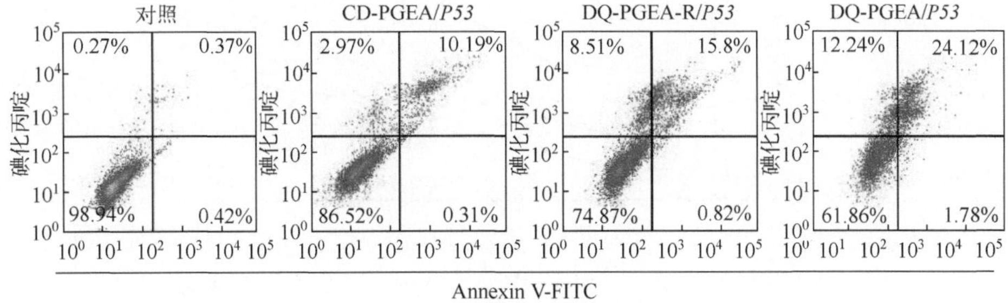

图 5-19　转染 48h 后流式细胞仪测定 4T1 细胞的凋亡率

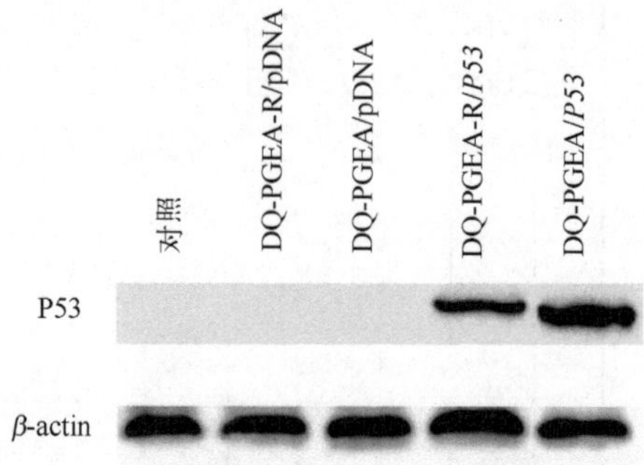

图 5-20　蛋白质印迹分析 P53 蛋白表达

在小鼠乳腺癌移植瘤模型中，通过肿瘤内注射将负载 *P53* 质粒的复合物递送至肿瘤局部。治疗结果显示，与 PBS 缓冲液对照组相比，使用 DQ-PGEA/*P53* 复合物处理的小鼠肿瘤生长受到明显抑制；相比之下，DQ-PGEA-R/*P53* 处理组仅呈现出中等程度的抑瘤效果。这一结果与体外实验趋势一致，再次证明了载体的酸响应“自毁”释放机制在增强基因治疗效力方面的作用，如图 5-21～图 5-23 所示。同时，对小鼠肿瘤组织进行免疫组织化学分析，基因治疗组可以明显观察到 P53 蛋白表达，如图 5-24 所示（书后另见彩图）。此外，在治疗过程中各组小鼠的体重无明显异常变化，主要脏器组织学切片未见明显病理损伤，初步说明该体系在有效剂量下具有良好的生物安全性，如图 5-25 和图 5-26 所示。

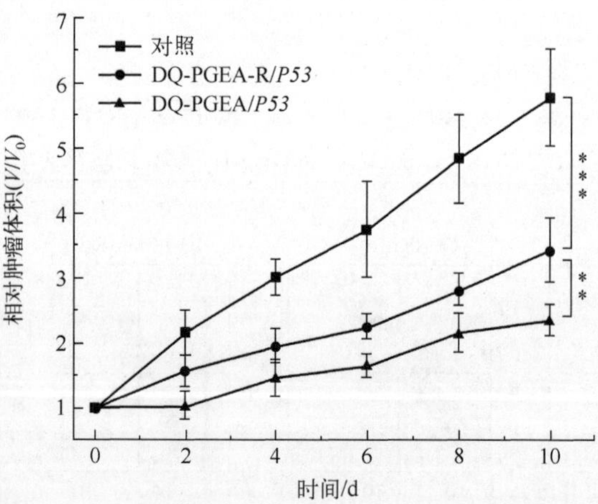

图 5-21　肿瘤相对体积生长曲线

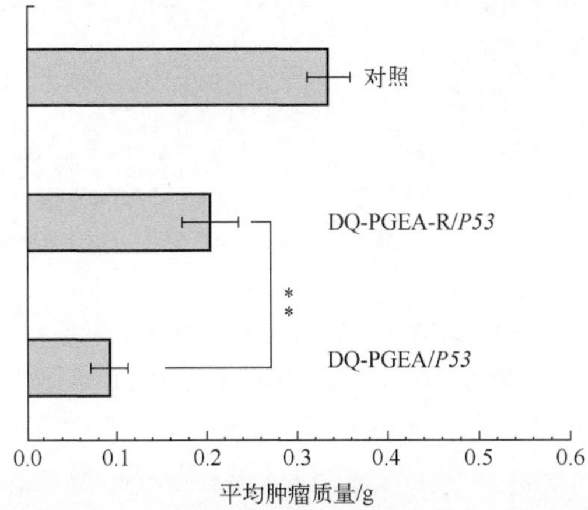

图 5-22 肿瘤质量分析

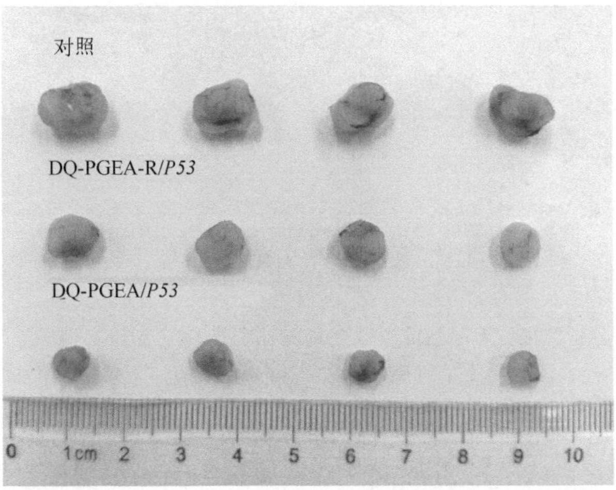

图 5-23 肿瘤照片（书后另见彩图）

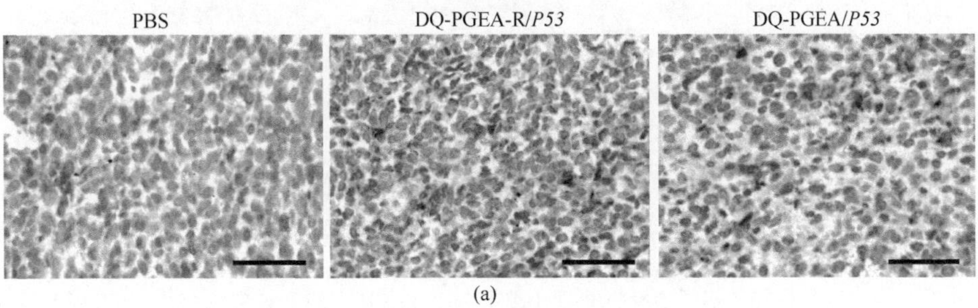

(a)

图 5-24

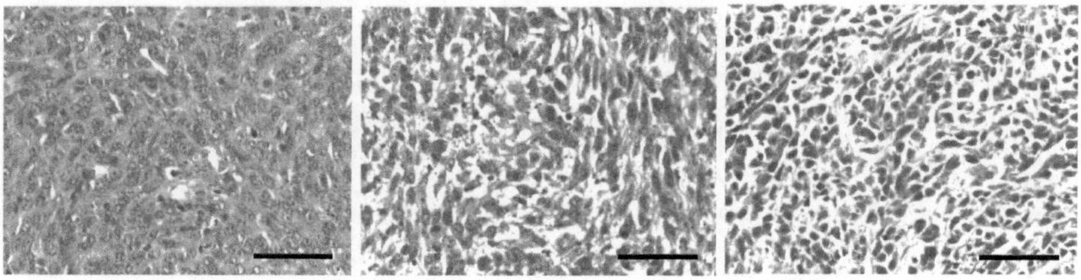

(b)

图 5-24　PBS、DQ-PGEA-R/*P53* 和 DQ-PGEA/*P53* 治疗组小鼠肿瘤的免疫组织化学染色图片（a）和 HE 染色图片（b）（标尺：50μm）

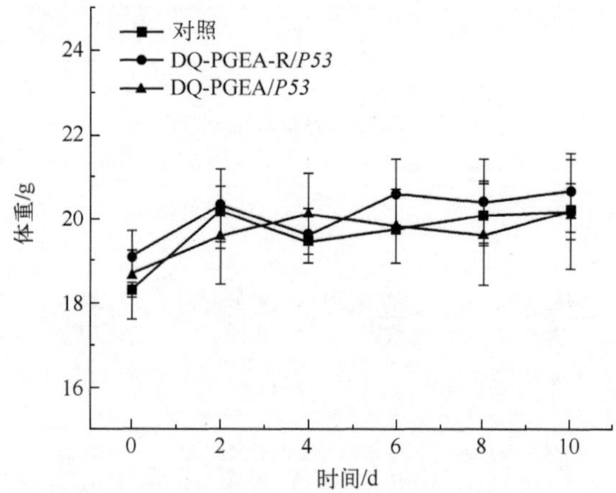

图 5-25　不同治疗方式的荷瘤小鼠的体重变化（n=4）

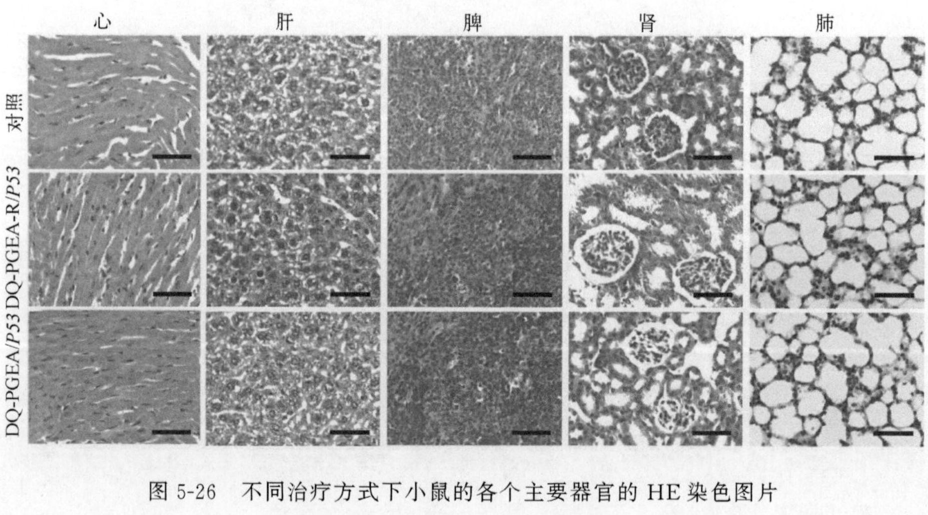

图 5-26　不同治疗方式下小鼠的各个主要器官的 HE 染色图片（标尺：50μm，书后另见彩图）

5.3.4 成像能力

值得一提的是，量子点的荧光特性使该载体具备成像监测功能。量子点具有较好的光稳定性和灵敏的荧光成像的优点，赋予 DQ-PGEA 纳米复合物荧光成像的能力，因此可使基因载体的基因递送过程可视化，如图 5-27 和图 5-28 所示（书后另见彩图）。在体内实验中，研究者利用 IVIS 体内成像系统对注射后的小鼠进行荧光成像，清晰观察到肿瘤部位出现强烈的红色荧光信号，证实 DQ-PGEA 载体成功富集于肿瘤组织并可被实时追踪。这一影像引导特性为评估基因递送的体内分布和疗效提供了有力手段，有望提高治疗的精准性和安全性。

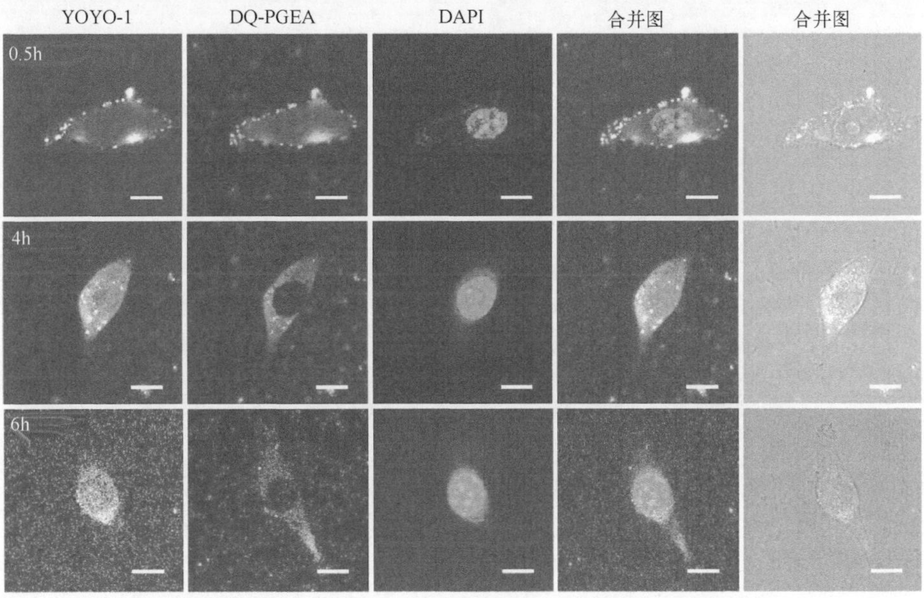

图 5-27　在不同时间点得到的 DQ-PGEA/pDNA 复合物处理的 4T1 细胞的激光共聚焦显微镜图像（标尺：10μm）

综上所述，基于葡聚糖-量子点纳米杂化物的 pH 响应性基因载体通过巧妙的材料设计，将多糖的生物相容性和量子点的成像能力相结合，并利用酸敏动态键实现了载体在肿瘤微环境中的自降解释放。该平台不仅在细胞和动物水平上展示出优异的基因转染效率和抗肿瘤效果，而且能够实现荧光成像引导的治疗过程监控，体现了诊疗一体化优势。其降解特性有助于载体在完成基因递送后主动消解，降低长期毒性风险。这一研究为构建新型高效、安全的肿瘤基因治疗载体提供了有益思路，也为开发多功能纳米诊疗平台奠定了基础。

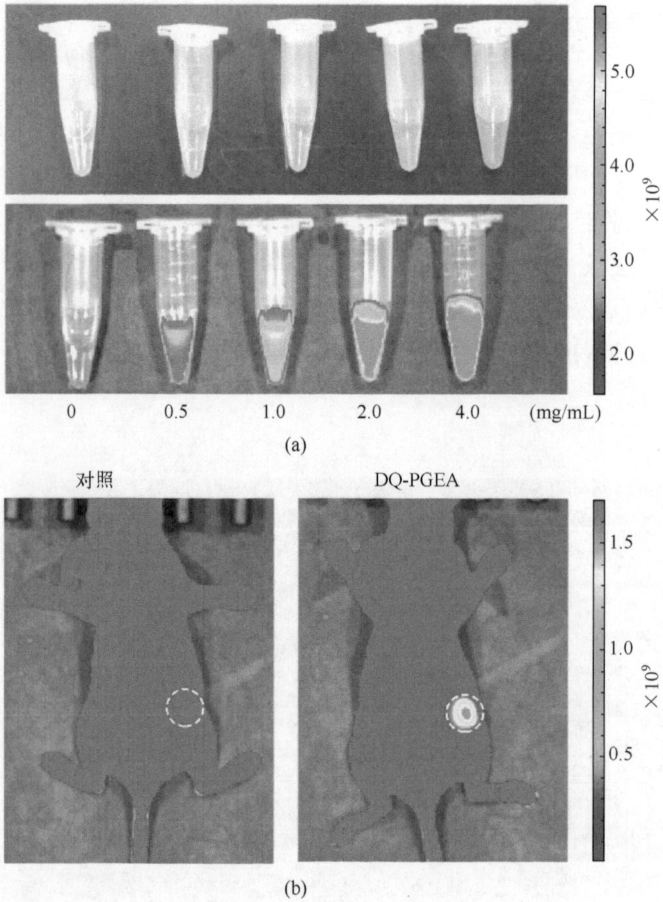

图 5-28 不同浓度的 DQ-PGEA 溶液的照片（顶部）和荧光照片（底部）(a)，以及在肿瘤内注射 DQ-PGEA（3.78mg/mL，100μL）之前和之后的小鼠的荧光图像（b）

本节系统性地阐述了一种面向肿瘤微环境响应的多糖-量子点纳米复合基因递送系统 DQ-PGEA 的设计、构建及其在体内外的性能评估。该系统以水溶性良好、生物相容性优异的葡聚糖为有机骨架，引入具有荧光成像能力的量子点以赋予纳米复合物可视化功能；并通过酸敏感的席夫碱键引入 pH 响应性降解机制。基于主客体作用，将阳离子基因递送聚合物 CD-PGEA 有效组装于体系中，构建具有基因递送功能的 DQ-PGEA 复合物。为进一步验证其响应性作用机制，该研究设计了不可降解的对照体系 DQ-PGEA-R。通过系列体内外实验发现，DQ-PGEA 复合物在维持细胞摄取效率的基础上，显著提升了基因转染效率，这得益于其酸性环境下的可控降解特性，加速了载体内 pDNA

的释放。特别是在体外肿瘤细胞的划痕实验、增殖与凋亡分析中，DQ-PGEA/*P53* 复合物显著抑制了肿瘤细胞的迁移与增殖，诱导凋亡比例最高。在 4T1 乳腺癌荷瘤小鼠模型中的治疗实验中，DQ-PGEA/*P53* 复合物显著抑制肿瘤生长，并在保证良好生物相容性的前提下，实现了精准的瘤体荧光成像与 *P53* 基因表达追踪，验证了其作为成像引导型基因治疗平台的潜力。展望未来，该系统的构建策略具有广泛的可扩展性。无机成分如 Fe_3O_4 或 $ZnFe_2O_4$ 可用于磁共振成像，CuS 纳米颗粒或金纳米棒则可赋予材料光声成像能力，从而进一步拓展 DQ-PGEA 平台在多模态影像引导治疗中的应用前景。此外，为降低交联剂戊二醛可能引发的毒性，天然多酚类化合物或京尼平等绿色交联剂也可被引入作为可替代策略，进一步优化材料的生物安全性。

综上，DQ-PGEA 纳米复合系统兼具靶向性、可降解性、成像能力与优异的基因递送效率，为构建多功能、高性能的核酸药物递送平台提供了新思路，具有良好的应用前景和进一步开发价值。

5.4 透明质酸-金纳米棒基因载体的肿瘤靶向治疗

近年来，基因治疗作为精准医学的重要组成部分，在恶性肿瘤治疗中展现出巨大的潜力。与此同时，光热治疗因非侵入性和局部加热精准杀伤肿瘤细胞的优势，也在肿瘤治疗中获得广泛关注。研究表明，将具有光热性能的材料与基因载体结合，可通过 PTT 与 GT 协同作用提高治疗效果。一方面，近红外线诱导的热效应可增强核酸从载体中释放或促进其从溶酶体中逃逸，从而提升转染效率；另一方面，光声成像技术可用于实时监控载体在体内的分布与富集过程，为精准治疗提供依据。

金纳米棒因良好的光热转换效率、光声成像能力以及可控表面修饰特性，被广泛应用于构建新型光热-基因联合治疗平台。然而，传统 Au NRs 基因载体通常携带强正电荷，易在体内与血浆蛋白发生非特异性结合，导致其在血液循环中迅速被清除，难以有效富集于肿瘤部位。聚乙二醇（PEG）修饰虽然可增强载体的稳定性并延长循环时间，但同时降低了细胞摄取率和转染效率，且其缺乏肿瘤靶向功能，因此限制了治疗效果的提升。

为解决上述问题，本研究提出一种引入具有肿瘤主动靶向功能的负电性天然多糖——透明质酸（HA）的策略。HA 具备良好的生物相容性和生物可降解性，且能特异性识别多种肿瘤细胞表面过表达的 CD44 受体，从而介导靶向摄取并提高细胞内吞效率。此外，HA 修饰还可在降低载体表面电荷的同时，实现主动肿瘤靶向与体内长循环性能的结合，为增强基因递送效率与治疗效果提供可行路径。

尽管 HA 修饰提高了系统稳定性和靶向能力，但在细胞内转染过程中，其“质子海绵效应”及空间位阻效应可能影响内涵体或溶酶体逃逸，从而制约基因表达。为此，引入对 pH 敏感的席夫碱键将 HA 修饰在金纳米棒基因载体上。该化学键可在溶酶体或内涵体的酸性环境下断裂，从而实现对 HA 屏蔽层的响应性去除，促进基因释放及载体逃逸，从而显著提升转染效率。

综上，该研究构建了具备体内长循环能力、肿瘤靶向性、pH 响应性和光热转化能力的 HA 功能化金纳米棒基因载体系统（AP/*P53*-HA），用于 *P53* 基因的递送与光热基因联合治疗。如图 5-29 所示，本系统的构建过程包括以下几个步骤。

① 载体构建：以乙二胺与 PGMA 开环反应得到 PGED，进一步与硫辛酸（LA）反应得到 PGED-LA，并通过配体交换连接至金纳米棒表面，制备得到 Au-PGED（简称 AP）。

② 基因络合：利用 AP 携带 *P53* 抑癌基因，通过静电作用形成 AP/*P53*

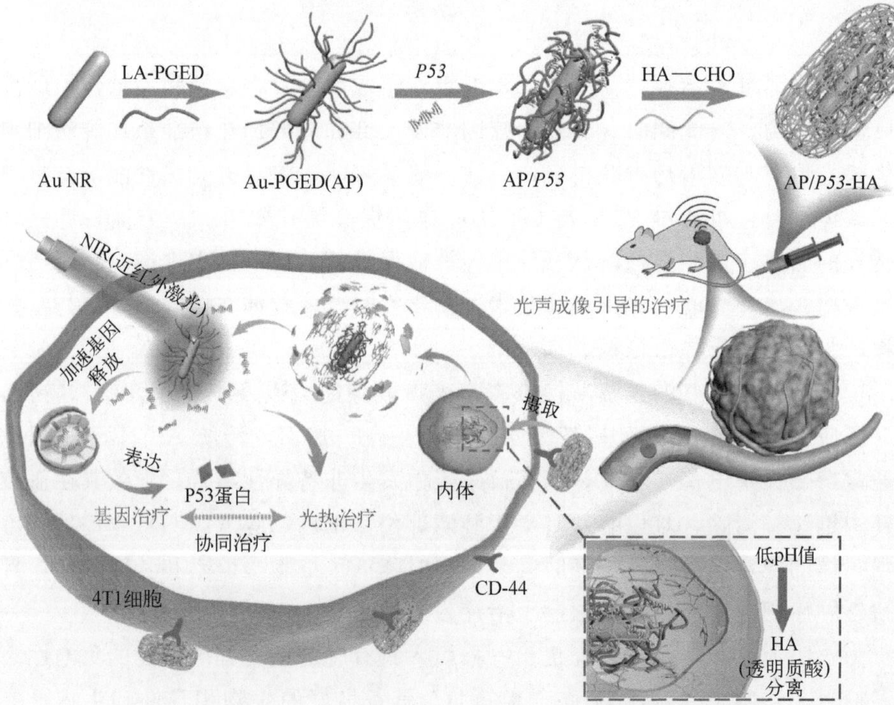

图 5-29　AP/*P53*-HA 纳米杂化物的制备

复合体。

③ 靶向修饰：通过席夫碱反应引入醛化透明质酸（HA—CHO），形成具有响应性屏蔽层的 AP/*P53*-HA 复合基因载体。

④ 成像与治疗：基于金纳米棒的 PAI 能力，确定体内治疗窗口；结合其光热特性和 pH 响应释放机制，实现高效基因递送及肿瘤细胞杀伤。

该系统的显著特点如下：

① 长循环与主动靶向：HA 赋予载体良好的体内稳定性与 CD44 介导的靶向能力。

② pH 响应逃逸：席夫碱键敏感断裂，有助于增强溶酶体逃逸。

③ 协同治疗与成像：在 PAI 指导下，结合基因递送与 PTT 进行精准联合治疗。

④ 优良生物相容性：整体系统以天然多糖、光热无机材料和 *P53* 构建，具有良好的生物安全性。

本节将围绕该系统的体外构建、理化表征、细胞内吞及转染效率评估、光热性能检测、体内 PAI 成像及抗肿瘤治疗效果等方面展开研究，验证其在光声成像引导下实现高效光热-基因联合治疗的可行性与应用潜力。

5.4.1 载体制备与表征方法

（1）Au-PGED 的制备

本研究采用经典“种子生长法”合成金纳米棒。线性聚合物 PGMA 由 GMA 单体在 CuBr/联吡啶/DMSO 体系中通过 ATRP 合成。PGED 通过 PGMA 与过量乙二胺的开环反应制备得到。随后，PGED 与硫辛酸（LA）通过酰胺反应制备得到 PGED-LA。将 PGED-LA 溶于去离子水后与 Au NRs 混合，通过金硫键反应获得金纳米棒基因载体 Au-PGED（AP）。

（2）AP/pDNA-HA 的制备与表征

HA—CHO 通过高碘酸钠氧化透明质酸钠制备。将透明质酸与 $NaIO_4$ 反应，透析、冷冻干燥后通过羟胺滴定测定醛化度。随后将 AP 与 pDNA 按 N/P 值＝15 混合制得 AP/pDNA。随后按不同比例加入 HA—CHO 进行修饰，分别设定为 25％、50％、75％和 100％的质量比，制备 AP/pDNA-HA 复合物。用琼脂糖凝胶电泳和粒径电位测试进行表征。

（3）体外实验

将 AP/pDNA、AP/pDNA-HA 及对照 PEI/pDNA 与 4T1 或 HEK293 细胞共培养，评价其基因转染效率。使用 MTT 法比较 AP/pDNA、AP/pDNA-HA（HA—CHO 质量分数为 50％）及 PEI/pDNA 在 4T1 与 HEK293 细胞中

的毒性。分别将 PEI/pDNA、PGED/pDNA、AP/pDNA、AP/pDNA-HA 与 4T1 细胞共培养，4h 后采用荧光显微镜和流式细胞仪检测内吞效率。另于 0.5h、4h、6h 时间点使用共聚焦激光显微镜观察亚细胞分布。分别将 PGED/*P53*、AP/*P53* 和 AP/*P53*-HA 与 4T1 细胞共培养 48h，采用 Annexin V-FITC/PI 染色及流式细胞仪分析细胞凋亡情况。用 AP/*P53* 和 AP/*P53*-HA 处理 4T1 细胞或肿瘤组织后提取蛋白，通过 Western blot 检测 P53 蛋白的表达。以 MTT 和 FDA-PI 双染色法评价联合治疗效果。将 AP/*P53*-HA 与 4T1 细胞共孵育后进行近红外激光照射（808nm，$1.0W/cm^2$，5min），对照组包括单独的基因治疗组、光热治疗组及 PBS 处理组。细胞活力通过 MTT 法测定；双染色法观察细胞生死状态。

（4）体内实验

荷瘤小鼠尾静脉注射 AP 或 AP-HA 复合物，在设定时间点用 MSOT 系统进行光声成像，观察其肿瘤靶向性及成像能力。将荷瘤小鼠分为 PBS 对照组、AP/*P53*-HA 基因治疗组、AP-HA＋NIR 光热治疗组及 AP/*P53*-HA＋NIR 联合治疗组（G1～G4）。各组每 2 天治疗 1 次，共持续 10d；NIR 照射在首次给药 10h 后进行。每两天测量肿瘤体积，末次治疗后取材用于后续组织分析和蛋白检测。

5.4.2 载体靶向机制

5.4.2.1 AP 基因载体的表征

本研究通过图 5-29 所示的策略设计并构建了透明质酸功能化的金纳米棒基因载体（AP/*P53*-HA），载体的构建过程包括基于 PGED-LA 修饰金纳米棒（Au NRs）制备 AP 基因载体，以及通过席夫碱反应引入醛化透明质酸（HA—CHO）实现功能化。

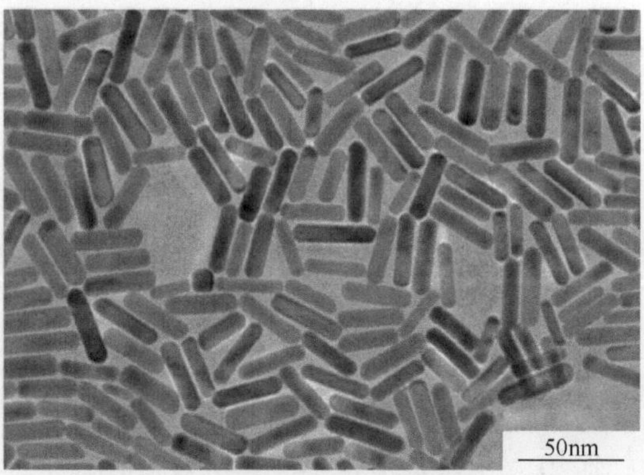

图 5-30 金纳米棒的透射电镜照片

金纳米棒通过“种子生长法”成功合成。TEM 图像（图 5-30）显示所制得的金纳米棒粒径均一，长度约为 40nm，宽度约为 10nm，呈良好分散状态。随后，采用 ATRP 法合成 PGMA（$Mn=1.01\times10^4$，PDI＝1.31），经乙二胺开环反应获得 PGED，进一步与 LA 缩合反应生成

PGED-LA。图 5-31 中^{1}H NMR 谱图验证了各合成步骤的成功，PGED-LA 中特征峰的出现表明了硫辛酸的成功引入。利用 PGED-LA 与金纳米棒之间的强亲和作用，通过配体交换反应获得 AP 基因载体。DLS 粒径测试结果（图 5-32）显示 AP 的平均粒径约为 190nm，远高于 Au NRs 的 59nm，证明聚合物成功修饰。紫外-可见吸收谱图（图 5-33）显示 LSPR 吸收峰变宽以及轻微红移，进一步佐证了聚合物包覆引起的折射率变化。热重分析表明，AP 中阳离子聚合物含量约为 47%（图 5-34）。琼脂糖凝胶电泳结果（图 5-35）表明，AP 基因载体在 N/P 值为 1.5 时即可完全包裹 pDNA。随后，在 4T1 和 HEK293 细胞系中进行荧光素酶基因转染实验（图 5-36 和图 5-37），结果显示，AP 基因载体在 N/P 值为 15 时表现出最佳转染效率，显著高于传统聚乙烯亚胺（PEI，N/P 值=10）和 PGED（N/P 值=15），说明其在基因递送方面具有潜力。

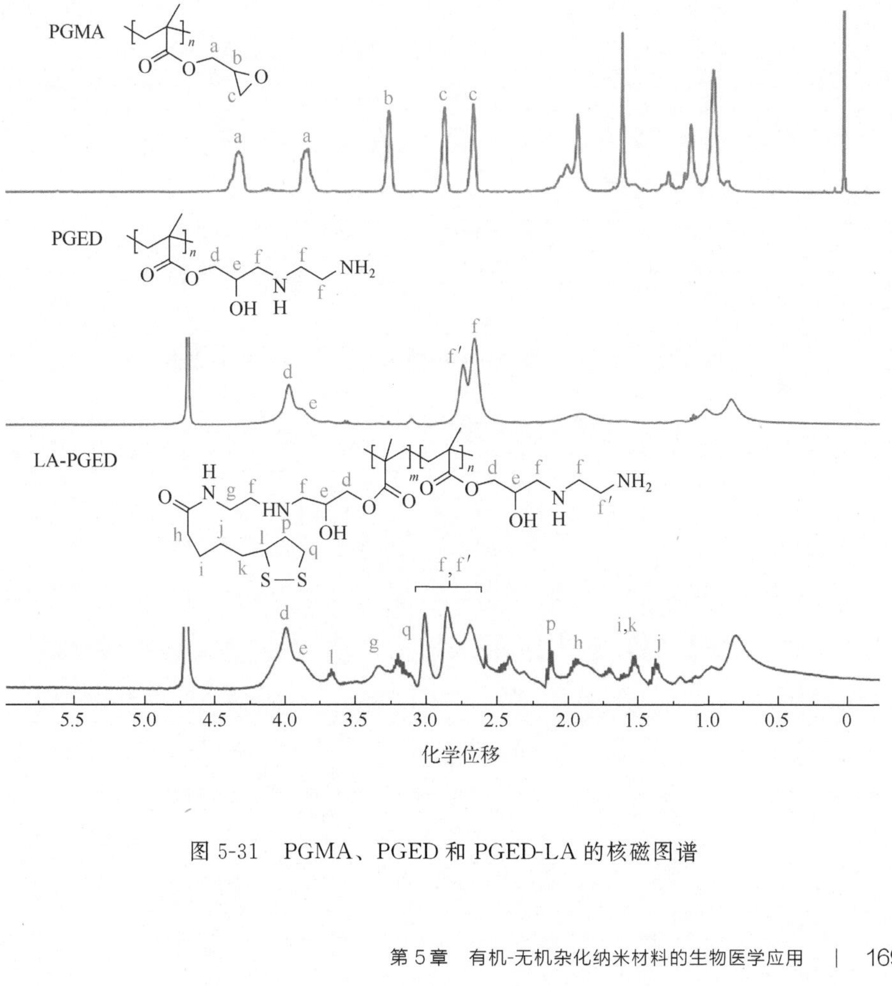

图 5-31　PGMA、PGED 和 PGED-LA 的核磁图谱

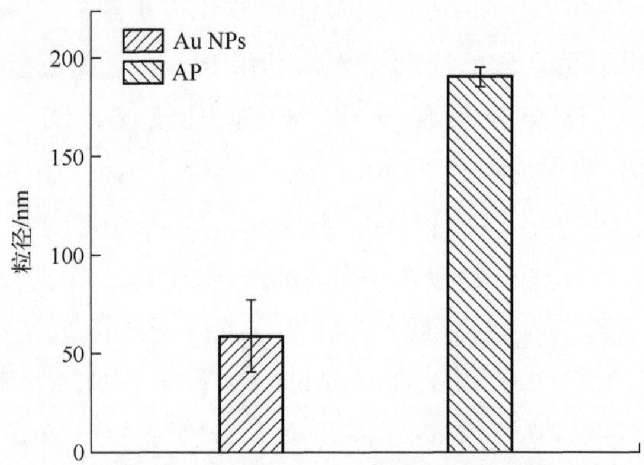

图 5-32　Au NRs 和 AP 基因载体的粒径

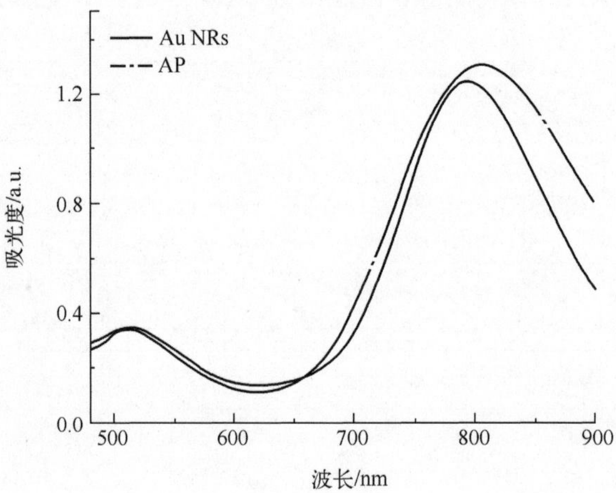

图 5-33　Au NRs 和 AP 基因载体的紫外-可见吸收光谱

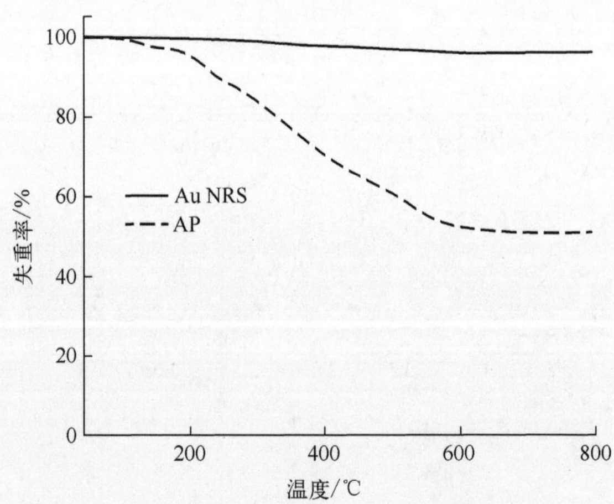

图 5-34　AP 基因载体的热重曲线

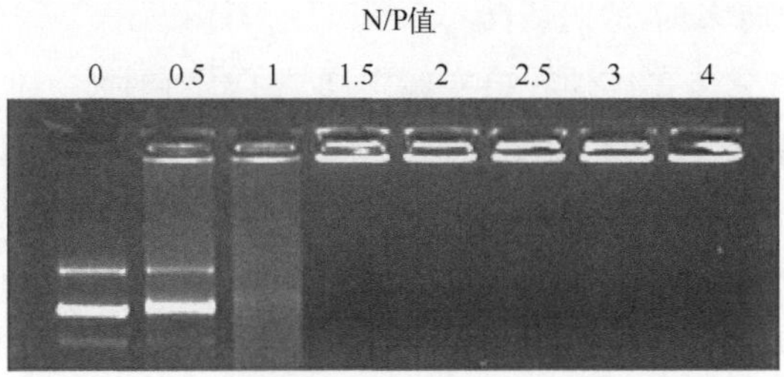

图 5-35　AP/pDNA 的凝胶电泳图

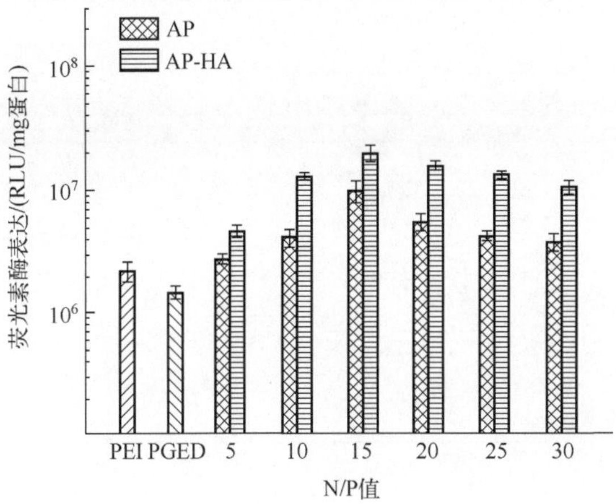

图 5-36　AP/pDNA-HA、AP/pDNA、PEI(N/P 值=10）和 PGED(N/P 值=15）在 4T1 细胞中的基因转染效率

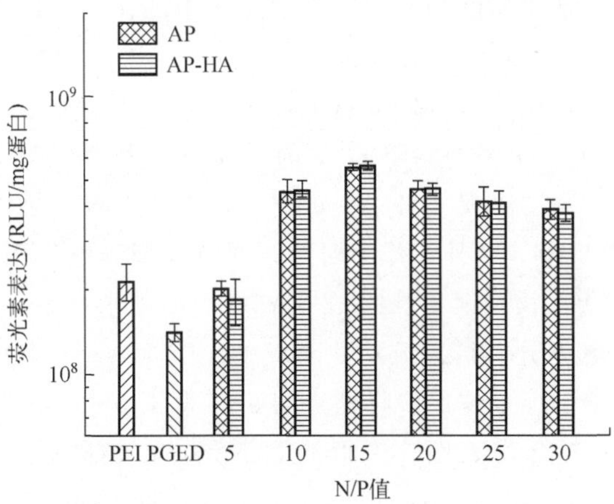

图 5-37　AP/pDNA-HA、AP/pDNA、PEI(N/P 值=10）和 PGED(N/P 值=15）在 HEK293 细胞中的基因转染效率

5.4.2.2 引入靶向多糖-透明质酸

尽管 AP 基因载体在体外转染实验中展现了优异性能，但其正电表面可能在体内引发与血清蛋白的非特异性结合，从而影响循环时间与治疗效果。为此，引入具有 CD44 受体靶向性和负电性的透明质酸作为屏蔽材料以延长循环时间并增强靶向性。通过 $NaIO_4$ 氧化透明质酸引入醛基，制得 HA—CHO。傅里叶变换红外光谱（图 5-38）显示在 1720cm^{-1} 处出现了明显的 C═O 伸缩振动吸收峰，表明醛基被成功引入。滴定分析进一步确认其醛化度约为 50%，为后续与 AP 基因载体通过席夫碱反应形成稳定复合物奠定基础。

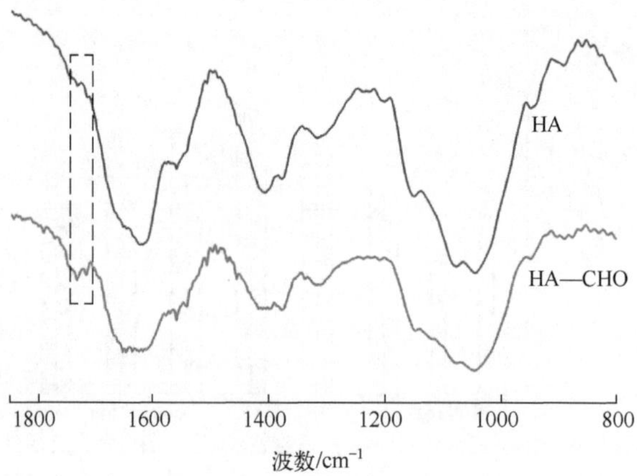

图 5-38　HA 和 HA—CHO 的红外光谱

5.4.2.3 靶向机制

为进一步探究透明质酸功能化在基因递送中的作用，以 N/P 值为 15（此前实验确定为 AP 基因载体的最佳转染比）制备 AP/pDNA 复合物，并引入不同质量分数的醛化透明质酸（HA—CHO），构建多种 AP/pDNA-HA 杂化物，其中 HA—CHO 与 AP 中 PGED-LA 的质量比分别为 25%、50%、75% 和 100%。杂化物的形成依赖于 HA—CHO 与 AP/pDNA 之间的静电作用及 Schiff（席夫）碱反应。此外，作为对照，通过物理静电作用分别构建了 AP/pDNA 与 HA 的杂化物（记作 AP/pDNA/HA′）。

粒径和表面电位分析结果显示，随着 HA 或 HA—CHO 的引入比例的升高，复合物粒径增加而电位逐步降低（图 5-39 和图 5-40），说明 HA 或 HA—CHO 成功包覆于复合物表面。值得注意的是，在相同质量比条件下，AP/pDNA-HA 的粒径普遍小于 AP/pDNA/HA′，表明 Schiff 碱交联作用增强了其稳定性。表面电位方面，由原始 AP/pDNA 的约 33mV 下降至约 8mV，显示了明显的电荷屏蔽效果。

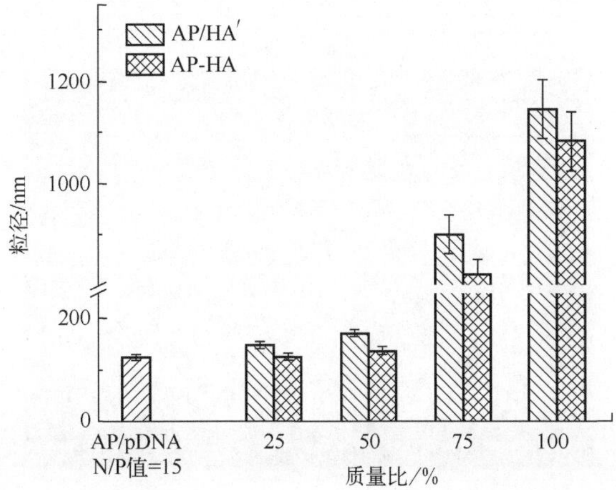

图 5-39 AP/pDNA-HA 和 AP/pDNA/HA′的粒径

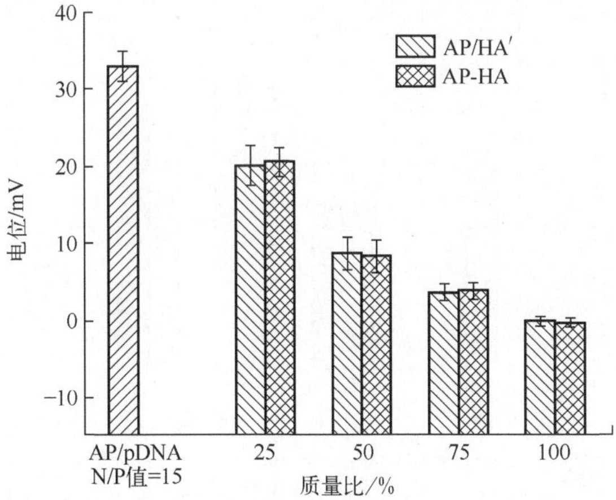

图 5-40 AP/pDNA-HA 和 AP/pDNA/HA′的表面电位

琼脂糖凝胶电泳进一步证实，引入 HA 或 HA—CHO 并不影响 AP 对 pDNA 的有效包裹能力（图 5-41）。随后，以荧光素酶为报告基因评估杂化物的转染效率。结果表明，随 HA 或 HA—CHO 比例的升高，转染效率呈先升后降趋势，其中 AP/pDNA-HA 在质量比为 50% 时展现出最优性能（图 5-42）。该优势可能来源于其较适宜的粒径、电位，良好的稳定性以及 CD44 介导的靶向摄取能力。

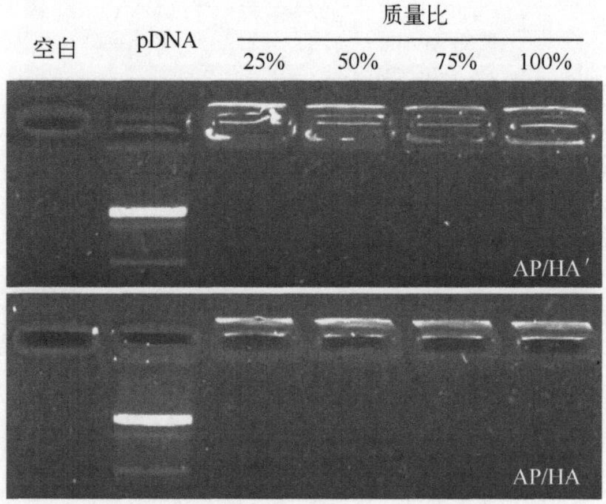

图 5-41　AP/pDNA-HA 和 AP/pDNA/HA′的电泳迁移率阻滞实验

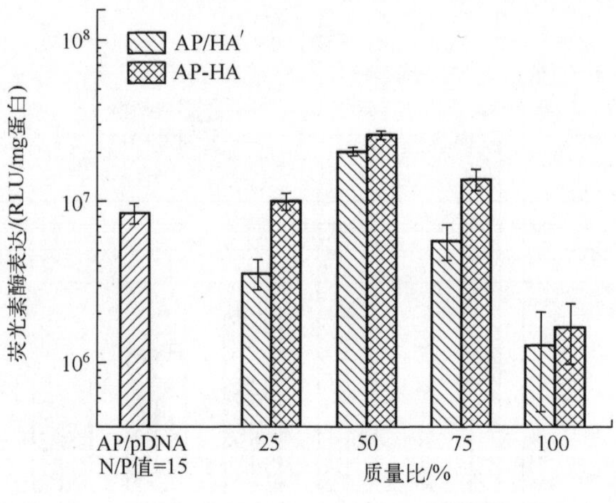

图 5-42　AP/pDNA/HA′与 AP/pDNA-HA 杂化物在 4T1 细胞中的基因转染

为验证稳定性，将 AP/pDNA、AP/pDNA-HA 与 AP/pDNA/HA′分别加入含 10% FBS（胎牛血清）的培养基中孵育，监测粒径变化。结果发现，AP/pDNA 在短时间内即发生严重聚集，AP/pDNA/HA′粒径随时间迅速增长，而 AP/pDNA-HA 则在 96h 内维持稳定（图 5-43）。该结果表明 Schiff 碱反应增强了复合物结构稳定性，同时 HA 具备的抗蛋白吸附特性进一步增强了其体外稳定循环能力。

为进一步验证其高效递送性能，在 CD44 高表达的 4T1 细胞与 CD44 低表达的 HEK293 细胞中分别评估了 AP/pDNA-HA 和 AP/pDNA 的转染效率。

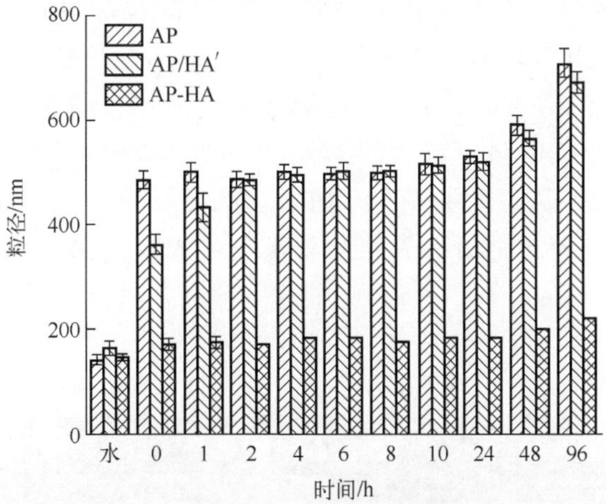

图 5-43　在含 10% FBS 的培养基中孵育不同时间后，AP/pDNA、AP/pDNA/HA′和 AP/pDNA-HA 复合物的粒径变化

结果显示，在 HEK293 中两者无明显差异，而在 4T1 细胞中 AP/pDNA-HA 显著优于 AP/pDNA，说明 HA—CHO 修饰赋予载体良好的主动靶向性。与此同时，增强型绿色荧光蛋白（EGFP）表达实验也可视化地证实了 AP/pDNA-HA 介导的更高转染效率（图 5-44，书后另见彩图）。

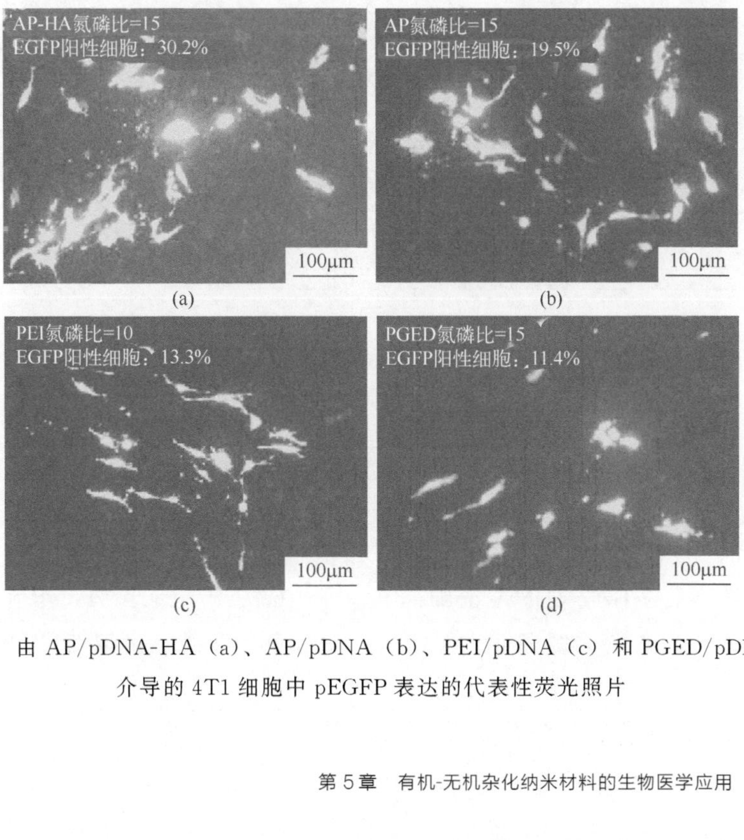

图 5-44　由 AP/pDNA-HA（a）、AP/pDNA（b）、PEI/pDNA（c）和 PGED/pDNA（d）介导的 4T1 细胞中 pEGFP 表达的代表性荧光照片

为探究 AP/pDNA-HA 转染效率提升的机理，通过 YOYO-1 标记的 pDNA 与 DAPI 染核，利用荧光显微镜和流式细胞仪检测其在 4T1 细胞中的摄取行为。如图 5-45（书后另见彩图）与图 5-46 所示，AP/pDNA-HA 组的绿色荧光信号更强，流式检测结果亦显示其内吞率高达 85.7%，显著优于 AP/pDNA（73.9%）、PEI/pDNA（43.2%）和 PGED/pDNA（36.5%），说明主动靶向能力和较高生物相容性共同促成其优异的细胞摄取行为。

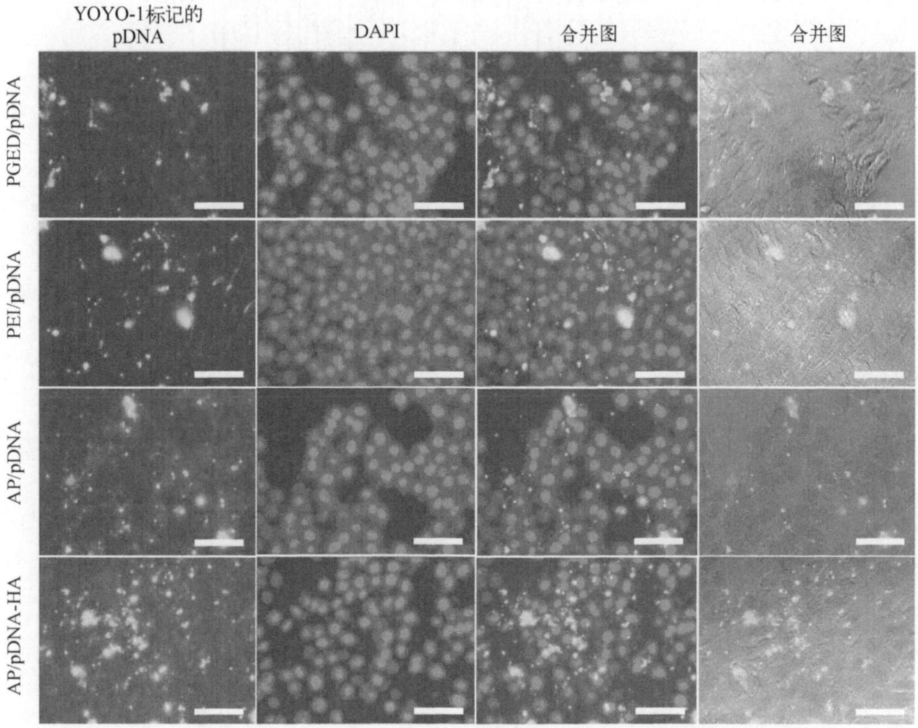

图 5-45 PGED/pDNA、PEI/pDNA、AP/pDNA 和 AP/pDNA-HA 处理的 4T1 细胞内吞荧光照片（标尺：50μm）

为进一步追踪其胞内递送过程，使用共聚焦激光显微镜对 AP/pDNA 与 AP/pDNA-HA 在不同时间点（0.5h、4h、6h）处理后的细胞进行观察（图 5-47，书后另见彩图）。结果表明，两组复合物均可顺利内吞并逐步向核周转移，最终释放 pDNA 至细胞核。其中，AP/pDNA-HA 组在整个过程中均表现出更强的绿色信号，进一步佐证了其靶向摄取与递送效率的优势。

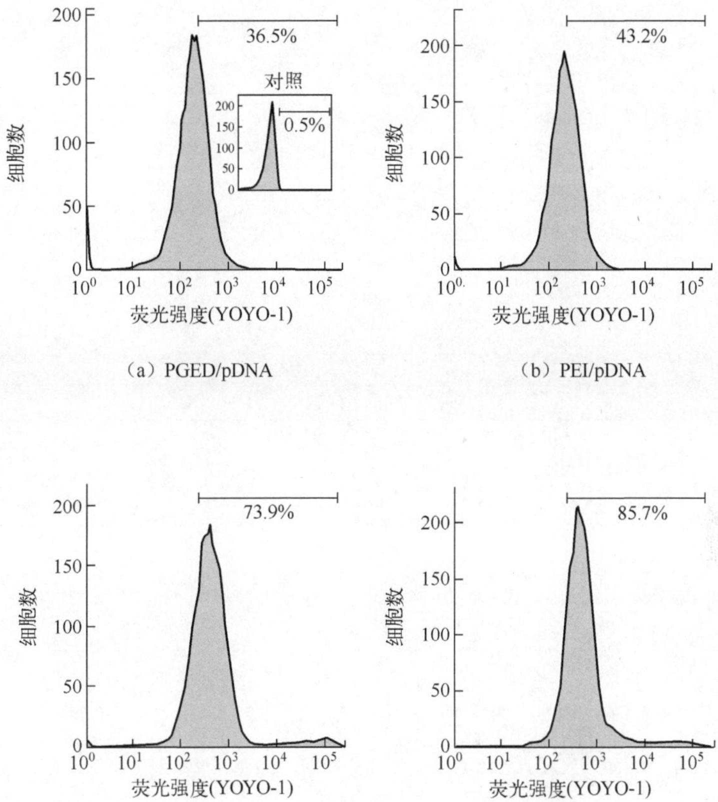

（a）PGED/pDNA （b）PEI/pDNA

（c）AP/pDNA （d）AP/pDNA-HA

图 5-46 PGED/pDNA、PEI/pDNA、AP/pDNA 和 AP/pDNA-HA 处理的 4T1 细胞内吞的流式结果

5.4.2.4 生物相容性

通过 MTT 法对 AP/pDNA-HA 和 AP/pDNA 在 HEK293 与 4T1 细胞中的细胞毒性进行对比评估。结果显示，在不同 N/P 值下，AP/pDNA-HA 的细胞活性普遍高于 AP/pDNA，且两者的毒性均明显低于 PEI（图 5-48 和图 5-49）。这一现象归因于 HA 的表面屏蔽作用，有效降低了复合物的正电性，从而减少了其对细胞膜的扰动。该结果验证了 AP/pDNA-HA 在保障细胞活性的前提下具备更高的生物安全性，是潜在的理想基因递送载体。

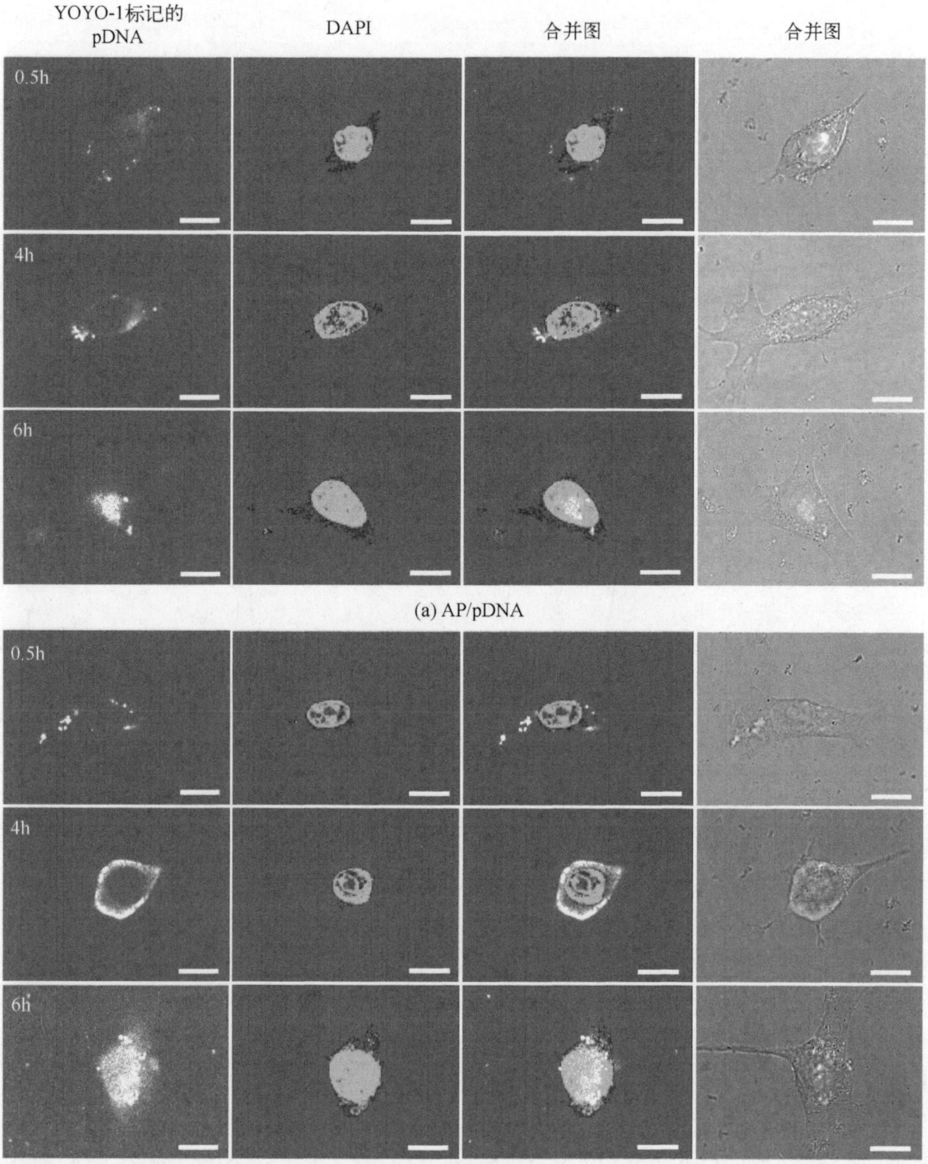

(a) AP/pDNA

(b) AP/pDNA-HA

图 5-47　不同时间点的 AP/pDNA 和 AP/pDNA-HA 在 4T1 细胞中的激光共聚焦照片（标尺：10μm）

5.4.3　成像能力

得益于金纳米棒复合载体（AP-HA）在近红外光区（约 815nm）具有较

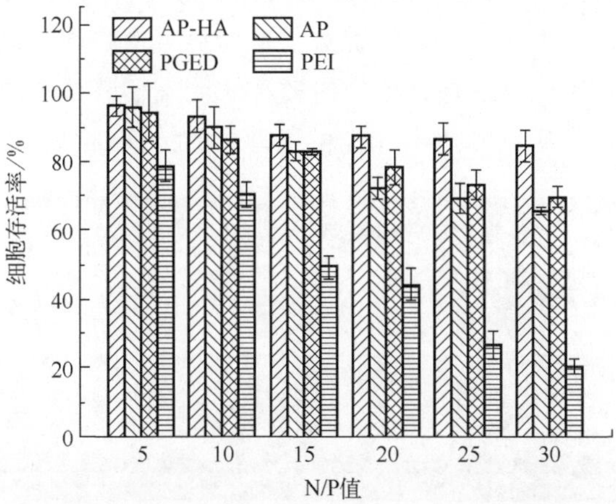

图 5-48　不同 N/P 值下 AP/pDNA-HA 在 HEK293 细胞中的细胞毒性

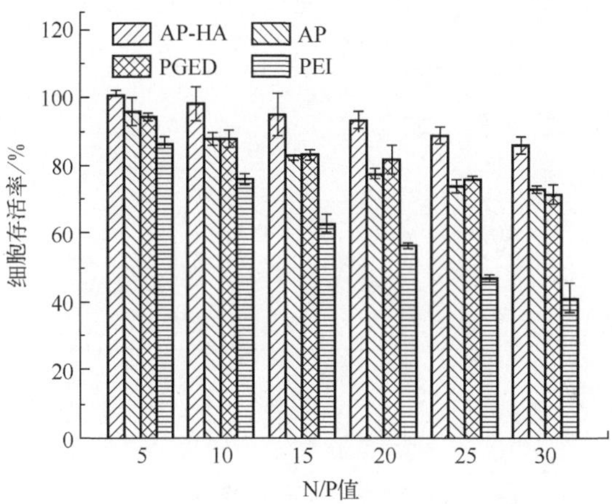

图 5-49　不同 N/P 值下 AP/pDNA-HA 在 4T1 细胞中的细胞毒性

强的吸收能力（图 5-33），该载体展现出良好的体内光声成像（PAI）潜力。为评估杂化物在体内的循环及肿瘤靶向富集情况，通过尾静脉将 AP-HA 和 AP 分别注射至 4T1 乳腺癌荷瘤小鼠体内，采用光声成像技术动态观察并记录肿瘤组织的载体积累过程。如图 5-50 所示（书后另见彩图），两种载体在注射后均可观察到明显的绿色光声信号，且随时间推移呈现先增强后减弱的趋势。其中，AP-HA 载体的光声信号强度更高，表明透明质酸的引入提升了载体的肿瘤特异性富集能力和靶向效应。进一步分析发现，两种载体的光声信号随时间的增加逐渐增强并达到峰值，其中 AP-HA 载体的光声强度在注射后 10h 达到最大值，约为初始（注射后 0h）强度的 5 倍，且明显高于同时点 AP 载体的信号强度（约为其 1.8 倍）。这种差异充分体现了透明质酸修饰所带来的主动靶向、低电位、长循环和稳定性优势，从而显著增强了载体在肿瘤区域的富集效率。因此，基于光声成像技术实时监测，明确了载体在肿瘤组织内的最佳累积时间（10h），为后续光热治疗提供了理想的治疗窗口。

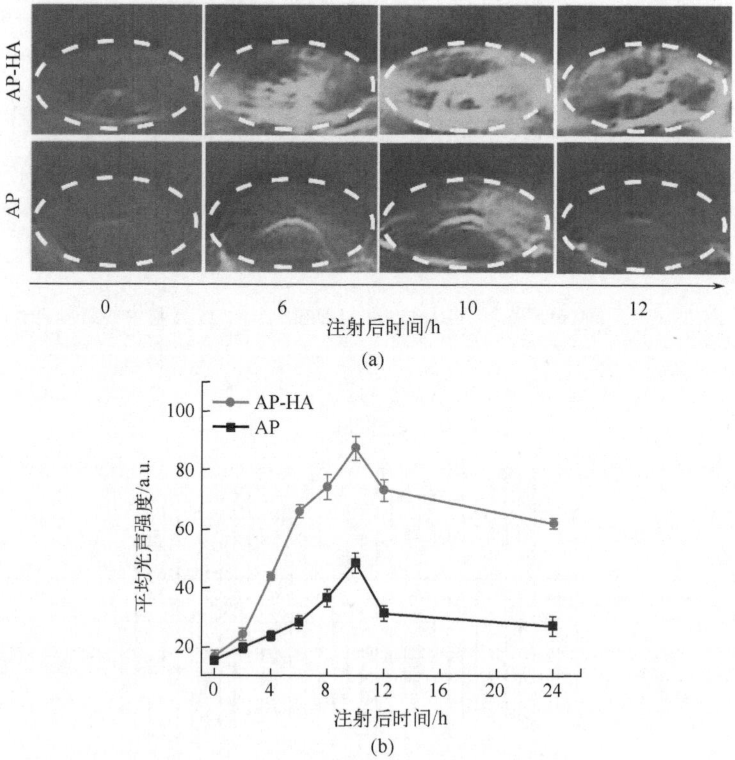

图 5-50　尾静脉注射 AP-HA 后不同时间点的肿瘤光声成像照片（a）和不同时间点的肿瘤光声信号强度（b）

5.4.4　光热协同治疗原理

基于前述 AP/pDNA-HA 杂化物表现出的优异体外转染性能，进一步探究了携带抑癌基因 *P53* 的 AP/*P53*-HA 杂化物对肿瘤细胞凋亡诱导和增殖抑制的作用。具体方法为：将 PGED/*P53*、AP/*P53* 和 AP/*P53*-HA 三种复合物分别作用于 4T1 乳腺癌细胞 48h 后，采用流式细胞术测定细胞凋亡率。

实验结果（图 5-51，书后另见彩图）表明，阴性对照组中细胞凋亡率极低，而 PGED/*P53*、AP/*P53* 和 AP/*P53*-HA 处理组的细胞凋亡率依次显著提高，分别达到 15.79%、21.45%和 30.97%。尤其是 AP/*P53*-HA 组显示最高的凋亡率，反映其更有效的 *P53* 基因递送能力。此外，还通过 Western blot 检测 P53 蛋白的表达情况，由结果可知，AP/*P53* 和 AP/*P53*-HA 处理组均诱导了显著的 P53 蛋白表达，而 AP/*P53*-HA 组表达量明显更高（图 5-52 和图 5-53），进一步验证了杂化物增强的基因转染性能。由此可见，AP/*P53*-HA 能够有效提高抑癌基因 *P53* 的表达水平，并诱导显著的肿瘤细胞凋亡，从而发挥良好的体外抗癌作用。

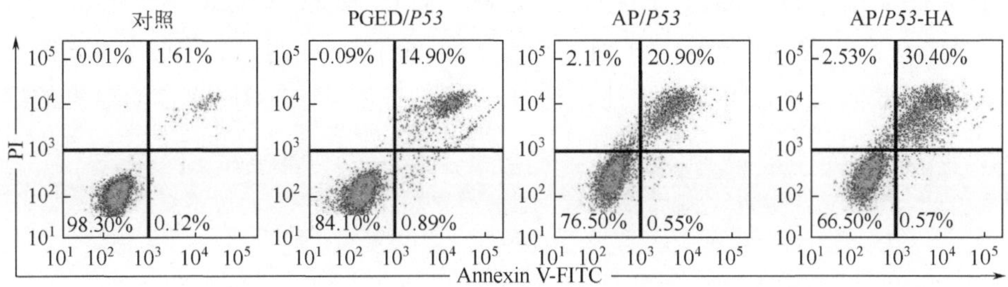

图 5-51　不同复合物处理 48h 后流式细胞仪检测到的细胞凋亡率

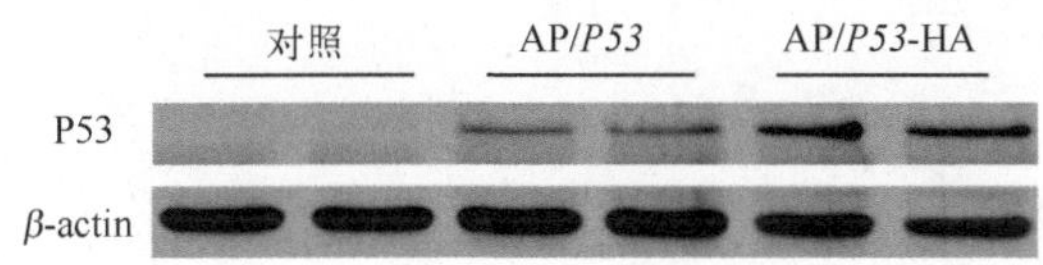

图 5-52　转染 48h 后 4T1 细胞中的 P53 蛋白表达

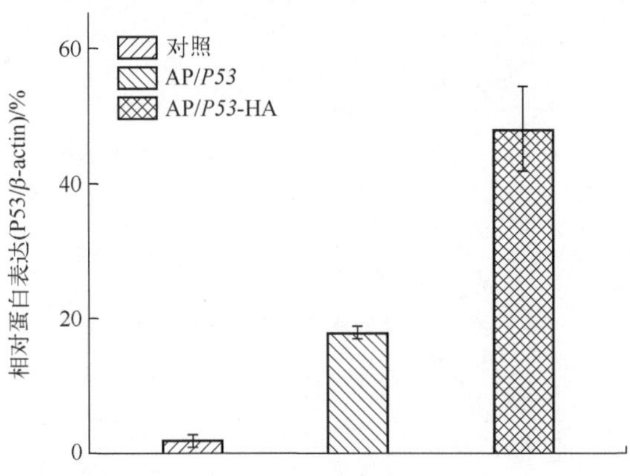

图 5-53　4T1 细胞中 P53 蛋白表达定量分析

研究表明，光热治疗与基因治疗的联合策略能显著提高肿瘤治疗效果。因此，进一步研究了 AP/*P53*-HA 杂化物在光热与基因协同治疗中的潜力。

首先，评估了 AP-HA 的光热效应。AP-HA 杂化物因内含金纳米棒，紫外-可见吸收光谱中具有约 815nm 的特征吸收峰［图 5-54（a)］。随后，采用 808nm 波长的近红外激光（NIR，$1W/cm^2$）照射不同浓度的 AP-HA 溶液，监测其升温曲线。结果显示［图 5-54（b)］，AP-HA 溶液温度随浓度增加而迅速升高，浓度为 0.8mg/mL 的溶液 10min 内温度可升至 65℃，足以实现有效的肿瘤细胞杀伤。为进一步验证光热与基因联合治疗的效果，分别对 4T1 细胞进行 AP/*P53*-HA（单纯基因治疗）、AP-HA＋NIR（单纯光热治疗）和 AP/*P53*-HA＋NIR（联合治疗）的处理。MTT 实验结果表明（图 5-55），AP-HA＋NIR 单纯光热治疗即可造成约 54％的细胞死亡，而单纯载体或激光处理均未表现明显毒性。值得注意的是，AP/*P53*-HA＋NIR 联合治疗组的细

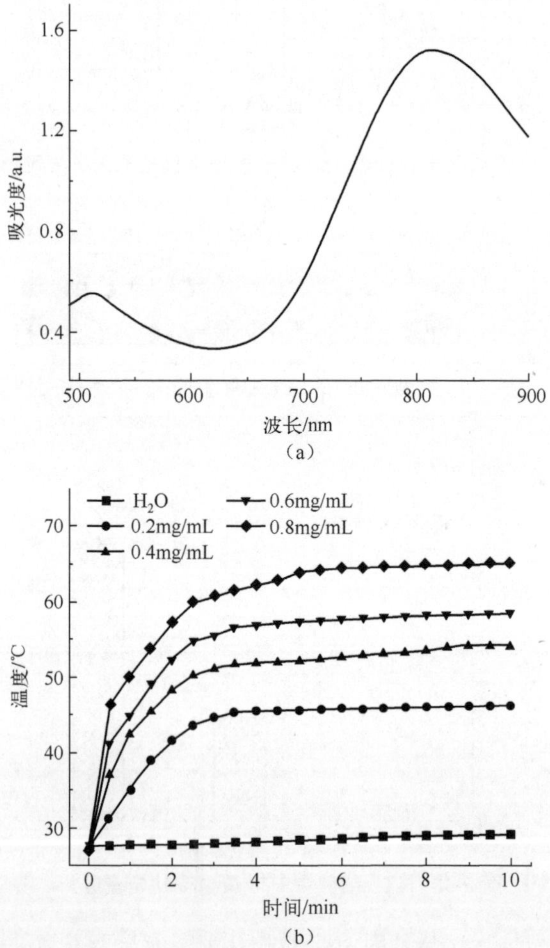

图 5-54　AP-HA 的紫外-可见光谱（a）和 808nm 近红外激光（$1W/cm^2$，10min）照射下 AP-HA 溶液的升温曲线（b）

胞存活率进一步降低至约 32%，显示联合治疗策略的协同增效作用。同时，利用 FDA-PI 双染色法更直观地评估了细胞的存活状态（图 5-56，书后另见彩图）。结果清晰表明，联合治疗组的死亡细胞数量明显多于单纯光热治疗组或基因治疗组，再次证实了 AP/*P53*-HA 复合载体介导的光热基因联合治疗的显著优势。

综上所述，体外实验充分证实了 AP/*P53*-HA 纳米杂化物在实现高效基因转染的同时，还可利用光热效应显著增强肿瘤细胞杀伤效果，具备作为高效肿瘤治疗载体的良好前景。这些体外结果促使人们进一步探索其在体内环境下的抗肿瘤表现。

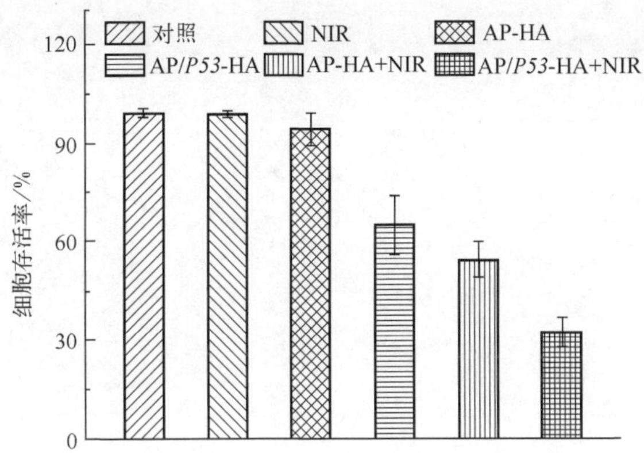

图 5-55　体外光热基因联合治疗的 MTT 结果

为进一步验证 AP-HA 纳米杂化物在体内肿瘤富集和光热-基因协同治疗方面的表现，采用 4T1 荷瘤小鼠模型，设立 PBS 对照组、单纯基因治疗组（AP/*P53*-HA）、单纯光热治疗组（AP-HA＋NIR）以及光热-基因联合治疗组（AP/*P53*-HA＋NIR）进行研究。所有材料均经尾静脉注射给药。在首次注射 10h 后，对光热相关治疗组施加 808nm 近红外激光照射（功率密度 $1W/cm^2$，持续 5min）。通过红外热像仪实时记录肿瘤区域温度变化（图 5-57，书后另见彩图）。结果显示，经 AP-HA 给药的小鼠肿瘤区域温度迅速上升至约 50℃，达到有效的肿瘤细胞消融温度，而对照组仅升高至约 36℃，表明 AP-HA 可在肿瘤区域实现显著的光热效应，从而为后续治疗奠定基础。

随后，通过动态监测各组小鼠肿瘤体积的变化（图 5-58），评估了各治疗方式的体内抗肿瘤疗效。在 10 天的治疗过程中，对照组肿瘤快速增殖，平均体积增加近 9 倍；单一基因治疗组虽有一定的抑制肿瘤生长的作用，但肿瘤体

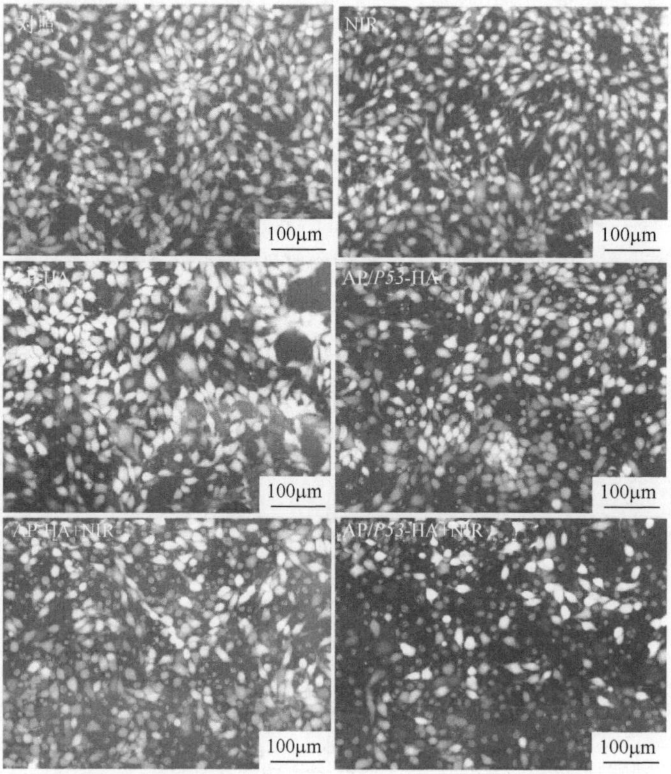

图 5-56　体外光热基因联合治疗的 FDA-PI 双染色照片

积仍明显扩大至治疗前的约 4 倍；而单一光热治疗组在初次治疗后，肿瘤体积一度明显缩小，但随着治疗的推进，出现了明显的再生和快速增长趋势。值得注意的是，光热-基因联合治疗组肿瘤生长则被显著抑制，整体体积最小，治疗第 4 天后与单一光热治疗组表现出明显差异，突显了联合治疗的优势。此外，协同作用分析表明联合治疗组具有明显的协同抑瘤效果（$S>0$）。治疗结束后肿瘤重量测定（图 5-59）以及肿瘤外观照片（图 5-60，书后另见彩图）均进一步证实了联合治疗的有效性。

通过苏木精-伊红（HE）染色对不同治疗后肿瘤组织的病理特征进行观察(图 5-61，书后另见彩图)，结果显示：PBS 对照组肿瘤组织结构完整，细胞形态未见明显改变；基因治疗组出现了细胞核皱缩和轻度凋亡现象；单纯光热治疗组则观察到较为严重的细胞坏死，出现大量核碎裂等坏死特征；光热-基因联合治疗组则表现出最明显的细胞死亡特征，进一步印证了联合治疗方式的优异疗效。

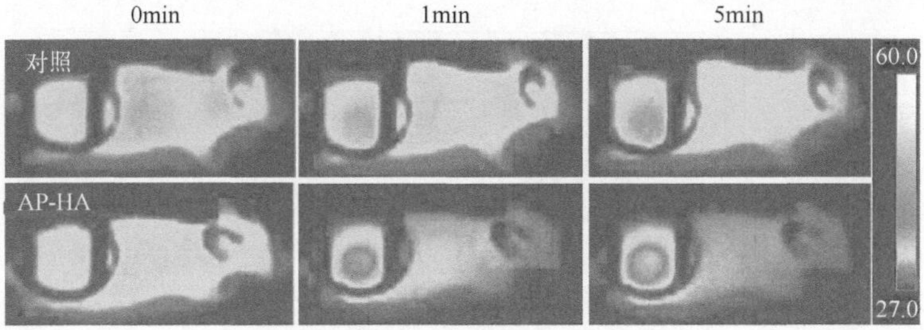

(a) 肿瘤升温照片

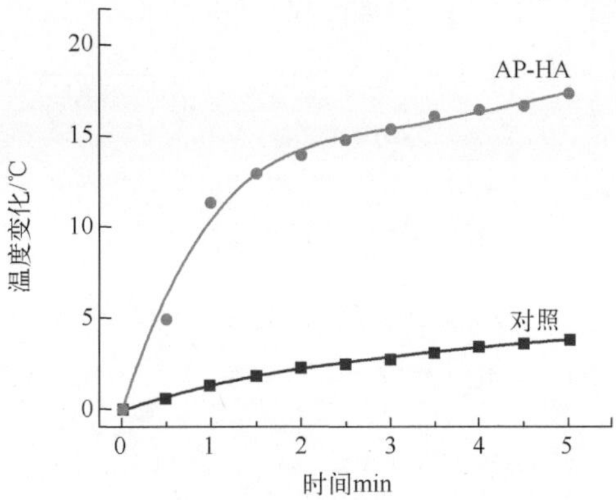

(b)升温曲线

图 5-57 尾静脉注射 AP-HA 10h 后，光功率密度为 $1W/cm^2$ 的 808nm 近红外激光照射 10min 后肿瘤升温照片和升温曲线

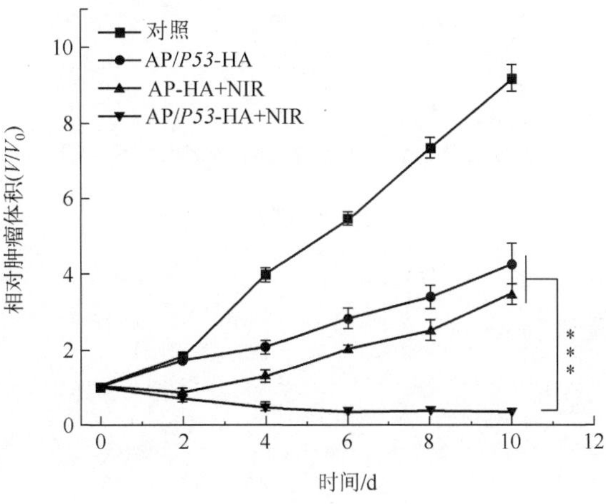

图 5-58 肿瘤生长曲线

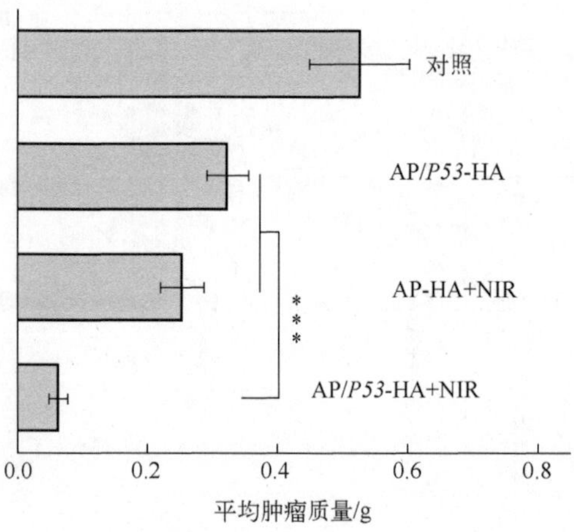

图 5-59　平均肿瘤质量

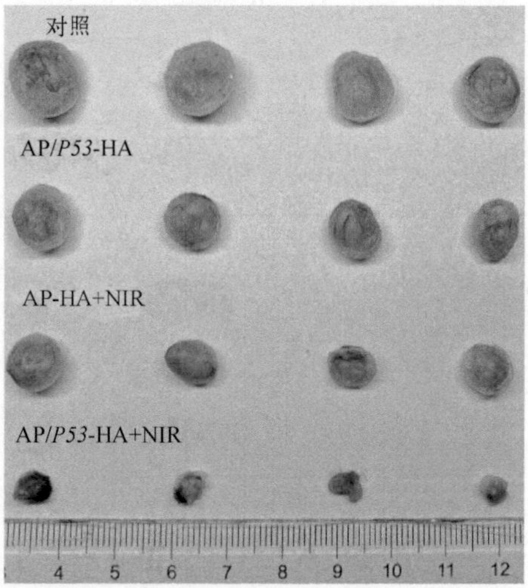

图 5-60　肿瘤照片

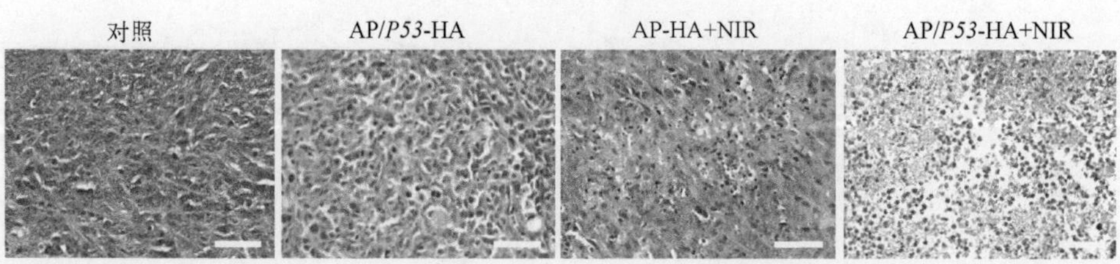

图 5-61　肿瘤组织的 HE 染色照片（标尺：50μm）

为了明确肿瘤内 *P53* 基因表达的差异，采用蛋白质印迹法和免疫组织化学染色法进行了分析。如图 5-62 和图 5-63 所示，在基因治疗组与联合治疗组中均检测到了 P53 蛋白表达，其中联合治疗组 P53 蛋白表达水平显著高于单纯基因治疗组，这可能归因于金纳米棒在近红外激光照射条件下，促进电子转移及 DNA 的有效释放，从而提高基因转染效率。此外，免疫组织化学染色结果（图 5-64，书后另见彩图）进一步证实了联合治疗组肿瘤组织中存在更多的 P53 阳性表达区域，再次表明联合治疗策略在基因转染与表达方面的优势。

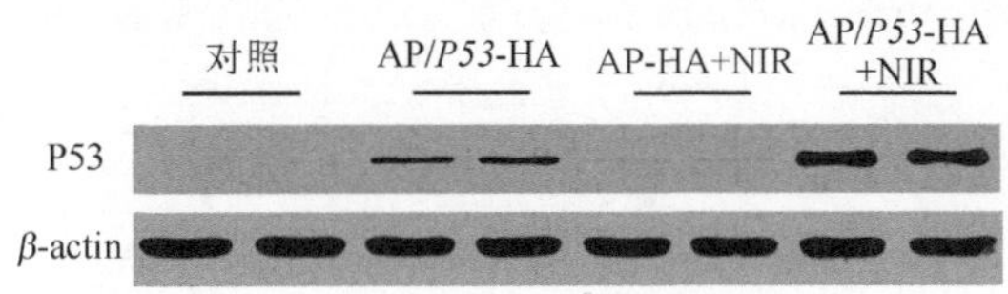

图 5-62　P53 蛋白在肿瘤组织的表达

为了进一步评估材料的体内生物相容性和安全性，在整个治疗周期内监测了小鼠的体重变化情况（图 5-65），未发现明显的体重下降或异常现象。此外，治疗结束后对心、肝、脾、肺、肾等主要脏器进行 HE 染色病理学分析（图 5-66，书后另见彩图），结果显示各治疗组均无明显的器官损伤和病理变化，体现了 AP/*P53*-HA 纳米杂化物良好的生物安全性。

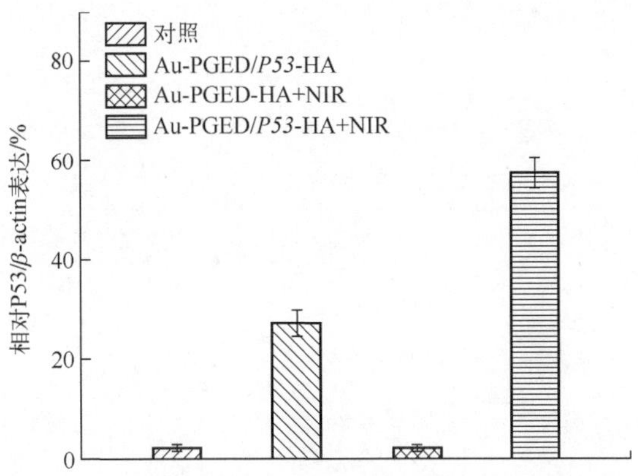

图 5-63　在肿瘤组织中表达的 P53 蛋白的定量分析

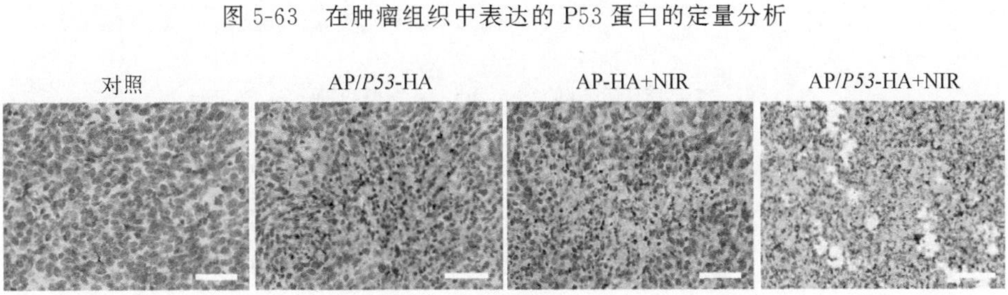

图 5-64　各治疗组的肿瘤组织免疫组织化学分析（标尺：50μm）

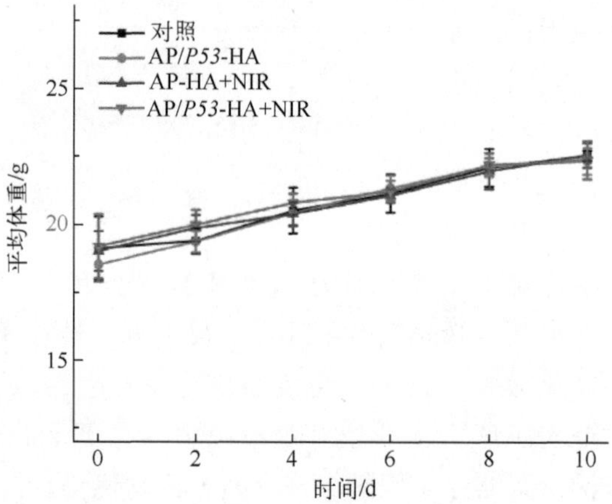

图 5-65　各治疗组小鼠的平均体重变化

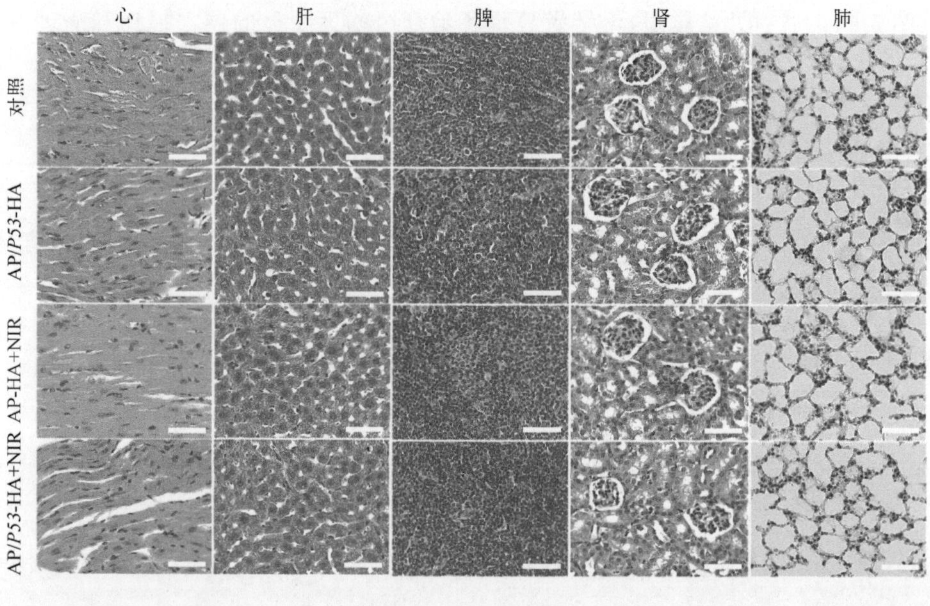

图 5-66　各治疗组小鼠的器官组织学分析（标尺：50μm）

综上所述，AP/*P53*-HA 纳米杂化物在肿瘤组织中可实现显著富集，结合其优异的光热效应与靶向基因转染性能，在光声成像指导下能够有效实现体内光热-基因协同治疗，显著抑制肿瘤生长，同时表现出良好的生物安全性，具有广阔的临床应用前景。

5.5 海藻酸钠-碳酸钙基因载体治疗肿瘤

近年来，受到自然界生物矿化过程的启发，研究者们开始广泛探索利用生物大分子诱导制备和形貌调控无机纳米颗粒的方法，尤其是具有良好生物相容性与降解性的天然多糖类生物大分子在此领域中备受关注。碳酸钙作为典型的生物矿物材料，因优良的生物相容性、环境敏感性、良好的降解性和易于制备等特点，已广泛应用于药物输送、基因转染、蛋白递送以及超声成像指导的治疗体系中。天然多糖不仅能通过静电作用、氢键等非共价相互作用诱导碳酸钙晶体的成核与生长，也可通过自组装形成超分子结构，引导制备金属纳米颗粒（如金纳米颗粒和硒纳米颗粒），为形貌和尺寸可控的碳酸钙基纳米载体提供了更多可能性。由于纳米颗粒的形貌对其性能有重要影响，因此合理的多糖超分子模板设计能显著提高载体的治疗性能。

肿瘤的发生发展以及治疗过程中常伴随明显的炎症反应，而传统光热治疗虽能有效杀伤肿瘤细胞，却往往伴随细胞坏死并诱发明显的炎症反应，从而可能促进肿瘤的复发或再生。相比之下，温和的光热效应（温度约 43℃）被认为更倾向于诱导肿瘤细胞凋亡，从而避免细胞坏死导致的炎症问题。此外，温和的光热效应还可增加肿瘤细胞膜的通透性，进一步提升载体的细胞内吞能力和基因递送效率。尽管已有不少报道利用温和的光热效应提高基因转染效率，但所用载体大多不可降解，并且相关载体引起的炎症反应也未被充分研究。因此，设计具有降解性能的载体对进一步提高治疗效果并降低副作用具有重要意义。

为解决上述问题，我们提出了一种简便的策略，以海藻酸钠超分子胶束为模板，通过仿生矿化制备了一维可降解海藻酸钠-碳酸钙（Alg-$CaCO_3$）纳米载体（图 5-67）。随后，通过席夫碱反应与迈克尔加成反应共同作用，利用聚多巴胺（PDA）涂层将阳离子聚合物 PGED 连接到 Alg-$CaCO_3$ 纳米载体表面，形成多功能载体 Alg-$CaCO_3$-PDA-PGED（ACDP）。该载体不仅具备优异的基因递送能力，还能在近红外激光照射下产生适度的光热效应，同时实现光声成像功能。在低功率近红外激光照射时（产生约 43℃的温和光热效应），载体能有效促进肿瘤细胞内吞并增强基因释放，从而大幅提升基因治疗的转染效率。更为重要的是，ACDP 载体的降解特性使其在治疗后能够快速从体内清除，有效减少了毒副作用。此外，诱导的肿瘤细胞凋亡而非坏死，可有效避免治疗过程中产生的炎症反应。同时，载体降解产生的碳酸钙气泡还可进一步增强治疗过程中超声成像的信号强度，实现了成像引导下的精准治疗。

综上所述，本节设计并制备了一种可降解的、以生物矿化为基础的新型纳米载体 ACDP，通过温和的光热效应有效增强了基因治疗效果，避免了传统治疗方式引发的炎症反应，如图 5-67 所示。体外和体内实验均验证了该策略在肿瘤治疗中的可行性与高效性，为开发具有临床转化潜力的成像引导型基因联合治疗体系提供了重要参考。

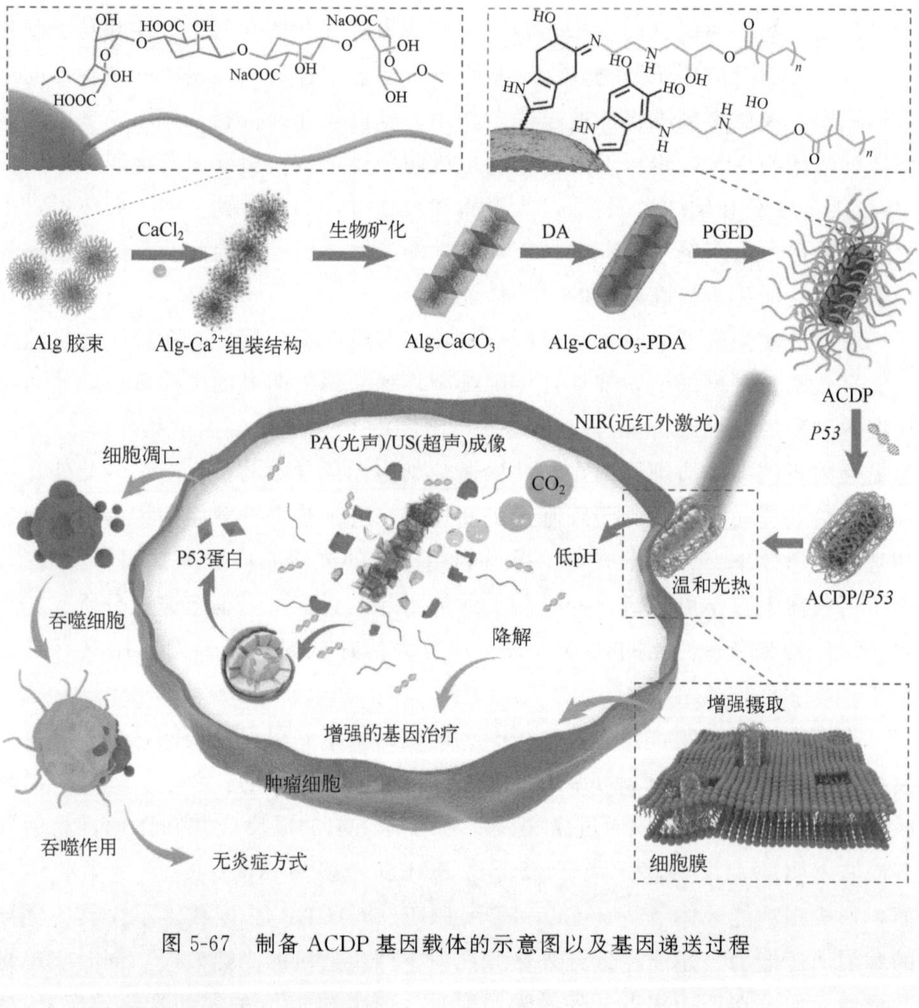

图 5-67　制备 ACDP 基因载体的示意图以及基因递送过程

5.5.1　载体制备方法与表征

具体实验步骤如下。

（1）生物矿化制备碳酸钙纳米颗粒

首先将 0.25g 海藻酸钠和 0.10g $K_2S_2O_8$ 溶于 100mL 去离子水中，在 70℃

下回流 18h 制备海藻酸钠胶束溶液；然后将 5mg $CaCl_2$ 加入 10mL 胶束溶液中反应 4h，获得 Alg-Ca^{2+} 组装结构；随后加入 15mg 碳酸钠搅拌 12h，最后离心收集 Alg-$CaCO_3$ 纳米颗粒。为了研究 Alg-Ca^{2+} 组装结构对 Alg-$CaCO_3$ 纳米颗粒形貌的影响，分别进行对照实验，包括：a. 不加入海藻酸钠和 $K_2S_2O_8$；b. 不加入 $K_2S_2O_8$；c. 不加入海藻酸钠。其他反应条件保持不变。

(2) 碳酸钙纳米颗粒的表面修饰

采用 ATRP 法制备线性聚甲基丙烯酸缩水甘油酯，之后与乙二胺反应得到阳离子聚合物 PGED。将 1mg Alg-$CaCO_3$ 分散于 5mL Tris · HCl(10mmol/L，pH＝8.5) 溶液中，加入 0.5mg 盐酸多巴胺反应 12h，得到 Alg-$CaCO_3$-PDA 纳米颗粒；再将其与 PGED 溶液（10mg/mL，pH＝10）混合反应 12h 后，离心收集得到最终的 ACDP 纳米颗粒。

(3) ACDP 纳米颗粒的表征

利用透射电子显微镜、扫描电子显微镜观察颗粒形貌，热重分析确定阳离子聚合物含量，核磁共振分析聚合物结构，凝胶渗透色谱确定聚合物分子量，动态光散射测定粒径和表面电位。

(4) ACDP/pDNA 复合物表征

采用琼脂糖凝胶电泳法及粒径-电位仪测定复合物稳定性。此外，还在酸性条件下进行电泳，以评估载体的 pH 响应性。不同浓度的 ACDP 溶液经 808nm 激光（功率密度 1.0W/cm^2）照射 10min，每 30s 记录一次温度，绘制升温曲线。通过 MTT 法检测不同浓度的 ACDP(18.4～110.4μg/mL) 在 4T1 和 HEK293 细胞中的毒性，并与 PGED 和 PEI 对比。

(5) 体外实验

在 4T1 和 HEK293 细胞中考察 ACDP/pDNA 的转染性能（ACDP 浓度 11.0～88.0μg/mL)，以 PGED/pDNA、PEI/pDNA 为对照。同时研究不同光功率密度（0.5～2.0W/cm^2）及照射时间（5～15min）下光热效应增强的基因转染效果。通过荧光显微镜观察和流式细胞仪定量测定 4T1 细胞对 PGED/pDNA 和 ACDP/pDNA 复合物的内吞情况。在 ACDP 浓度为 33.0μg/mL 条件下，利用流式细胞仪测定 ACDP/*P53* 复合物诱导 4T1 细胞凋亡的效果。检测细胞和小鼠肿瘤组织中 P53 蛋白表达水平，并进行定量分析。在细胞水平和动物水平分别检测 IL-6 和 TNF-α 炎症因子的表达，以评估治疗过程中的炎症反应。细胞实验中采用 RAW 264.7 巨噬细胞模型，动物实验以荷瘤小鼠血清进行检测，通过 ELISA 法完成。

(6) 成像实验

配制不同 pH 值（7.4 和 6.5）环境下的 ACDP 溶液，通过超声模拟假体和光声成像假体，评估 ACDP 的超声和光声成像性能。采用瘤内注射方式，在裸鼠乳腺癌模型中研究 ACDP 载体在不同时间点的超声与光声成像效果。

(7) 体内抗肿瘤治疗

将裸鼠随机分组，分别注射 PBS（对照）、ACDP/*P53* 和 ACDP/*P53* + NIR（0.6W/cm^2，15min）。采用近红外激光照射后，每两天治疗一次，持续监测肿瘤生长、组织病理和免疫组织化学分析。

5.5.2 载体特性

通过生物矿化和表面功能化策略，成功构建了具有一维结构的 ACDP 基因载体。具体而言，首先利用海藻酸钠的自组装结构（Alg-Ca^{2+} 组装结构）作为模板，通过生物矿化法制备了 Alg-$CaCO_3$ 纳米颗粒。接着，通过聚多巴胺的自聚合及与阳离子聚合物 PGED 的反应，对 Alg-$CaCO_3$ 进行表面功能化，得到最终的 ACDP 载体。

在制备 Alg-Ca^{2+} 组装体时，首先通过过硫酸钾在水中分解产生的氢离子，使海藻酸钠部分质子化，从而在溶液中形成具有亲疏水结构的海藻酸钠胶束。通过扫描电镜观察［图 5-68（a）］发现，海藻酸钠胶束呈规则球状，平均直径约 274nm，与动态光散射测得的水合粒径 321nm 较为接近（图 5-69 和图 5-70），且其表面电位为 −24.9mV。随后，当向胶束溶液中加入 $CaCl_2$ 后，通过静电作用和特异性相互作用形成链状的 Alg-Ca^{2+} 组装结构［图 5-68（b）］，其粒径和表面电位分别增大至 477nm 和 −17mV，表明成功制备了结构明显不同的 Alg-Ca^{2+} 模板（图 5-69 和图 5-70）。

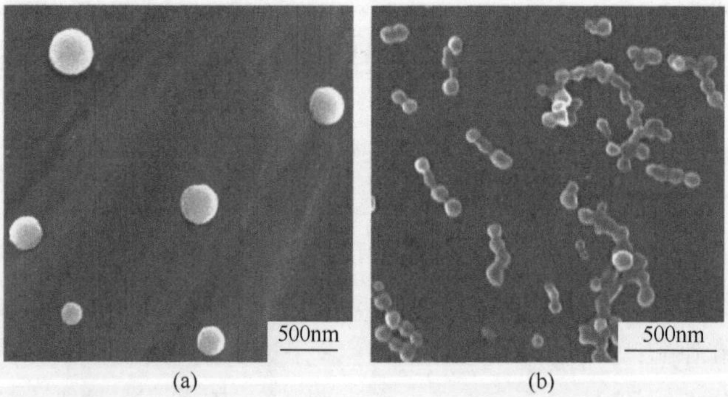

图 5-68 海藻酸钠胶束（a）和 Alg-Ca^{2+} 组装结构（b）的扫描电镜图

在此基础上，进一步加入 CO_3^{2-}，诱导 Ca^{2+} 与 CO_3^{2-} 迅速结合并生长，成功合成出一维层状类菱形的 Alg-$CaCO_3$ 纳米颗粒（图 5-71）。颗粒长约 500nm，宽约 126nm，X 射线衍射结果显示其晶型为方解石（图 5-72）。此外，

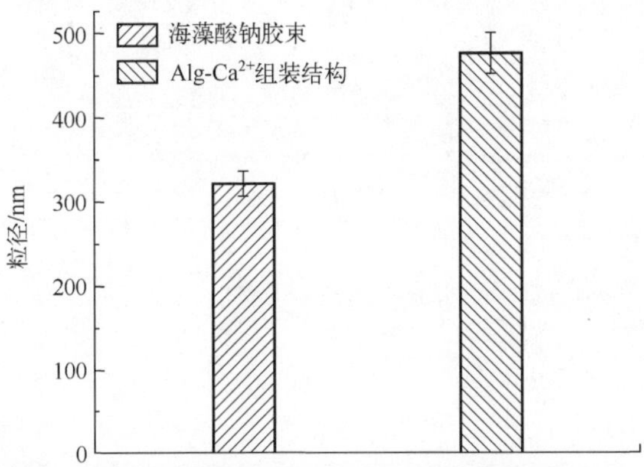

图 5-69 海藻酸钠胶束和 Alg-Ca^{2+} 组装结构的粒径

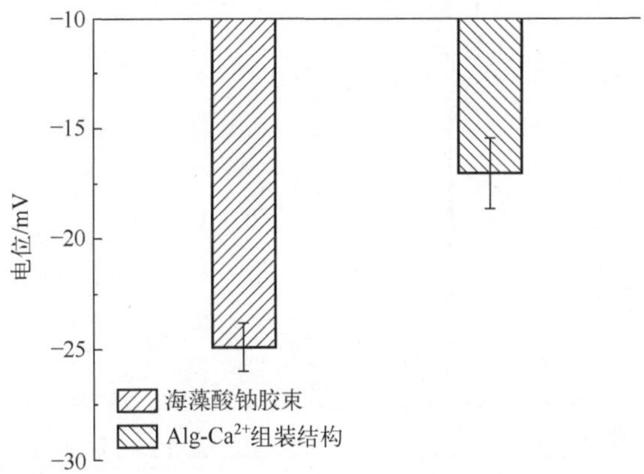

图 5-70 海藻酸钠胶束和 Alg-Ca^{2+} 组装结构的表面电位

还研究了反应体系中 $CaCl_2$ 浓度对纳米颗粒结构的影响。结果表明，较低浓度（0.1mg/mL）下获得的是直径约 72nm 的球形颗粒；适当增加 $CaCl_2$ 浓度（0.3mg/mL）后，得到的是约 350nm 的立方状颗粒；而高浓度（1.0mg/mL）条件下则形成了长约 500nm、宽约 144 nm 的不规则棒状结构（图 5-73）。这些差异显示，Alg-$CaCO_3$ 颗粒的形貌与 Ca^{2+} 浓度密切相关，其具体形成机制还需后续深入探索（图 5-74）。

同时，通过一系列对照实验验证了 Alg-Ca^{2+} 组装结构对最终矿化颗粒形貌的重要作用。当在反应体系中去除海藻酸钠或过硫酸钾时，生成的碳酸钙颗粒呈现无序聚集的大尺寸晶体或不规则形貌（图 5-75），说明 Alg-Ca^{2+} 组装结构对精准控制碳酸钙颗粒的形成至关重要。

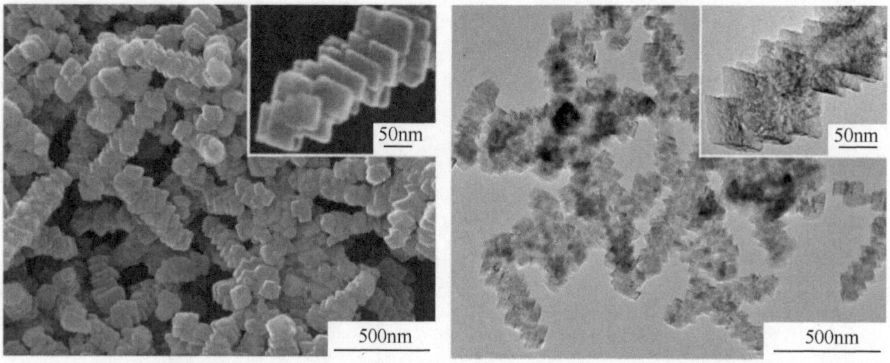

(a) 扫描电镜图　　(b) 透射电镜图

图 5-71　Alg-$CaCO_3$ 纳米颗粒的扫描电镜图和透射电镜图

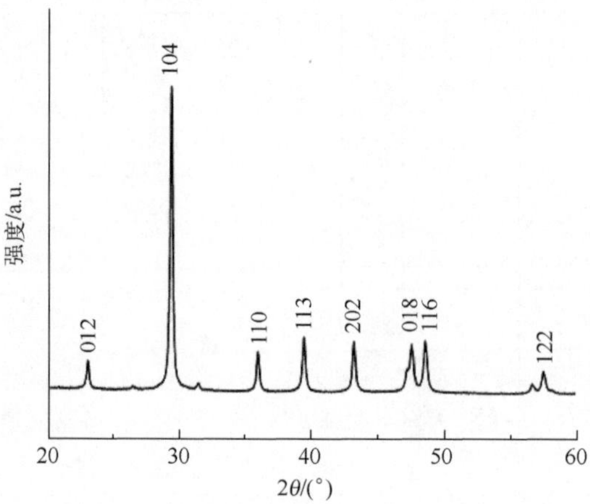

图 5-72　当 $CaCl_2$ 浓度为 0.5mg/mL 时制备的 Alg-$CaCO_3$ 的 X 射线衍射图谱

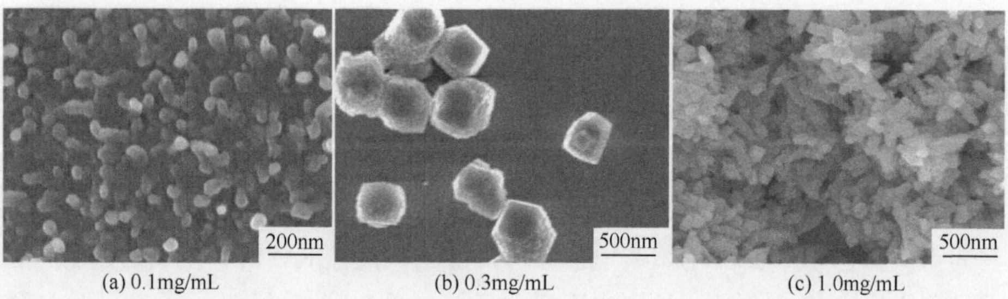

(a) 0.1mg/mL　　(b) 0.3mg/mL　　(c) 1.0mg/mL

图 5-73　改变反应体系中 $CaCl_2$ 的浓度时制备得到的 Alg-$CaCO_3$ 纳米颗粒的扫描电镜图

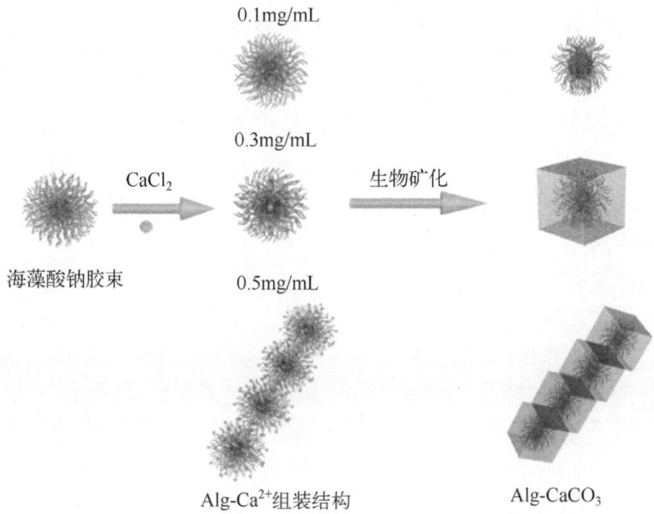

图 5-74　Alg-$CaCO_3$ 结构与 $CaCl_2$ 浓度的关系示意图

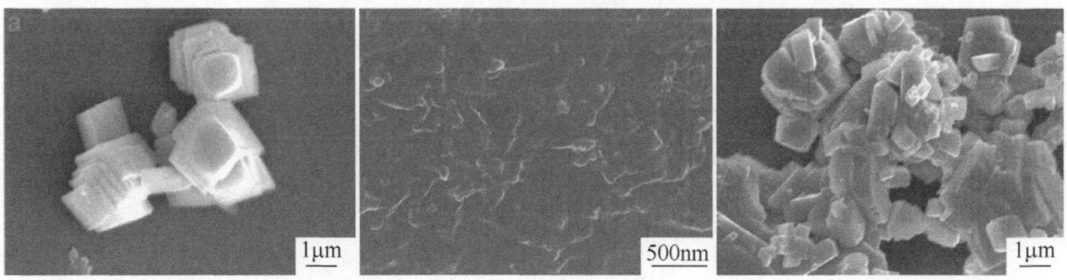

(a) 不加入海藻酸钠和$K_2S_2O_8$　(b) 不加入$K_2S_2O_8$　(c) 不加入海藻酸钠

图 5-75　在标准实验基础上，不同反应条件下制备的碳酸钙扫描电镜照片

为赋予 Alg-$CaCO_3$ 纳米颗粒基因递送功能，进一步对其进行表面修饰。选择长径比更大、更有利于细胞摄取的一维纳米颗粒，通过多巴胺在碱性条件下自聚合生成聚多巴胺涂层，并与阳离子聚合物 PGED 发生席夫碱及迈克尔加成反应，制备了功能化的 ACDP 载体。核磁共振谱图（图 5-76）证明 PGED 已成功合成；热重分析（图 5-77）测定 ACDP 载体中 PGED 聚合物含量约为 55%。经动态光散射测定，最终 ACDP 载体的水合粒径约为 429nm，显著大于原始 Alg-$CaCO_3$（285nm）和 Alg-$CaCO_3$-PDA（388nm），同时 ACDP 载体表面电位显著升高至+42.9mV（图 5-78 和图 5-79），表明聚合物成功修饰于 Alg-$CaCO_3$ 颗粒表面。

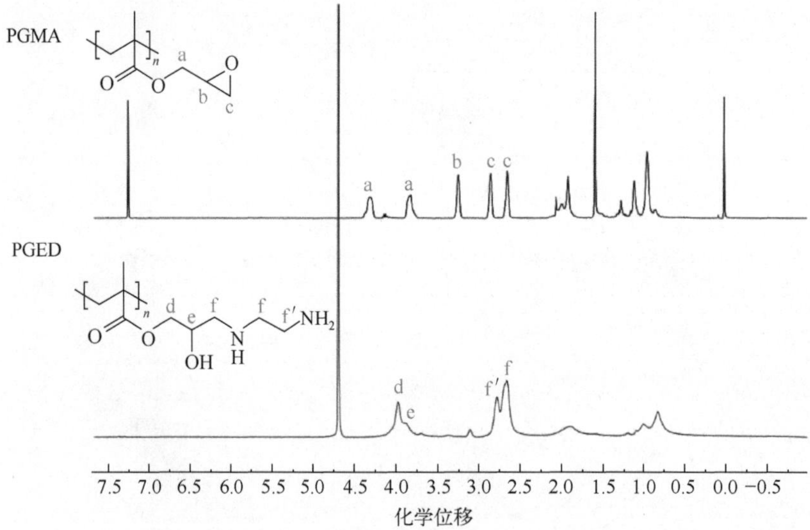

图 5-76　PGMA 和 PGED 的核磁图谱

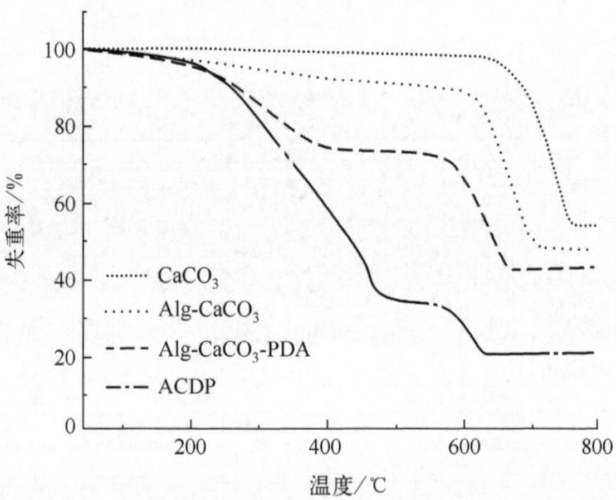

图 5-77　$CaCO_3$、Alg-$CaCO_3$、Alg-$CaCO_3$-PDA 和 ACDP 的热重曲线

5.5.3 降解机制与增强基因转染

为确认 ACDP 作为基因载体的性能，利用琼脂糖凝胶电泳法测试其对 pDNA 的压缩与包裹能力。实验结果显示，ACDP 可在较低的 N/P 值（1.5）时即有效压缩和包裹 pDNA。当环境中加入盐酸降低 pH 后，ACDP/pDNA 复合物的解离速度加快，pDNA 的释放增加，表现为包裹 pDNA 所需的 N/P 值提高至 2.5（图 5-80）。这一现象可归因于 ACDP 载体在酸性环境下的降解特

性，降解过程中产生的游离负电海藻酸钠可竞争取代 pDNA 的位置，促进基因释放。由此可见，ACDP 纳米载体具备优异的 pH 响应性降解特性，可显著提高基因释放效率，有望进一步提升基因转染效果。

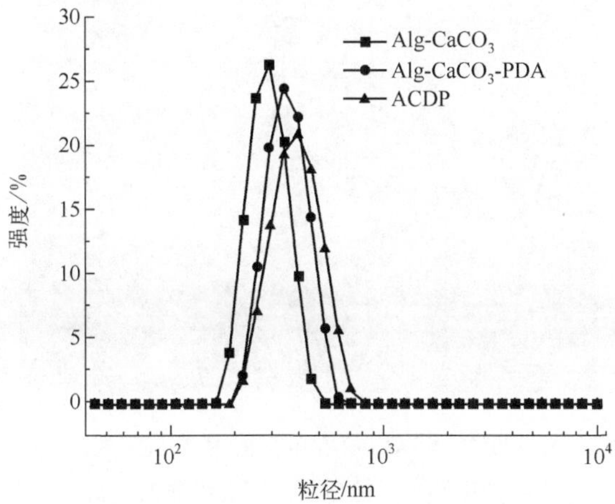

图 5-78　Alg-$CaCO_3$、Alg-$CaCO_3$-PDA 和 ACDP 的粒径分布

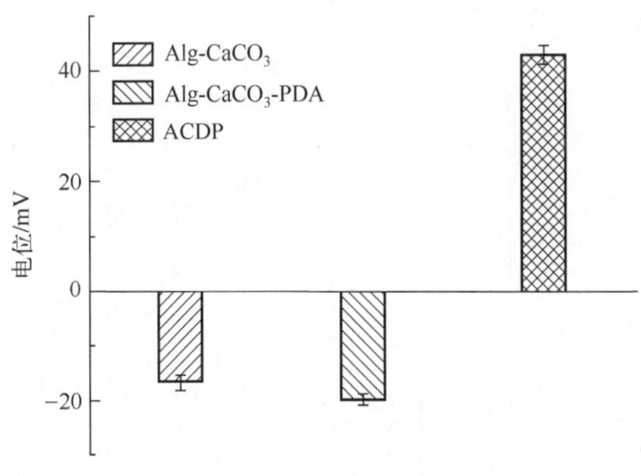

图 5-79　Alg-$CaCO_3$、Alg-$CaCO_3$-PDA 和 ACDP 的电位

为了评价 ACDP 基因载体的转染性能，以荧光素酶作为报告基因，在 HEK293 和 4T1 细胞系中分别开展了体外基因转染实验。如图 5-81 和图 5-82 所示，在所测试的各个 N/P 值下，ACDP 载体的转染效率均高于未修饰的 PGED 载体。随着 N/P 值的升高，两种载体的转染效率呈现先上升后略微降低的趋势，其中 ACDP 在 N/P 值为 15 时达到最佳转染效率，明显优于 PGED 及经典的 PEI 载体（最佳 N/P 值为 10）。推测这种显著提升的转染效率，可

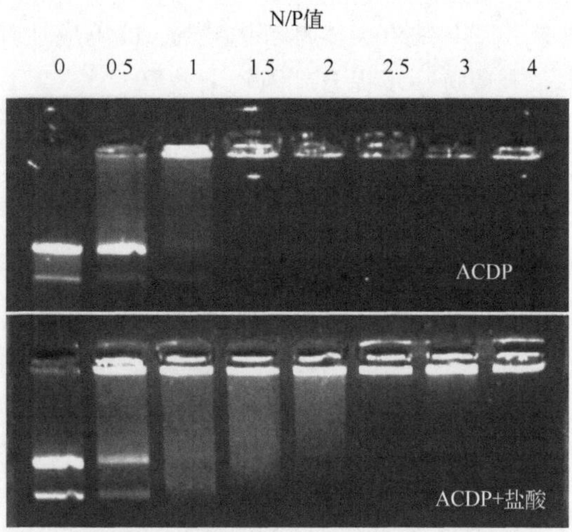

图 5-80　pDNA 与 ACDP 在不同的 N/P 值下的凝胶阻滞电泳图和加入盐酸后的凝胶阻滞电泳图

能归因于 ACDP 载体在胞内的降解过程，这一过程可促进 pDNA 的高效释放，从而增强基因的表达。以上结果表明 ACDP 作为基因载体具备高效且安全的基因递送能力，在应用中具有良好的前景。

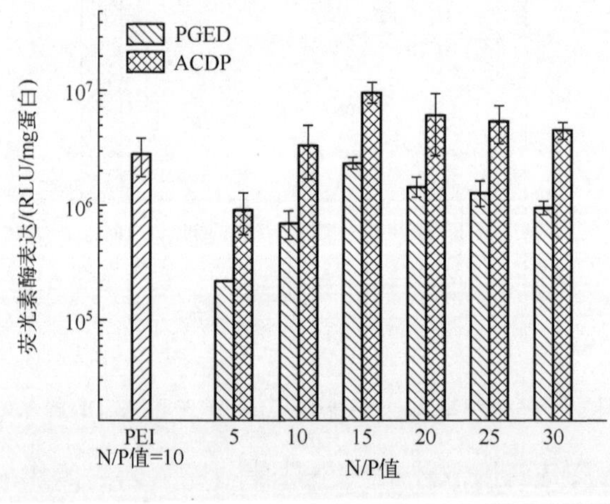

图 5-81　ACDP/pDNA 和 PGED/pDNA 复合物在 4T1 细胞中的转染效率

为了进一步提高基因载体的转染性能，引入了近红外激光诱导的光热效应，研究其对 ACDP 载体介导基因转染效率的影响。首先，测定了不同浓度 ACDP 溶液在 808nm 近红外激光（$1.0W/cm^2$）照射下的升温性能。从图 5-83

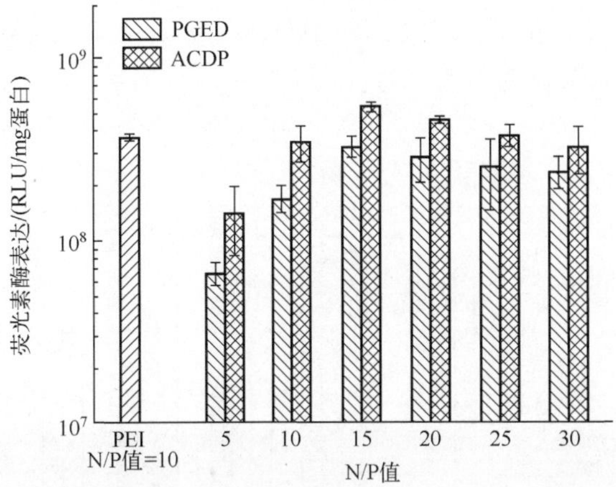

图 5-82 ACDP/pDNA 和 PGED/pDNA 复合物在 HEK293 细胞中的转染效率

中可以看出，ACDP 溶液的温度随激光照射迅速升高，并在前 5min 内达到稳定状态；而对照的纯水则未表现出明显升温趋势。同时，升温效果与 ACDP 的浓度密切相关，当浓度达到 0.8mg/mL 时，溶液的最高温度可升至约 67℃，证实 ACDP 具有良好的近红外激光热转化性能。

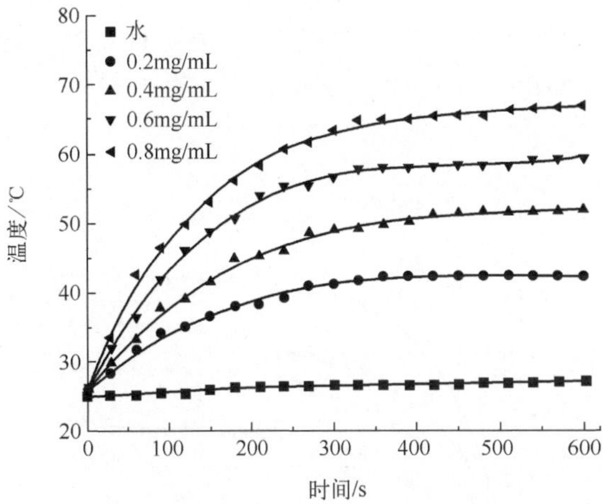

图 5-83 不同浓度的 ACDP 水溶液在 808nm 近红外激光照射下的升温曲线（$1.0W/cm^2$）

已有研究表明，适度的光热效应（温度≤43℃）能够显著提升载体进入细胞的能力，从而增强基因转染效率。因此，进一步系统性地研究了不同强度和时间的 NIR 光照射对 ACDP 转染效果的影响。如图 5-84 所示，在较低的光功率密度（$0.5W/cm^2$ 和 $1.0W/cm^2$）照射下，ACDP 介导的基因转染效率随着照射时间的延长明显增加，尤其是在 1.0W/cm² 光下照 15min 时，转染效率达到最大值。然而，进一步提高光功率至 1.5W/cm² 和 2.0W/cm² 后，转染效率随照射时间延长反而显著下降。

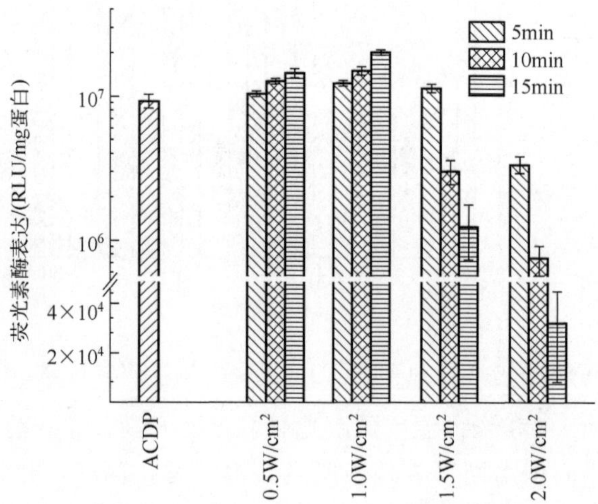

图 5-84　不同光功率密度 808nm 近红外激光照射下 ACDP/pDNA 在 4T1 细胞中的转染效率

为探讨不同光照条件下转染效率差异的内在原因，实时监测了照射过程中细胞培养基的温度变化（图 5-85）。结果表明，在 1.0W/cm² 条件下，培养基

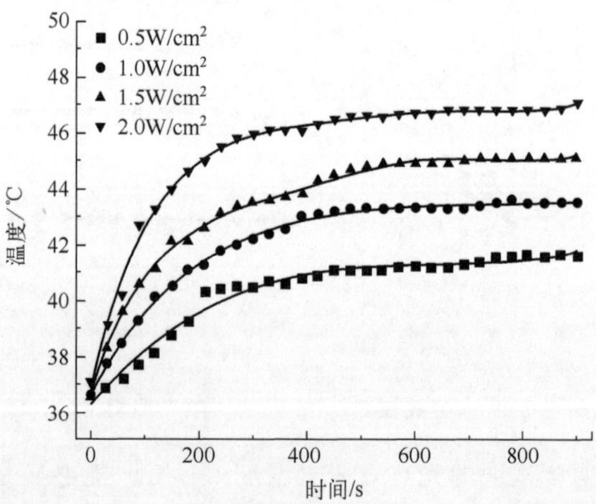

图 5-85　不同光功率密度 808nm 近红外激光照射下 ACDP/pDNA 的细胞培养基的升温曲线

的温度迅速升高至约 43℃ 后稳定；当光功率密度超过 1.5W/cm^2 和 2.0W/cm^2 时，培养基的温度则明显升高至对细胞产生损伤的范围。推测认为，高于 43℃ 的光热效应可能会引起细胞的热损伤或凋亡，从而降低了载体的转染效率。

为进一步验证这一推测，利用 FDA-PI 荧光双染色法检测了不同光照条件下细胞的生存状态。如图 5-86 所示（书后另见彩图），在低光功率密度（0.5W/cm^2 或 1.0W/cm^2）条件下，大部分细胞保持良好活性；而高光功率密度（1.5W/cm^2 或 2.0W/cm^2）照射时，大量细胞死亡。这与前述转染效率变化趋势相吻合，再次说明细胞活力降低是高光功率密度条件下转染效率下降的重要原因。

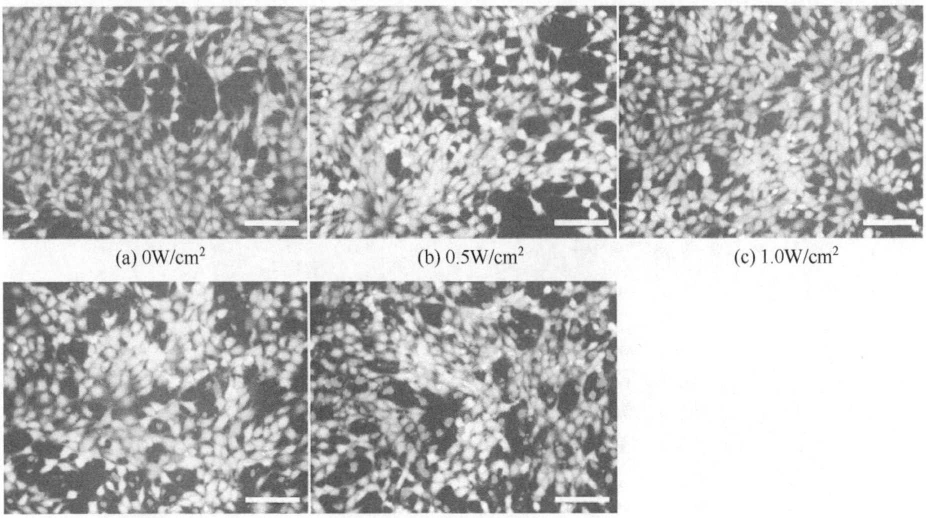

(a) 0W/cm^2　(b) 0.5W/cm^2　(c) 1.0W/cm^2　(d) 1.5W/cm^2　(e) 2.0W/cm^2

图 5-86　不同光功率密度 808nm 近红外激光照射 ACDP 15min 后在 4T1 细胞中的 FDA-PI 双染色实验

为了更加直观地评估温和光热效应对 ACDP 载体介导基因转染效率的提升作用，进一步以增强绿色荧光蛋白作为报告基因，在 4T1 细胞中进行了验证实验。如图 5-87 所示（书后另见彩图），荧光显微镜观察到温和光热处理（1.0W/cm^2，15min）后的 ACDP 载体转染细胞中 EGFP 表达量显著高于常规条件下的 ACDP 转染组，这与前述荧光素酶实验结果（图 5-84）相吻合，再次证实了温和光热效应可以有效促进 ACDP 载体介导的基因转染过程。

为探讨温和光热条件提升基因转染效率的潜在机制，随后研究了载体的细胞内吞行为。如图5-88所示（书后另见彩图），通过荧光显微镜和流式细胞仪测定发现，经温和光热处理（1.0W/cm^2，15min）的ACDP载体在4T1细胞中的内吞率达到83.2%，显著高于未处理ACDP载体（63.4%）和PGED载体（39.0%）。荧光显微镜照片也进一步证实，与未处理的载体相比，温和光热条件促进了ACDP载体进入细胞的能力，表现为更多的YOYO-1标记pDNA进入了细胞质内。这一结果表明温和光热效应主要通过促进载体的细胞内吞来实现转染效率的提升。因此，在后续实验中，以1.0W/cm^{2}近红外激光照射15min作为最佳的温和光热条件。

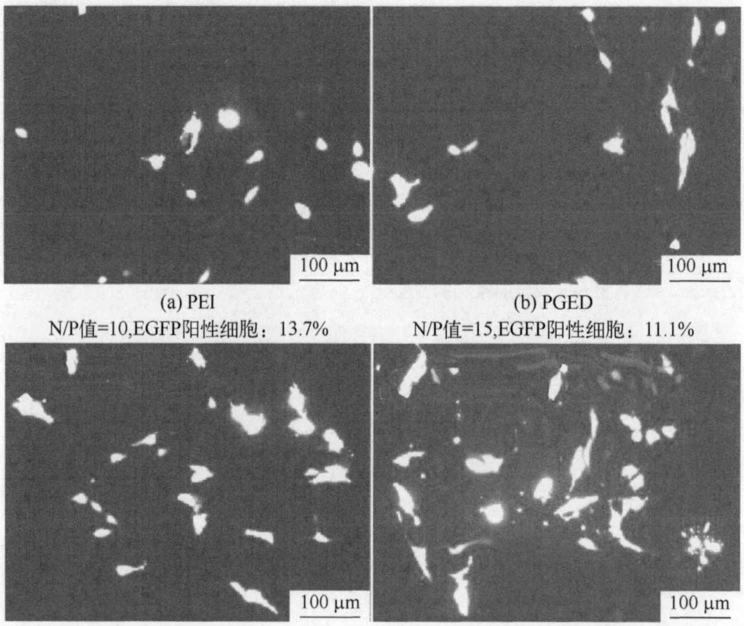

(a) PEI N/P值=10,EGFP阳性细胞：13.7%
(b) PGED N/P值=15,EGFP阳性细胞：11.1%
(c) ACDP N/P值=15,EGFP阳性细胞：21.9%
(d) ACDP+温和光热 N/P值=15,EGFP阳性细胞：27.4%

图5-87 PEI、PGED、ACDP和温和光热效应下ACDP所转染的4T1细胞的EGFP荧光照片和阳性细胞率

综上所述，ACDP载体通过温和光热效应（≤43℃）可有效提升基因转染效率，其机制可能与局部温升促进了载体向细胞内转运有关。这些结果为进一步开发高效、安全的基因递送系统提供了重要参考。

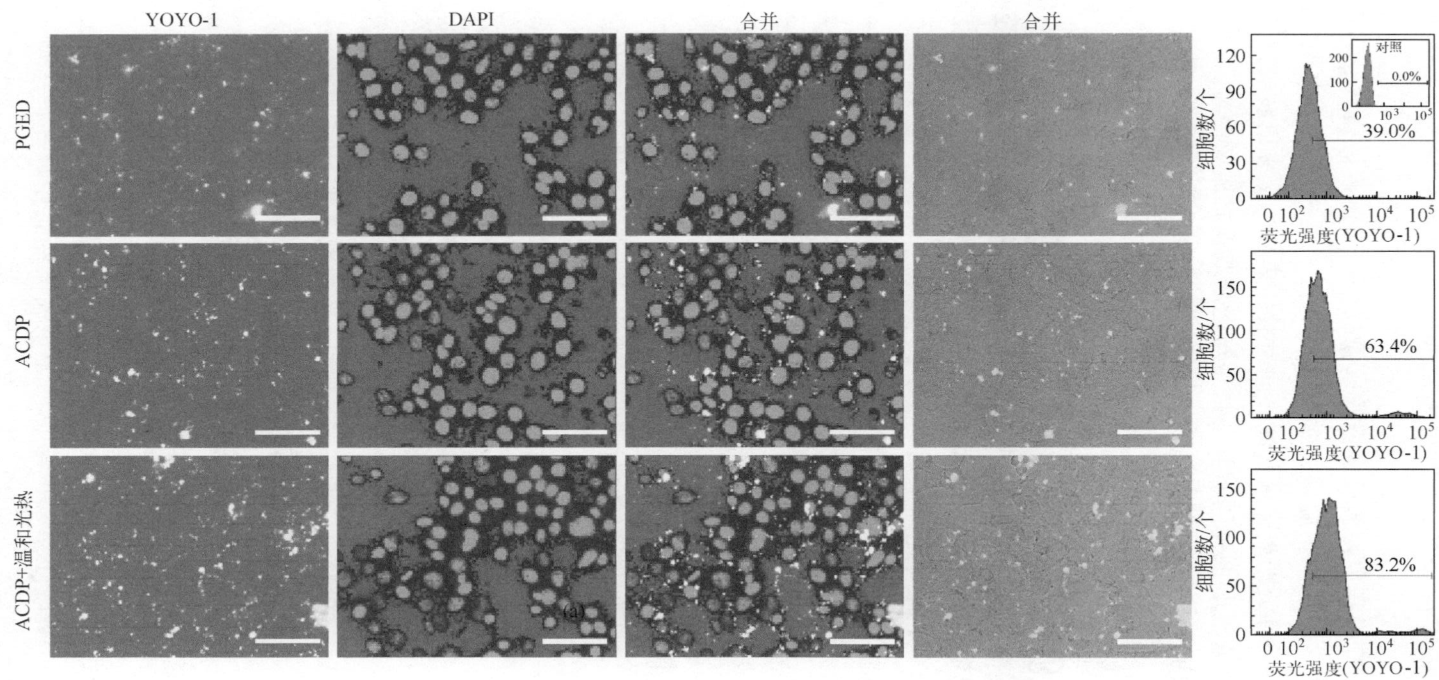

图 5-88　4T1 细胞与 PGED/pDNA、ACDP/pDNA 和温和光热处理的 ACDP/pDNA 共培养 4 h 的荧光照片和细胞内吞率（标尺：50μm）

5.5.4 成像能力

在肿瘤治疗过程中，通过多模式成像技术实时监测肿瘤状态和药物疗效，能够为治疗方案的精准实施提供关键支持。由于 ACDP 载体中碳酸钙在酸性环境下可降解并释放二氧化碳气泡，同时载体表面的聚多巴胺又赋予其光声成像特性，因此 ACDP 载体同时具备超声与光声双模式成像潜力。

首先，通过体外超声成像实验探讨了 ACDP 载体的 pH 响应特性。如图 5-89 所示，在生理条件（pH 7.4）下，ACDP 载体性质稳定，不产生明显的超声信号。而当载体暴露于模拟肿瘤微环境的弱酸性条件（pH 6.5）时，随着反应时间的延长，载体逐渐降解，释放出二氧化碳气泡，使超声信号显著增强。超声信号在 30min 时即明显可见，60min 达到峰值，并持续至 180min。这表明 ACDP 载体对肿瘤酸性微环境具有敏锐的响应能力，可实现肿瘤部位特异性超声成像。

进一步地，通过荷瘤小鼠瘤内注射 ACDP 载体的方式评估了其体内超声成像效果。如图 5-90 所示，在注射载体之前，肿瘤组织未检测到明显超声信号；而载体注射 30min 后，肿瘤内部即出现显著的超声信号，随后逐渐增强并保持稳定至 120min 以上。实验结果表明，ACDP 载体在体内肿瘤环境中具有理想的成像灵敏度，且信号持续时间长，可作为肿瘤诊断及治疗效果实时监测的有效工具。此外，肿瘤内明显的超声信号证实了 ACDP 载体在肿瘤局部降解并释放药物的过程，这也为监测载体释放基因药物的实时情况提供了直观依据。

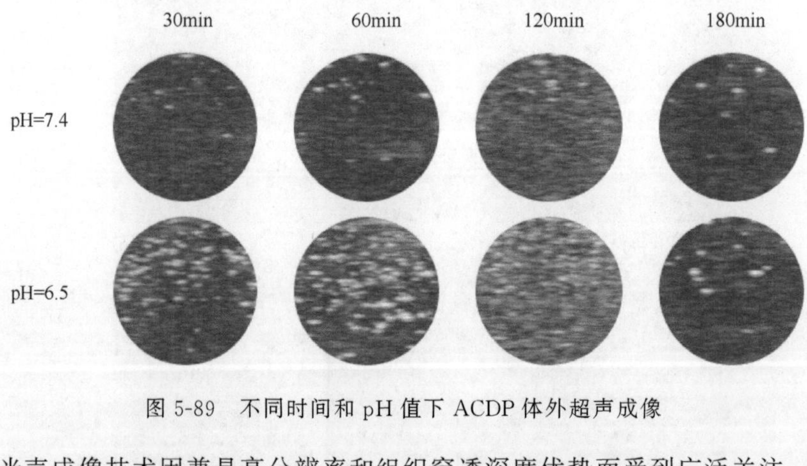

图 5-89 不同时间和 pH 值下 ACDP 体外超声成像

光声成像技术因兼具高分辨率和组织穿透深度优势而受到广泛关注。通过体外实验进一步评价了 ACDP 载体的光声成像性能。如图 5-91 所示，ACDP 载体溶液的光声信号强度随浓度升高而显著增强，说明载体在体内可实现较高

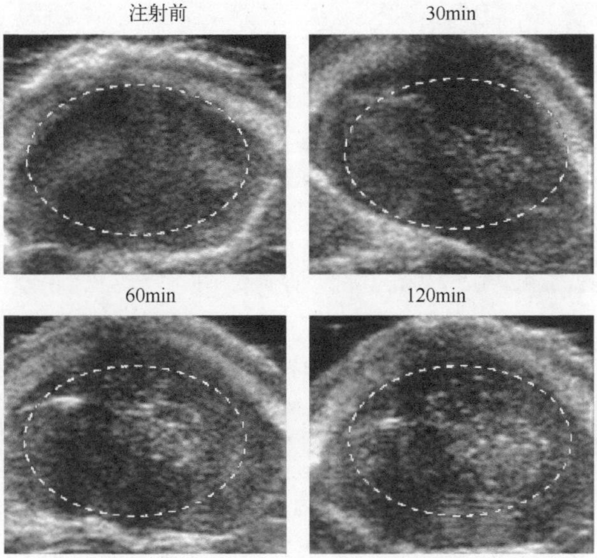

图 5-90 ACDP 的体内超声成像

灵敏度的光声成像。随后，在体内光声成像实验中（图 5-92，书后另见彩图），ACDP 载体经瘤内注射后，肿瘤部位即表现出强烈的光声信号，证实了载体在肿瘤局部的有效积累。这表明 ACDP 载体不仅能够在体外发挥出优异的光声性能，在体内也具有极佳的肿瘤靶向富集能力。综合以上结果，ACDP 载体可作为一种有效的超声/光声双模式成像载体，为肿瘤治疗过程中的载体递送追踪、药物释放监测及疗效评估提供可靠的可视化手段。

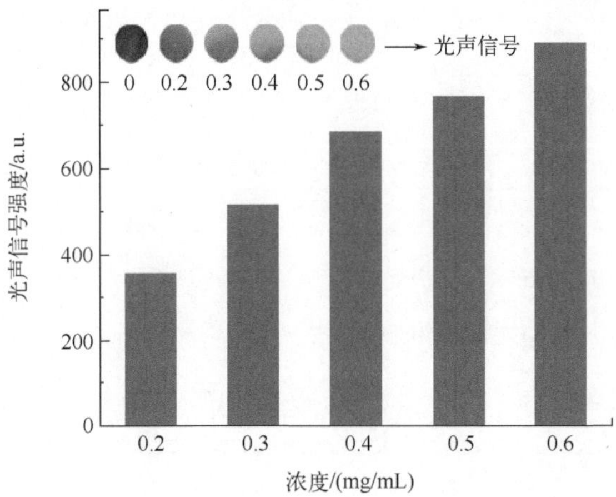

图 5-91 不同浓度的 ACDP 溶液的体外超声成像

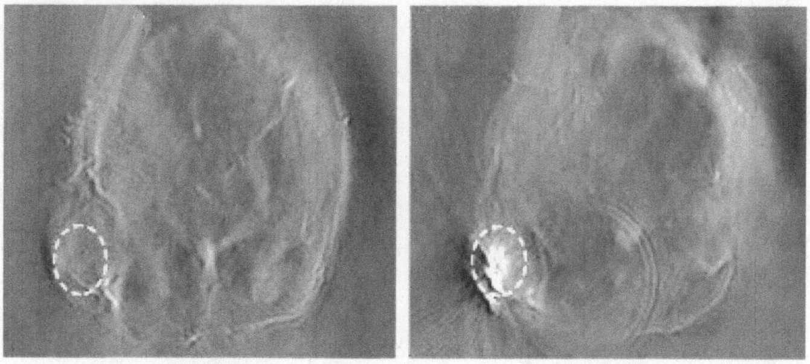

(a) 注射前　　(b) 注射后

图 5-92　ACDP 的体内光声成像

5.5.5 疗效及安全性评估

随后，进一步考察了温和光热处理的 ACDP 载体诱导肿瘤细胞凋亡的能力。将 ACDP 载体与抑癌基因 *P53* 结合，分别制备了 PGED/*P53*、ACDP/*P53* 以及温和光热处理的 ACDP/*P53*（1.0W/cm^2，15min）复合物，并与 4T1 细胞共培养 48h，通过流式细胞仪分析细胞凋亡情况。如图 5-93 所示（书

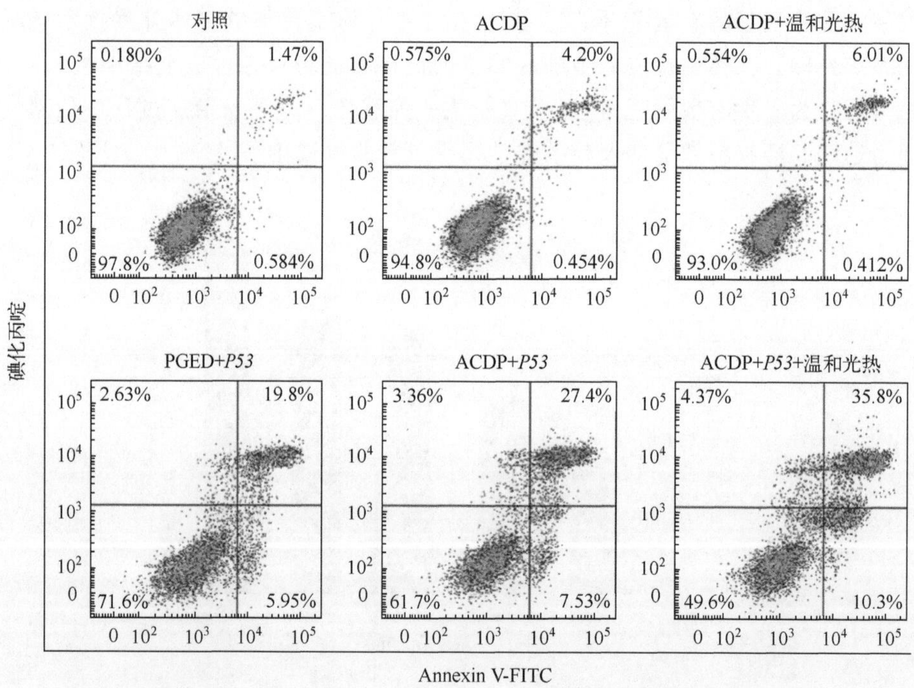

图 5-93　PGED/*P53*、ACDP/*P53* 和 ACDP/*P53*＋温和光热处理细胞 48h 后的凋亡结果

后另见彩图），温和光热处理组 ACDP/*P53* 所诱导的细胞凋亡比例高达 46.10％，明显高于 ACDP/*P53*（34.93％）和 PGED/*P53*（25.75％），而仅载体组则几乎未见凋亡细胞。随后进行的蛋白印迹实验（图 5-94）和定量分析（图 5-95）表明，温和光热处理显著提升了细胞内 P53 蛋白的表达水平，进一步证实了温和光热处理 ACDP 载体具备更优异的基因转染性能，并能有效地诱导肿瘤细胞发生凋亡。

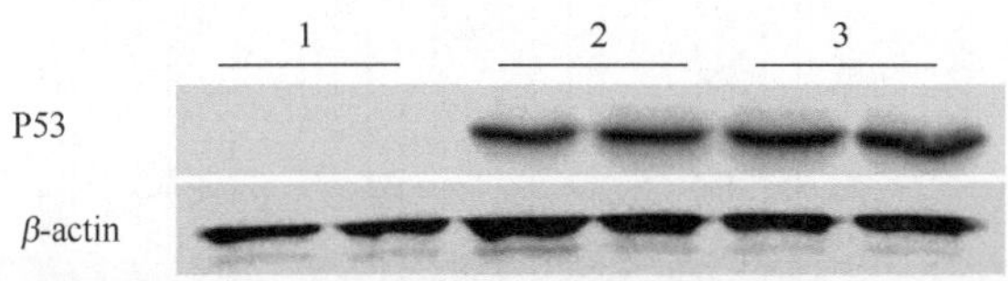

图 5-94 不同处理方式后 4T1 细胞中的 P53 蛋白表达

1—对照；2—ACDP/*P53*；3—ACDP/*P53*＋温和光热

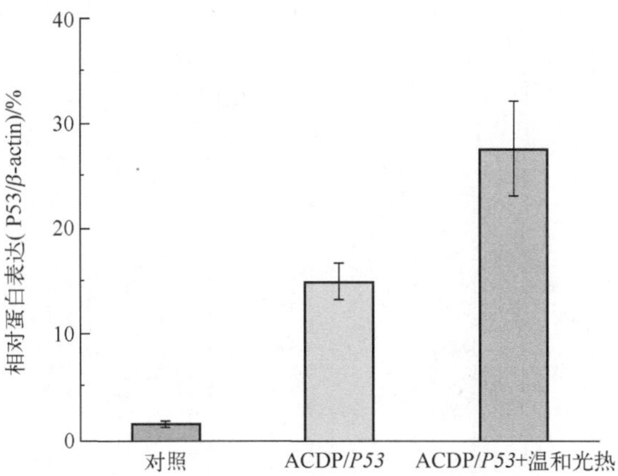

图 5-95 4T1 细胞中 P53 蛋白表达定量分析

在基因递送载体的设计中，细胞相容性是一项关键指标，良好的生物相容性能够保障载体在生物医学领域的安全应用。为了评估 ACDP 载体的细胞毒性，利用 MTT 法分别在 HEK293 和 4T1 细胞系中对 ACDP/pDNA 和 PGED/pDNA 复合物进行了系统评价。实验结果如图 5-96 和图 5-97 所示，两种载体的相对细胞活力均随着 N/P 值的增大略有降低，但整体来看细胞毒性仍处于较低水平。其中 ACDP/pDNA 复合物的细胞毒性明显低于常用的商业“金标准” PEI（分子量 25000），在两种细胞系中，当 N/P 值高达 20 时，ACDP 载体处理的细胞活力依然接近 80％，表明 ACDP 具有较低的细胞毒性与良好的细胞耐受性。综上，ACDP 载体良好的生物相容性表明其作为安全有效的基因递送载体在基因治疗领域具有良好的应用潜力。

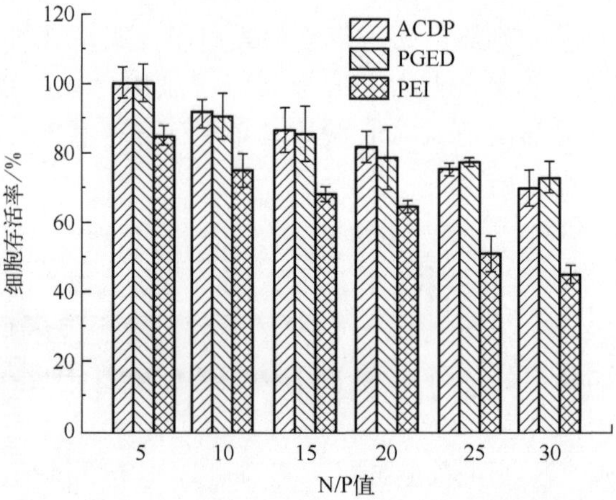

图 5-96　ACDP、PGED 和 PEI 在 4T1 细胞中的细胞毒性

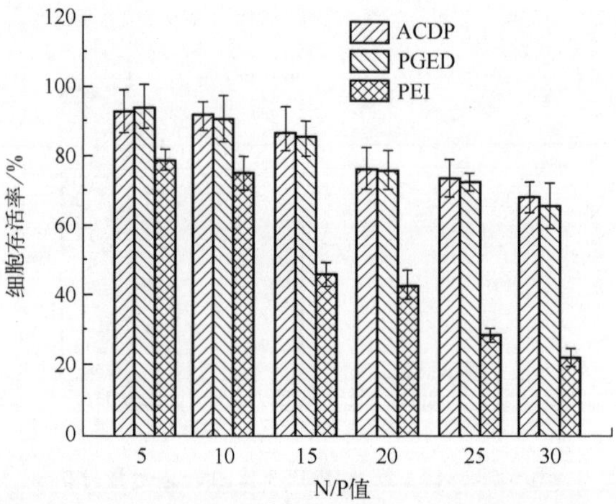

图 5-97　ACDP、PGED 和 PEI 在 HEK293 细胞中的细胞毒性

值得注意的是，光热治疗过程中可能诱导的细胞坏死往往会引发机体的炎症反应，而细胞凋亡则不会释放危险相关分子模式（DAMPs），可有效避免此类副作用。为验证温和光热处理 ACDP/*P53* 载体引起的凋亡是否能够规避炎症反应，选择 TNF-α 和 IL-6 两种常用的炎症标志物进行检测。实验结果如图 5-98 所示，以 LPS 为阳性对照时，巨噬细胞内的 TNF-α 和 IL-6 水平明显升高。而经高功率密度（1.5W/cm^2 或 2.0W/cm^2）光照处理的 ACDP 组，也表现出明显的炎症反应；相比之下，经温和光热处理（1.0W/cm^2，15min）

的 ACDP/*P53* 处理组中，巨噬细胞的 TNF-α 和 IL-6 水平则显著降低，接近阴性对照组。这说明在温和光热条件下，ACDP/*P53* 诱导的肿瘤细胞凋亡能够避免细胞坏死所致的继发性炎症反应，为体内安全、高效的抗肿瘤治疗提供了新的思路与策略。

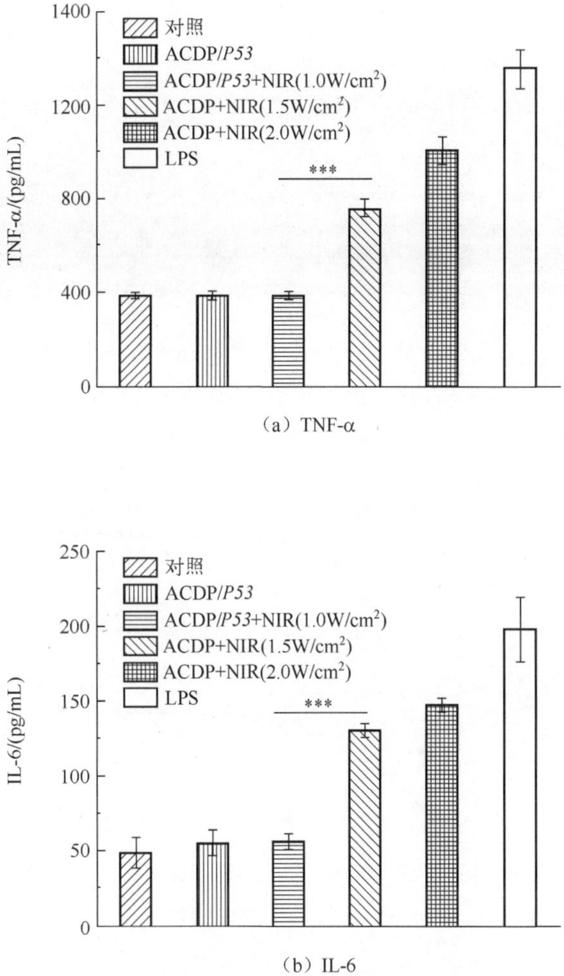

图 5-98 不同治疗方式处理后巨噬细胞中的 TNF-α 和 IL-6 含量

鉴于 ACDP 载体在体外温和光热条件下表现出优异的基因转染与诱导肿瘤细胞凋亡的效果，进一步通过乳腺癌裸鼠模型开展了体内抗肿瘤实验，以评估 ACDP/*P53* 载体在温和光热协同条件下的实际疗效。荷瘤小鼠随机分为对照组（PBS）、单纯基因治疗组（ACDP/*P53*）和温和光热协同基因治疗组

(ACDP/*P53*+NIR)。瘤内注射 ACDP 载体后，采用 $0.6W/cm^2$ 的 808nm 近红外激光照射 15min，以实现温和的局部升温效应。如图 5-99（书后另见彩图）及图 5-100 所示，载体组肿瘤温度可稳定升高至约 43℃，而对照组（PBS）肿瘤温度未见明显升高，说明 ACDP 载体在肿瘤组织内具有显著而可控的温和光热效应。

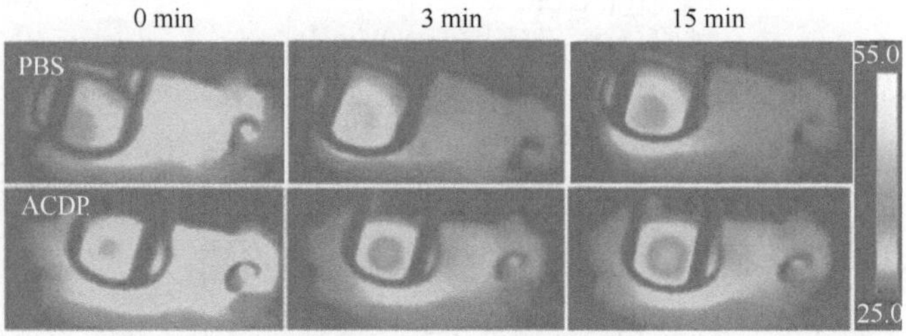

图 5-99　瘤内注射 ACDP 后 808nm 近红外激光（$0.6W/cm^2$）照射下荷瘤小鼠的光热升温照片

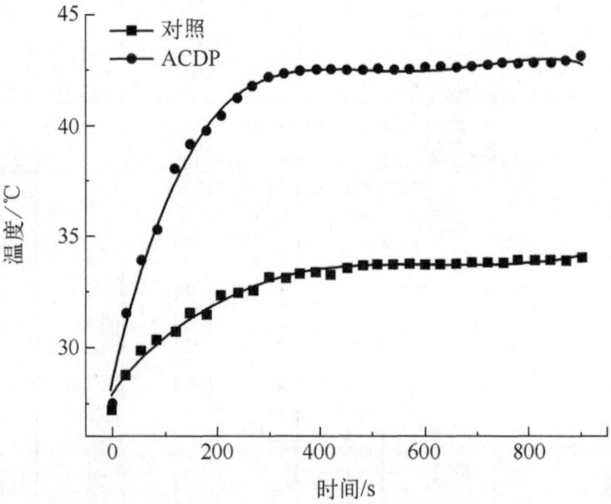

图 5-100　ACDP 的体内光热升温曲线

随后，连续 10 天监测各组小鼠肿瘤体积变化情况（图 5-101）。结果显示，PBS 对照组肿瘤呈现迅速增殖趋势，实验结束时肿瘤体积约为初始的 9 倍；单纯基因治疗组表现出一定的肿瘤生长抑制效果；而温和光热协同基因治疗组则展现出最优异的抗肿瘤能力，肿瘤体积显著小于其他各组。进一步肿瘤重量（图 5-102）和肿瘤形态（图 5-103，书后另见彩图）的对比也证实了协同治疗的明显优势。免疫组织化学分析和 HE 染色分析进一步揭示了疗效机制（图 5-104，书后另见彩图）。温和光热协同基因治疗组肿瘤组织内 P53 蛋白表达显著升高，凋亡细胞数明显增多，进一步证实了温和光热显著提高了 ACDP 载体的基因转染效率。此外，蛋白印迹（图 5-105、图 5-106）进一步定量验证了协同治疗后 P53 蛋白表达水平明显高于单纯基因治疗组。组织病理学检查（图 5-107，书后另见彩图）和小鼠体重监测（图 5-108）表明，各治疗组均未发现明显毒副作用，体现了 ACDP 载体在体内的高安全性和良好生物相容性。

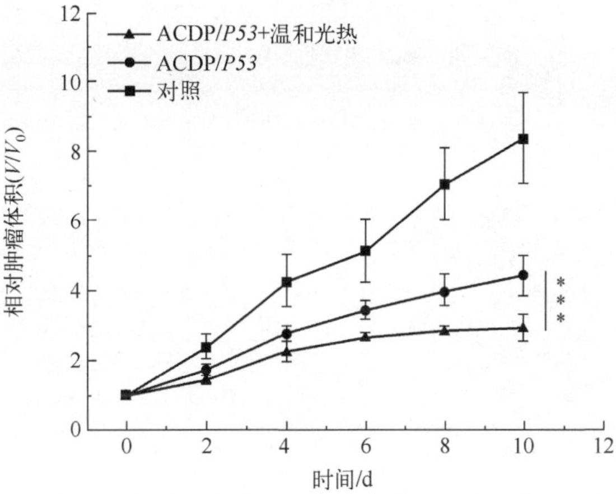

图 5-101　相对肿瘤体积生长曲线

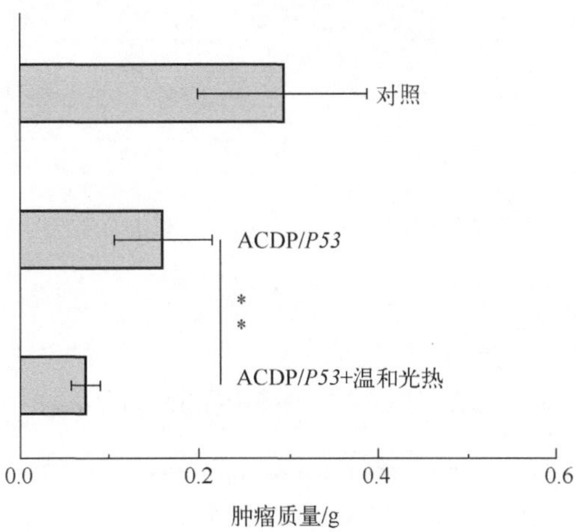

图 5-102　肿瘤质量

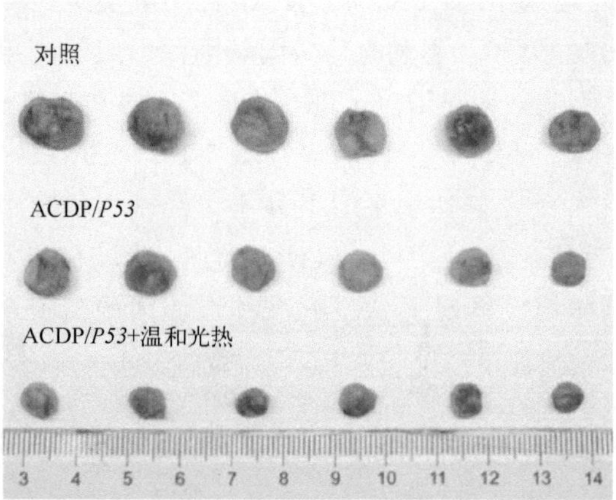

图 5-103　肿瘤照片

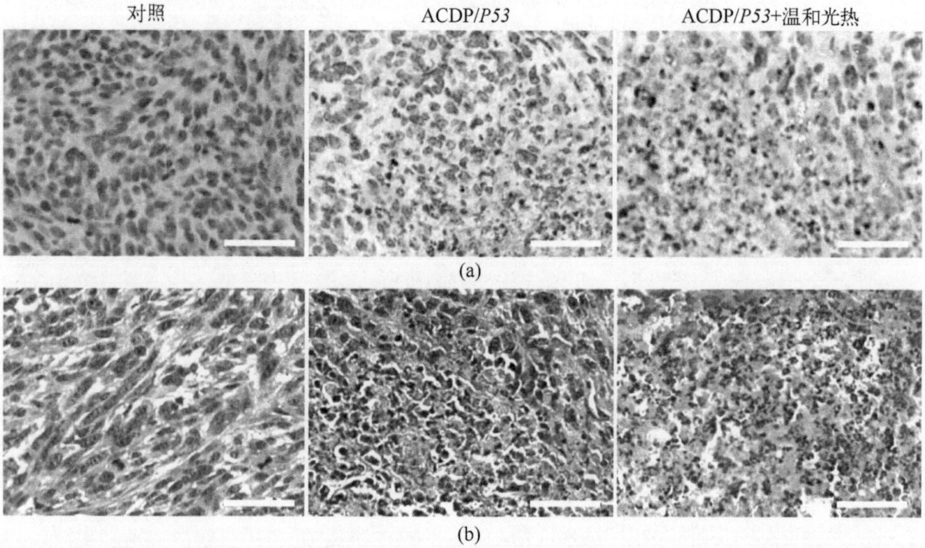

图 5-104　肿瘤组织的免疫组织化学分析染色（a）和 HE 染色（b）（标尺：50μm）

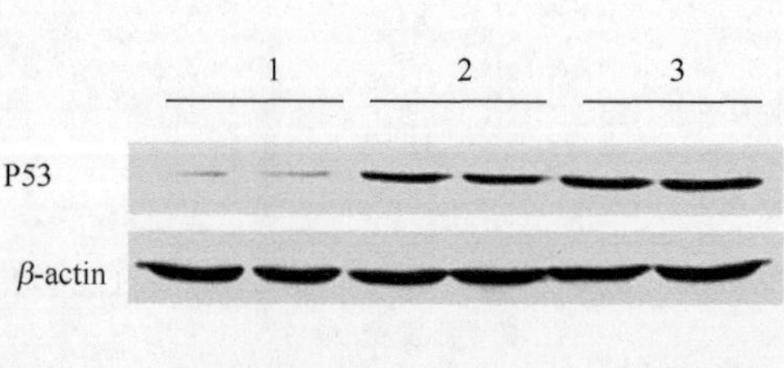

图 5-105　不同处理方式后肿瘤内的 P53 蛋白表达

1—对照；2—ACDP/*P53*；3—ACDP/*P53*＋温和光热

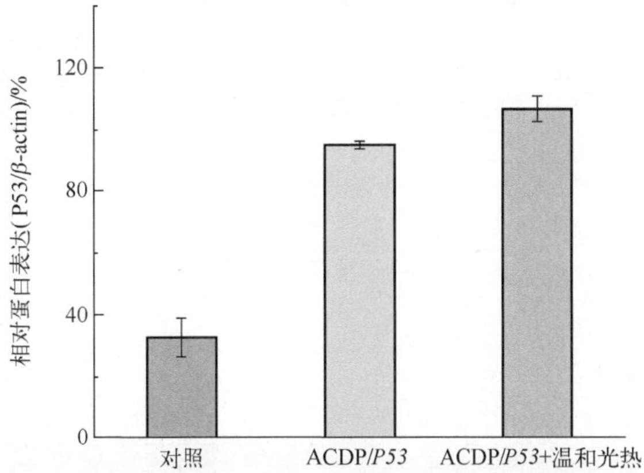

图 5-106　肿瘤内 P53 蛋白表达定量分析

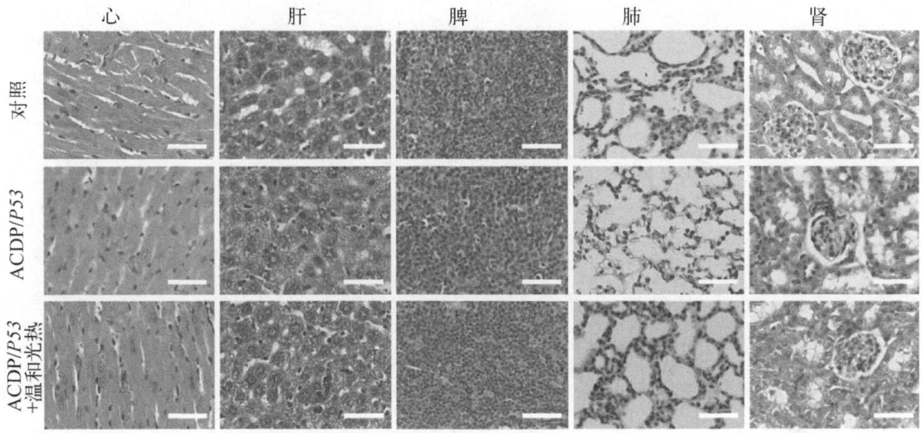

图 5-107　小鼠主要器官的 HE 染色（标尺：50μm）

最后，对各组治疗后的炎症反应进行了评估（图 5-109）。与对照组相比，ACDP 载体经高功率密度（$2.0W/cm^2$）激光照射的小鼠血清中炎症因子 TNF-α 与 IL-6 的含量显著升高，表明细胞坏死引发了明显的炎症反应。而温和光热协同基因治疗组（$0.6W/cm^2$）的小鼠血清中上述炎症因子水平与对照组相近，未见明显升高。这再次验证了温和光热协同 ACDP 载体介导的基因治疗方案能够有效诱导肿瘤细胞凋亡，避免了炎症反应产生的潜在副作用，体现出更为优越的治疗前景。

综上所述，ACDP 载体通过温和光热效应显著增强了基因转染效率，展现出出色的肿瘤抑制能力，同时兼具超声与光声双模式成像功能及良好的生物安全性，为肿瘤的精确治疗和疗效监测提供了一种新型、多功能的策略。

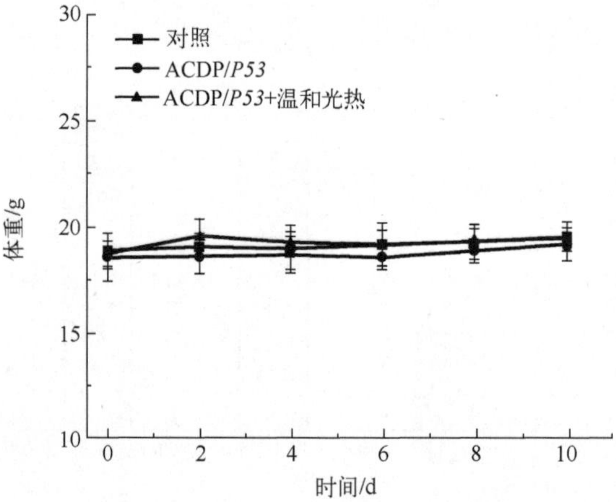

图 5-108 不同治疗方式的荷瘤小鼠体重曲线

针对传统光热治疗易导致肿瘤细胞坏死、引发炎症反应甚至促进癌症复发等问题，设计并制备了一种可响应近红外激光的温和光热基因载体，以实现温和光热促进的高效、安全的基因递送。首先，利用海藻酸钠（Alg）与钙离子（Ca^{2+}）之间的组装结构（Alg-Ca^{2+}）作模板，通过仿生矿化法成功制备出尺寸与形貌可调的一维海藻酸钠-碳酸钙（Alg-$CaCO_3$）纳米颗粒。为了使其同时具备光热响应与基因递送的双重功能，进一步通过聚多巴胺（PDA）涂覆改性 Alg-$CaCO_3$，并利用迈克尔加成与席夫碱反应在其表面引入阳离子聚合物 PGED，构建了一维复合基因载体 ACDP。

ACDP 载体的设计实现了“双重响应”：一方面，聚多巴胺赋予载体对近红外激光的响应能力，在低功率密度下产生温和的光热效应（约 43℃），有效增加细胞膜流动性，显著促进载体的细胞内吞；另一方面，碳酸钙成分在肿瘤微酸性环境中发生降解，从而触发载体的降解释放，促进基因高效释放。两种响应方式协同作用，共同提高了载体的基因转染效率和治疗效果，同时避免了由强光热诱导的细胞坏死及炎症反应。体内外研究结果均表明，ACDP 载体在温和光热作用下能携带抑癌基因 *P53*，高效表达更多的 P53 蛋白，显著诱导肿瘤细胞凋亡，抑制肿瘤生长。此外，体内外炎症因子的检测结果证实，该载体的温和光热处理条件能够有效避免炎症反应的发生。

同时，由于碳酸钙降解产生的 CO_2 气泡和聚多巴胺优异的光声性能，ACDP 载体还具备了超声/光声双模成像能力，可实时监测载体在肿瘤中的富集和降解情况，实现治疗过程的可视化评估。因此，该载体不仅提供了更加安全高效的基因递送方式，也实现了精准的治疗监测与效果评估。

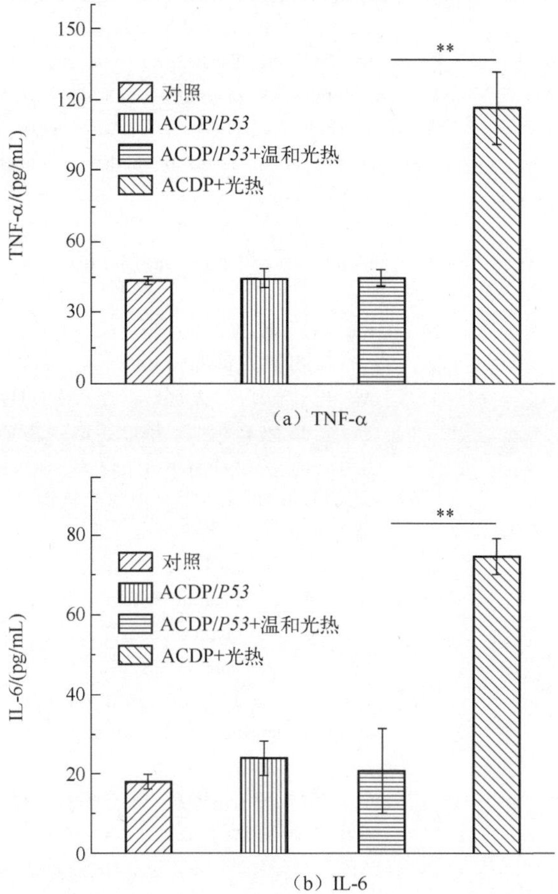

图 5-109 不同治疗方式处理后小鼠血清中的 TNF-α 和 IL-6 含量

参考文献

[1] Mehta S, Suresh A, Nayak Y, et al. Hybrid nanostructures: Versatile systems for biomedical applications[J]. Coordination Chemistry Reviews, 2022, 460: 214482.

[2] Al-Thani A N, Jan A G, Abbas M, et al. Nanoparticles in cancer theragnostic and drug delivery: A comprehensive review[J]. Life Sciences, 2024, 352: 122899.

[3] Xie Wenhui, Liu Yanli, Lin Juntang. Advances in organic-inorganic nanocomposites for cancer imaging and therapy[J]. Nanotechnology Reviews, 2023, 12(1): 869-935.

[4] Joshua S, Hossein M, Md N H, et al. Hybrid nanosystems for biomedical applications [J]. ACS Nano, 2021, 15 (2): 2099-2142.

[5] 戴欣悦,李振华.创新纳米药物在生物医学领域的现状与展望[J].中国科学:生命科学,2021,51(7):836-849.

[6] Han X, Xu K, Taratula O, et al. Applications of nanoparticles in biomedical imaging[J]. Nanoscale, 2018, 11(3): 799-819.

[7] Li M, Hu X, Zhao Y, et al. An overview of recent progress in micro/nanorobots for biomedical applications[J]. Adv Mater Technol, 2023: 2201928.

[8] Ye J, Dong X, Jiang H, et al. Hybrid nanomaterials-based biomedical phototheranostic platforms[J]. Prog Biomed Eng, 2021, 3: 032001.

[9] Han X, Xu K, Taratula O, et al. Applications of nanoparticles in biomedical imaging[J]. Nanoscale, 2018, 11(3): 799-819.

[10] Mehta S, Suresh A, Nayak Y, et al. Hybrid nanostructures: Versatile systems for biomedical applications[J]. Coordination Chemistry Reviews, 2022, 460: 214482.

[11] 孟周琪.有机/无机杂化纳米光热转换材料的合成及其在肿瘤治疗中的应用研究[D].上海:东华大学,2017.

[12] Yanar F, Carugo D, Zhang X. Hybrid nanoplatforms comprising organic nanocompartments encapsulating inorganic nanoparticles for enhanced drug delivery and bioimaging applications[J]. Molecules, 2023, 28: 5694.

[13] Guo K, Zhao X, Dai X, et al. Organic/inorganic nanohybrids as multifunctional gene delivery systems[J]. J Gene Med, 2019, 21: e3084.

[14] 杨硕晔.抗肿瘤纳米药物递送系统的研究与应用[M].北京:化学工业出版社,2024.

[15] Liu Y, Zhao N, Xu F J. pH-responsive degradable dextran-quantum dot nanohybrids for enhanced gene delivery[J]. ACS Applied Materials & Interfaces, 2019, 11(38): 34707-34716.

[16] Liu Y, Dai X, Yu B, et al. pH-responsive hyaluronic acid-cloaked polycation/gold nanohybrids for tumor-targeted synergistic photothermal/gene therapy[J]. Biomaterials Science, 2022, 10(10): 2618-2627.

[17] Liu Y, Yu B, Dai X, et al. Biomineralized calcium carbonate nanohybrids for mild photothermal heating-enhanced gene therapy[J]. Biomaterials, 2021, 274(1): 120885.

第6章 有机-无机杂化纳米材料现存问题及未来发展趋势

6.1 纳米材料的生物安全性问题

有机-无机杂化纳米材料在生物医用领域展现出巨大潜力，但其生物安全性始终是亟待解决的核心问题。不同类型的纳米材料（例如金属氧化物纳米颗粒、聚合物纳米载体、生物可降解纳米体系等）在体内外可能引发多种不良反应，需要全面评估。

纳米颗粒由于高比表面积和独特的表面性质，可能导致细胞毒性、氧化应激和基因毒性等效应。例如，一些金属或金属氧化物纳米颗粒会在细胞中产生活性氧物质，引起膜损伤或DNA损伤。此外，纳米材料尺寸极小，可以穿透生物屏障直接与细胞器相互作用，增加毒性风险。针对这些潜在毒性，需要在细胞水平（如MTT法检测细胞活力）和分子水平（如ROS测定、基因表达分析）进行系统评价。

作为外源物质，纳米材料进入体内往往会触发免疫系统响应。一方面，适度的免疫刺激可用于疫苗佐剂等正向应用；另一方面，不当的免疫激活可能造成过敏反应或自身免疫损伤。例如，有些纳米载体经静脉给药后引发补体系统过度激活，出现类似过敏反应的症状（即补体激活相关假过敏，CARPA综合征）。动物实验发现，某些纳米药物在大剂量给药时常出现血栓形成、溶血、白细胞计数异常等血液毒性。因此，在设计安全的纳米材料时需特别关注其免疫相容性，可通过血液相容性测试（如溶血实验、凝血时间测定）和体外人血清补体激活分析等方法进行评估。

纳米材料在生物体内的释放、分布、转运、代谢特征及由此带来的潜在安全性问题是纳米医药领域实现产业转化最重要的基础科学问题。可降解纳米体系通常由生物可代谢或排出的成分构成（如PLGA分解为乳酸和乙醇酸），其降解产物需验证无毒且可被机体清除。而难降解或低溶解度的无机纳米材料

（如金、二氧化钛颗粒等）可能在体内长期滞留。研究指出，不易降解的纳米粒子容易在生物体内（特别是网状内皮系统如肝、脾）累积并长期存在。这类持久性纳米材料带来长期毒性隐患，需要特别关注其组织分布、慢性炎症反应以及排泄途径。常用的评估手段包括动物长期毒性实验、组织病理学检查以及体内代谢和分布追踪等。

有机-无机杂化材料在体内降解后，其产物可能包括无机离子、碎片以及小分子等。这些产物的生物学效应需加以考察。例如，硅基纳米粒降解产生的硅酸盐通常毒性较低，但某些金属纳米粒释放的金属离子可能对细胞具有毒性或干扰离子平衡。针对杂化材料，应分别评估其各组成部分及降解产物的安全性。理想情况下，复合纳米载体的降解应当同步且无害，既能完成载药/成像功能，又不留下有害残余。

目前对生物医用纳米材料的毒理评价沿用并扩展了药物和医疗器械的标准框架。例如体外采用细胞存活率、细胞凋亡/坏死检测，细胞因子释放测定等；体内进行急性和慢性毒性实验、致敏和免疫原性测试、生殖和发育毒性以及致癌性评价等。如果以纳米材料作为药物递送系统，还需考察其对药代动力学（ADME）的影响。国际上，FDA 和 EMA 等监管机构已出台指导原则，将纳米材料纳入药品评审体系中，要求提供详尽的安全性数据。例如，美国 FDA 在 2022 年发布的关于含纳米材料药物的指南中强调：含纳米成分的产品必须满足与其他药物同等的安全性、有效性和质量标准，并针对纳米材料潜在风险进行充分表征与管控。监管审查关注纳米材料的理化表征、生产过程控制、生物分布和毒理学试验，以及必要时的环境安全评估等。研究者在申报临床试验或上市许可前，应依据这些指南完善安全性评价和风险管理，确保纳米材料临床应用的可接受风险水平。

6.1.1 影响纳米颗粒毒性的关键理化性质

尽管纳米颗粒可执行多种功能，但近年来监管部门和科学界对纳米颗粒在生物系统中的“命运”及其可能对生物体带来的副作用日益关注，并引发了广泛争议。基于纳米技术的药物设计目标主要包括：增强药物向靶细胞的递送或摄取效率，或通过包裹作用降低药物本身的毒性。几十年来，纳米颗粒一直被用作减少特定药物毒性和副作用的一种策略。尽管纳米颗粒被设计用于将活性物质递送至靶器官或其邻近区域，但一些最新研究结果却报告了意想不到的毒性反应，从而催生了“纳米毒理学”这一新兴研究领域。

纳米毒理学正迅速发展为纳米技术的一个重要分支，主要研究纳米结构与生物系统之间的相互作用，旨在揭示纳米材料的物理化学性质（如尺寸、形状、表面特性、化学成分、组成以及聚集状态）与其诱导毒性生物反应之间的关系。近来人们已认识到，纳米载体系统可能引发严重的不良影响，已有多项研究报告了与纳米载体相关的器官毒性问题。纳米结构材料的尺寸通常与细胞组分和蛋白质相当，因此其有可能穿越人体的天然机械屏障，通过多种途径进入体内，包括吸入、静脉注射、皮肤接触、皮下注射、口服和腹腔注射等。因此，纳米颗粒可能引发不利的健康影响。然而，目前其根本的“因果关系”仍不明确或尚未探索清楚，因此亟须开展系统研究，以明确导致细胞毒性和器官毒性的各种结构因素。纳米材料在首次与蛋白质或细胞发生相互作用后，也可能被机体吸收，并进一步影响肝脏、大脑、脾脏、血液、肾脏、心脏、结肠、骨骼等器官，导致显著的细胞毒性效应，例如细胞变形和生长抑制，在人类和动物体内均已被观察到。已有大量体外和体内实验研究报道了纳米颗粒的潜在有害影响，并识别出影响其毒性的关键理化属性，包括粒径、组成、电荷、比表面积、聚集性和分散性。纳米颗粒的毒性受到多种理化性质的共同影响，其中粒径、组成与表面电荷、比表面积以及聚集性与分散性是最为关键的 4 个方面。

首先，粒径（particle size）是决定纳米颗粒毒性的重要因素之一。粒径$<$100nm 的纳米颗粒具有优异的渗透性和药物传递能力，但也更容易穿透血脑屏障，引发免疫反应或损伤细胞膜。例如，1.4nm 粒径的金纳米颗粒对多种细胞类型具有明显毒性，而 15nm 粒径的颗粒则无毒。这表明在药物递送中应优化粒径，控制粒径在 100nm 以下，并配合亲水性修饰以避免被巨噬细胞快速清除。

其次，组成与表面电荷（composition and charge）直接影响其体内分布及器官毒性。表面带正电的阳离子脂质体（如 DOTAP、Lipofectamine）虽可增强细胞摄取，但也易在肺部引发炎症、血管堆积或溶血等毒性作用。表面电荷常以 Zeta 电位衡量，一般$\pm$30mV 以上颗粒稳定性较好。过高电荷虽有利于负载药物和细胞结合，但也可能增加毒副作用。

再次，比表面积（surface area）较大的纳米颗粒具有更多功能修饰位点，有利于靶向修饰和药物负载，但也可能增强其与细胞成分的相互作用，导致毒性增加。表面修饰，如 PEG 化（聚乙二醇包覆），可有效减少蛋白吸附、抑制吞噬作用并延长循环时间。此外，PEG 的构象（如“刷状” *vs.* “蘑菇状”）也影响其抗吞噬能力，“刷状”构型更能减少补体激活，避免免疫系统识别。

最后，聚集性与分散性（agglomeration and dispersibility）同样是影响毒性的关键因素。由于高比表面积，纳米颗粒易通过布朗运动和范德瓦尔斯力聚集，影响其实际粒径、表面活性及体内行为，甚至可能造成血管堵塞或炎症反应。研究表明，老化后的铜纳米颗粒比新鲜碳纳米颗粒引起更强烈的肺部炎症。控制聚集性的策略包括调节 pH 值、离子强度，使用表面活性剂（如 PEG、血清、超声等）来维持良好分散性，进而减轻毒性反应。

综上所述，纳米颗粒的安全性依赖于对其粒径、组成、电荷、比表面积和聚集状态的综合调控。合理设计纳米粒子表面结构与理化属性，是提高其生物相容性并降低毒性风险的关键。

6.1.2 应对纳米颗粒毒性的策略

为了克服纳米材料在生物医学应用中可能引发的毒性问题，当前研究主要聚焦于两类关键策略：一类是纳米颗粒表面掩蔽（masking）；另一类是靶向修饰（targeting）。

表面掩蔽技术是缓解纳米毒性的重要手段之一，常见方法包括使用亲水性聚合物（如 PEG、聚氧化乙烯、Poloxamer、Tween 80）对纳米颗粒进行包覆。以 PEG 化（PEGylation）为例，通过在纳米颗粒表面构建一层亲水屏障，有效阻止血清中调理素（如 C3、C4、免疫球蛋白）结合，延缓其被网状内皮系统（RES）识别与清除。研究表明，PEG 的“刷状”构型优于“蘑菇状”构型，能更好地抵抗吞噬和补体激活。PEG 掩蔽还可提高纳米载体在肿瘤或炎症等血管渗漏区域的富集能力，延长其循环时间。典型应用包括 PEG 修饰的脂质体、金纳米粒子、碳纳米管、量子点等。此外，PEG 与靶向配体（如抗体）协同使用，可构建诊断与治疗一体化的纳米平台。但需要注意 PEG 用量的控制，一般保持在 5%～10%（摩尔分数，下同），避免＞15%所引起的结构不稳定。

将抗体、肽段等靶向配体修饰于纳米颗粒表面，可实现“主动靶向”，通过受体介导的内吞作用将药物高效递送至特定细胞，从而在降低剂量的同时减少毒副作用。例如，靶向携带多种 siRNA 的纳米粒子在黑色素瘤小鼠模型中能显著抑制转移，优于游离 siRNA 或非靶向纳米粒子。靶向纳米粒子的成功关键在于配体的选择，理想配体应具备有大规模生产能力、稳定性强且易于共价结合等特性。抗体是常用配体，但其 Fc 片段易引发肝、脾富集与免疫反应，因此发展 Fab′、$F(ab')_2$ 或 scFv 等片段已成为研究热点。特别是 scFv 片段虽活性高、免疫原性低，但稳定性仍需改进。

综上所述，表面掩蔽可提升纳米粒子体内稳定性、延长循环时间、减少免疫清除，而靶向修饰则能精准递送、降低毒性和剂量需求，两者结合是未来纳米材料安全有效应用的重要发展方向。随着纳米技术在生物医药领域的迅猛发展，纳米药物的研究与应用已显示出提升药物循环时间、增强细胞穿透能力以及靶向肿瘤细胞的巨大潜力。尽管部分纳米药物已进入临床试验阶段，但大多数仍处于实验室研究或临床前验证阶段，全面临床应用仍面临诸多限制。

6.1.3 纳米材料生物安全未来展望

正如前文所述，纳米技术在生物医学中的应用正在迅速增长，这既对人类健康和环境带来了益处，也带来了一些潜在的危害。大量研究致力于通过延长药物在血液中的循环时间、增强细胞内穿透能力以及将靶向配体导向特定细胞或肿瘤类型，从而提升药物的治疗效果。部分纳米药物已经进入临床评估阶段，然而更多仍处于临床前研究中。

我们认为，纳米医学仍存在诸多限制，尚未完全发挥其临床潜力。例如：a. 缺乏关于颗粒表征和药物负载的一致性与可重复性；b. 缺少从实验室制备向临床级大规模制备转化的有效方法；c. 缺乏检测有毒杂质的合适方法；d. 缺乏缓解纳米颗粒相关毒性的标准流程。

只有以上问题得到解决，才能真正实现纳米医学在癌症治疗中的转化潜力，即开发无毒的药物递送载体与成像剂用于疾病治疗。具体包括以下几个方面：

① 蛋白质与多糖类基纳米结构的制备策略需改进，以获得分散均匀、稳定性良好的纳米颗粒；

② 纳米颗粒的细胞毒性、生物降解性、生物相容性和免疫反应等安全性指标需进行系统评估；

③ 目前纳米颗粒的开发与生产大多仍停留在实验室阶段，因此需要生物学家与化学工程师合作，以推动其规模化生产；

④ 生物工程师与毒理学家协作，通过化学修饰与纳米材料科学联合设计纳米结构，将有助于改善纳米药物系统的药代动力学与体内分布特性。

将来纳米技术将在解决癌症药物递送及癌细胞成像等问题中发挥重要作用。具有靶向性的药物治疗策略，即“智能药物”，将成为癌症治疗领域的巨大突破。这类药物预计将在更低剂量下达到更高的疗效，同时副作用更小，临床效果优于传统疗法。预计未来将有越来越多此类新型药物通过 FDA 批准，进入临床评价阶段。此外，美国国家癌症研究所（NCI）发起的“癌症纳米技术联盟”（Alliance for Nanotechnology in Cancer）也将进一步增强研究能力，推动多学科团队合作，从而加速癌症的预防、诊断和治疗进程。在纳米技术中，一个特别值得关注的研究方向是治疗-诊断一体化，即开发兼具治疗与成像功能的多功能纳米平台。这一方向有望彻底革新现有医学体系，成为更加有效的新型治疗模式的基础。

6.2 规模化制备及产业化前景

要将有机-无机杂化纳米材料从实验室推向临床和市场，必须解决规模化可控制备和产业化的一系列挑战。不同应用领域的纳米材料（抗菌涂层、药物递送载体、组织工程支架等）在放大生产时面临各自的技术瓶颈，需要针对性策略。

实验室条件下制得的纳米材料在批量生产时常出现性能偏差。例如，在小试中通过乳液聚合法制备某药物纳米粒时，颗粒尺寸和药物包封率可精确控制；但在放大到反应釜数升规模时，搅拌桨速度和时间的改变可能导致颗粒粒径分布发生变化，影响产品稳定性。研究表明，扩大乳化法制备规模时可通过提高搅拌速率来使粒径减小，从而保持载药率不变，这提示工艺参数放大后对产品特性的影响需深入研究。为此，在工艺开发阶段就应考虑规模放大参数的等比放缩原则，并通过中试验证工艺的稳健性。许多纳米制备方法存在各自的放大优劣，例如高压均质、微流控等方法本身适合放大且重复性好，而一些需要有机溶剂的自组装方法在放大后存在溶剂难以去除等困难。因此需针对材料类型选择恰当的工艺路线，并优化工艺以在放大后仍保持所需的纳米粒径、表面特性和功能。

纳米材料产品的批间一致性是产业化的关键要求。由于纳米体系对原料纯度、环境条件极为敏感，不同批次间稍有偏差可能导致性能波动。例如，用于组织工程的纳米纤维支架在不同批次聚合作用下孔径和机械强度可能存在差异，从而影响细胞生长。如果用于药物递送，批次间粒径或表面电荷差别可能改变体内分布和疗效。因此，必须建立严格的质量控制指标（如粒径及分布、表面电位、药物含量、释放速率等）以及相应的检测方法。此外，引入统计过程控制（SPC）来监测生产过程参数，及时发现和纠正偏差，也是确保一致性的有效手段。

大规模制造纳米材料往往需要专门设备和工艺，初期投入和单剂成本可能较高。例如，制备高质量的磁性纳米粒需要昂贵的高磁场反应器，制造大面积抗菌纳米涂层需要特定的涂布/固化设备，这些都提高了生产成本。此外，原材料（如高纯度前体试剂、生物大分子）成本和收率问题也影响经济性。有报道指出，纳米产品从实验室走向市场涉及多方面因素，包括技术可行性、环境与供应链因素以及物流等，都会对最终成本产生影响。一些企业采用“面向制造的设计（DFM）”理念，在研发早期就考虑规模生产需求，综合优化产品设计以避免放大陷阱并降低成本。例如，通过简化步骤、选用工业级原料以及提高过程自动化，可以显著提升生产效率、降低单位成本。

产业化制备要求纳米材料达到药用或医用级纯度。这包括去除合成过程中使用的有机溶剂、未反应单体、催化剂等残留，以及确保无致热源和无菌（对于注射用纳米药物）。例如，聚合物纳米粒中的微量有机溶剂残留若不除尽，可能造成毒性或影响产品稳定性。产业化过程中通常需加入纯化步骤（超滤、色谱等）来保证纯度，但这些步骤也可能降低收率、增加成本，需要在纯度和产率之间取得平衡。此外，生产环境需符合药品生产质量管理规范（GMP），对洁净度、生物负荷严格控制，这对规模化生产提出了更高要求。

尽管挑战诸多，当前已有一些纳米材料成功走向产业化或临床试验，积累了宝贵经验。例如，脂质体纳米药物作为有机纳米载体的代表，已经成功商业化（如用于抗真菌的 AmBisome®，两性霉素 B 脂质体制剂，截至 2021 年全球供应量已超 1 亿瓶）。这些产品的成功表明，通过优化工艺并严格质控，纳米药物可实现大规模稳定生产并满足临床需求。在杂化纳米材料方面，澳大利亚的初创企业 Ceramisphere Health 利用溶胶-凝胶技术制备亚微米级二氧化硅陶瓷微球包载药物，建立了从研发到放大生产的一整套流程，并在自有工厂中进行规模化生产和测试。又例如美国的 CytImmune Sciences 公司开发以金纳米粒为核心的肿瘤靶向给药系统，将抗肿瘤因子结合在金颗粒表面以降低游离药物的毒性，目前已推进到临床试验阶段。这些案例显示，有机-无机结合的纳米载体（如无机纳米核＋有机分子修饰）正在从实验室迈向临床。除此之外，一些大型制药公司也积极布局纳米技术领域，例如诺华、强生等在研纳米药物管线众多。可以预见，随着工艺的成熟和监管路径的清晰，更多用于抗菌、防污、组织修复等领域的杂化纳米材料产品将实现产业化，为临床带来全新解决方案。

6.3 未来发展趋势

展望未来，有机-无机杂化纳米生物材料将沿着多功能化和智能化方向持续发展。结合最新研究动态可以预见以下几大趋势。

（1）智能响应性纳米系统（stimuli-responsive nanosystems）

开发对特定刺激可响应的“智能”纳米材料，是提升疗效和降低副作用的关键方向。这类纳米系统能够感知病灶微环境的独特信号（如酸性肿瘤微环境、炎症部位的酶过表达、局部高温等），从而触发药物的定点释放或性能改变。例如，pH 响应型纳米载体在中性血液环境中保持稳定，进入肿瘤等酸性环境时迅速崩解释药；酶敏感型纳米粒在特定酶存在下解聚，释放出包载的药物或生长因子。相比传统载体，刺激响应型纳米材料可以实现按需给药，提高了治疗的精准性和有效性，并减少对正常组织的毒副作用。目前研究者已构建出多种内源性刺激响应系统（pH 值、还原剂、电解质、酶等）以及外源性刺激响应系统（光照、超声、磁场、温度等）。这些“开关式”纳米系统在肿瘤控制释放药物、炎症定位治疗、心血管疾病精准干预等方面展现出应用前景。当然，实现临床转化仍需解决响应阈值调控、一致性生产以及体内复杂环境下可靠性等问题，但智能纳米系统无疑是未来纳米医学的重要方向之一。

（2）绿色合成技术（green synthesis of nanomaterials）

追求环境友好、可持续的纳米材料制备方法是未来发展的另一个重点。传统纳米材料合成往往涉及有毒试剂、高能耗过程，而绿色合成旨在利用天然、生物来源的还原剂和稳定剂，在温和条件下制备纳米材料。例如，利用植物提取物或生物质废料中的多酚、黄酮等天然抗氧化剂，可将金属盐还原生成金、银纳米颗粒，无需额外的化学还原剂。此类方法成本低、污染小，并且植物提取物中丰富的官能团可使纳米粒表面原位功能化，提高稳定性。微生物介导的纳米材料合成也是绿色路线之一，利用菌体的酶系将金属前驱体转化为纳米颗粒，但需克服产率和放大问题。相较之下，植物源方法更易放大，可在较短时间内获得稳定产物。随着对绿色化学的重视，提高绿色合成纳米材料的产率、尺寸可控性和产品纯度将是研究重点。这一方向不仅契合环境保护和可持续发展理念，也有望降低医用纳米材料的生产成本、提升其生物相容性，因此受到广泛关注。

（3）个性化医学与精准治疗应用（personalized medicine and precision therapy）

纳米技术与个性化医疗的结合将赋能精准治疗时代的到来。基于患者的遗传背景、疾病生物标志物和病灶特征，定制化设计纳米载体和诊疗方案，可实现更高的治疗针对性。例如，针对肿瘤患者，不同亚型肿瘤表达特异性分子标志，科研人员可以开发靶向配体修饰的纳米药物，只在携带该标志的肿瘤细胞中富集释放，从而提高疗效，降低副作用。又例如，针对特定基因突变导致的疾病，可利用基因治疗纳米载体（如 siRNA/CRISPR 纳米递送系统）进行精确干预，这些纳米载体常由生物相容的有机-无机复合材料构成，既保护核酸药物稳定穿梭体内，又能将其递送至靶细胞发挥作用。纳米医学还为伴随诊断提供平台，如开发纳米探针实时监测治疗过程中肿瘤标志物的变化，动态调整治疗方案，实现真正的个性化用药。文献指出，纳米技术在药物递送和分子诊断方面的进步，正在促进定制化诊疗策略的形成，包括患者特异的药物配方、靶向基因编辑以及基于生物标志物的诊疗一体化方案。这一趋势下，未来可能出现“病人专属”的纳米药物制剂（根据患者肿瘤基因谱定制的纳米载药系统）以及可根据个体代谢差异调控释放的智能载体。个性化纳米医学的发展有赖于生物标志物的发现、大数据和生物信息学的支撑，以及灵活的生产工艺以快速制造定制化纳米药物。

(4) 人工智能辅助材料设计与筛选（AI-assisted nanomaterial design）

人工智能（AI）技术的迅猛发展正在革新纳米材料的设计和优化。传统上，新纳米药物的开发需要反复试错合成和测试，多因素优化过程费时费力。而借助机器学习和智能算法，可以在海量数据中发现材料结构与性能间的复杂关联，从而加速优化迭代。近期研究已证明 AI 在纳米药物设计中的巨大潜力，例如，有研究团队利用机器学习模型设计出用于 mRNA 递送的专属纳米粒子，其递送效率显著优于人工经验设计的原型。该 AI 生成的纳米载体经过实验验证，展现出更高的靶向性和传递效果。这表明，AI 算法可以成为构建高性能纳米治疗剂的重要组成部分。通过让模型学习大量已有纳米材料的表征和生物评价数据，AI 可以预测新的材料配方或结构对目标性能（如粒径、稳定性、细胞摄取率）的影响，大幅减少盲目实验合成。同时，AI 还能优化工艺参数，例如使用强化学习寻找最佳的反应条件组合，以得到所需特性的纳米材料。未来，研究人员可以利用 AI 手段快速筛选成千上万种可能的材料组合，锁定少数最有前景的候选，再进行重点合成与生物实验验证。这种范式转变将极大缩短纳米药物研发周期、降低成本。此外，人工智能在纳米材料安全性评估方面也有应用前景：通过机器学习模型预测纳米材料的体内行为和毒性趋势，提前规避高风险设计。可以预见，随着跨学科融合的发展，AI 驱动的材料设计会在纳米生物医学领域发挥越来越重要的作用，加速创新成果转化。

(5) 多功能一体化纳米平台（multifunctional integrated nanoplatforms）

未来的纳米材料将更加注重“一材多用”，即在单一纳米载体上集成诊断、治疗、导航等多重功能，打造“全能型”纳米平台。例如，诊疗一体化纳米粒可以同时作为成像探针和治疗剂，在递送药物的同时，通过 MRI、光声成像等手段对病灶进行可视化追踪。这种一体化策略有望实现疾病的早期诊断和即时治疗同步进行，提高治疗精度。研究指出，集成诊断和治疗功能的纳米探针可利用多种成像模式来诊断、治疗并监测疾病进程，从而实现对癌症等疾病的全程管理。有机-无机复合纳米材料在多功能集成方面具有独特优势：无机成分（如金属纳米颗粒、量子点、铁氧体等）可赋予材料成像对比、光热转换、磁响应等物理功能，有机成分（高分子、脂质体、生物分子等）则提供生物相容性和药物负载能力。通过合理设计，两者协同作用，可构建出“一站式”纳米治疗平台。举例来说，金纳米棒-聚合物复合物既可作为近红外光热治疗剂，又可负载化疗药，同时金属核还可用于CT成像；再如介孔二氧化硅纳米颗粒结合荧光染料和抗癌药物，既能荧光成像指导手术切除，又可术后缓释药物杀灭残余肿瘤细胞。除了诊断和治疗外，这类平台还可整合靶向导航（如磁性导向定位肿瘤）、可视化递送（实时追踪药物分布），以及响应控制释放等功能，真正实现“一粒多能”。随着材料科学的进步，不同功能组分的整合将更加精巧，高度集成的纳米诊疗体系有望在肿瘤、心脑血管、神经退行性疾病等领域发挥革命性作用。

综上所述，有机-无机杂化纳米生物材料正朝着更安全、更易产业化以及更智能的方向快速演进。在生物安全性方面，持续的毒理机制研究和严格的监管规范将保障纳米材料的可接受风险；在制备技术方面，新工艺和产业实践正在逐步破解规模化难题；而在前沿应用方面，智能化、绿色化、个性化和多功能集成等趋势将引领下一代纳米生物材料的发展。未来，随着跨学科融合与科技创新的发展，这一领域有望在临床诊疗中取得突破性进展，同时也伴随新的挑战——这正是本章讨论未来发展趋势的意义所在。通过对上述各方面的结构化梳理和分析，我们为读者勾勒出未来研究和应用的蓝图，以期在专著编写和实际科研布局中提供有价值的指导。

参考文献

[1] Ramesh R, Tandeep S C, Kelsey H, et al. Perspective on nanoparticle technology for biomedical use[J]. Curr Pharm Des, 2016, 22(17): 2481-2490.

[2] Sajid M. Nanomaterials: Types, properties, recent advances, and toxicity concerns[J]. Current Opinion in Environmental Science & Health, 2022, 25: 100319.

[3] Harish V, Ansari M M, Tewari D, et al. Nanoparticle and nanostructure synthesis and controlled growth methods[J]. Regenerative Engineering and Translational Medicine, 2022, 12: 3226.

[4] Sharma A, Madhunapantula S R V, Robertson G P. Toxicological considerations when creating nanoparticle-based drugs and drug delivery systems[J]. Expert Opin Drug Metab Toxicol, 2012, 8(1): 47-69.

[5] 乐志文，凌新龙，岳新霞. 抗菌材料的研究现状及发展趋势[J]. 成都纺织高等专科学校学报，2016，33(2)：58-66.

[6] 材料科学和技术综合专题组. 2020 年中国材料科学和技术发展研究[M]//中国土木工程学会. 2020 年中国科学和技术发展研究(上). 北京:中国科学技术出版社,2004:179-253.

[7] 杨芳,童杨,顾宁. 纳米生物材料的研究进展与发展趋势[J]. 中国基础科学,2022,24(1):46-56.

[8] 路小彬,陈鸿媛. 绿色材料发展现状及研究进展[J]. 山东化工,2022,51(3):61-62,65.

[9] 顾宁. 医药纳米材料与器件智能化发展趋势[J]. 药学进展,2021,45(4):241-242.

[10] 王俊. 生物医用复合材料研究现状及发展趋势[J]. 新材料产业,2007(3):50-53.

附录 主要名称术语

（按照英文首字母顺序）

序号	中文术语	英文缩写、化学式或符号
1	β-肌动蛋白	β-actin
2	β-环糊精	β-CD
3	小鼠乳腺癌细胞	4T1
4	原子力显微镜	AFM
5	银	Ag
6	原子转移自由基聚合	ATRP
7	金	Au
8	羧甲基壳聚糖	CMCS
9	4′,6-二脒基-2-苯基吲哚	DAPI
10	乙二胺四乙酸	EDTA
11	动态光散射	DLS
12	增强型绿色荧光蛋白	EGFP
13	荧光素二乙酸盐	FDA
14	傅里叶变换红外光谱	FTIR
15	基因治疗	GT
16	透明质酸	HA
17	人胚胎肾细胞 293	HEK293
18	γ-氨丙基三乙氧基硅烷	KH550
19	小鼠成纤维细胞	L929
20	硫辛酸	LA
21	最小杀菌浓度	MBC
22	金属有机框架	MOFs
23	最小抑菌浓度	MIC
24	小动物光声扫描成像系统	MOST

续表

序号	中文术语	英文缩写、化学式或符号
25	磁共振成像	MRI
26	噻唑蓝	MTT
27	氮磷比	N/P 值
28	近红外线	NIR
29	活性氧	ROS
30	*P53* 基因	*P53*
31	P53 蛋白	P53
32	磷酸缓冲溶液	PBS
33	聚乙二醇	PEG
34	聚乙烯亚胺	PEI
35	光动力治疗	PDT
36	乙醇胺功能化的聚甲基丙烯酸缩水甘油酯	PGEA
37	乙二胺功能化的聚甲基丙烯酸缩水甘油酯	PGED
38	聚甲基丙烯酸缩水甘油酯	PGMA
39	碘化丙啶	PI
40	光热治疗	PTT
41	壳聚糖季铵盐	QCS
42	量子点	QD
43	相对光单位	RLU
44	扫描电子显微镜	SEM
45	透射电子显微镜	TEM
46	热重分析	TG
47	紫外-可见吸收光谱	UV-Vis
48	水性聚氨酯	WPU
49	X 射线光电子能谱表征分析	XPS
50	X 射线衍射表征分析	XRD
51	YOYO-1 死细胞核染料	YOYO-1
52	氧化锌	ZnO

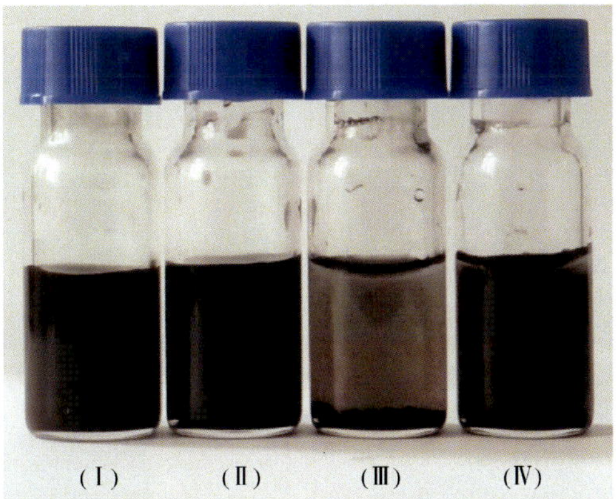

图 4-18　MoS_2 纳米片在水中（Ⅰ）、MQ-37.5 纳米杂化物在水中（Ⅱ）、MoS_2 纳米片在 PBS 中（Ⅲ）以及 MQ-37.5 纳米杂化物在 PBS 中（Ⅳ）的胶体稳定性

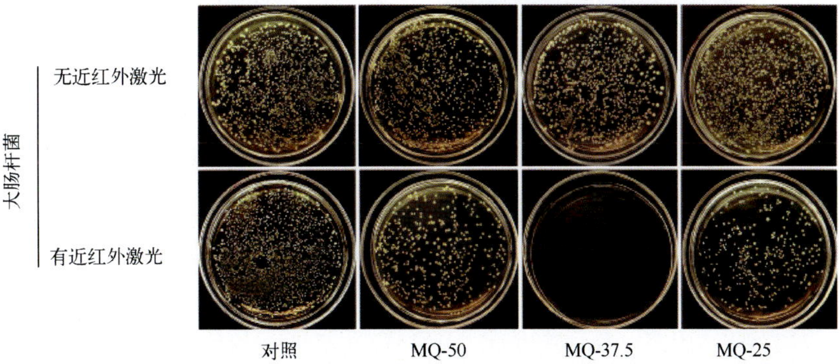

图 4-23　处理后大肠杆菌菌落图像［对照组、MQ-50、MQ-37.5 和 MQ-25 纳米杂化物在有、无 NIR Ⅱ激光照射（$0.6W/cm^2$，5min）条件下的对比］

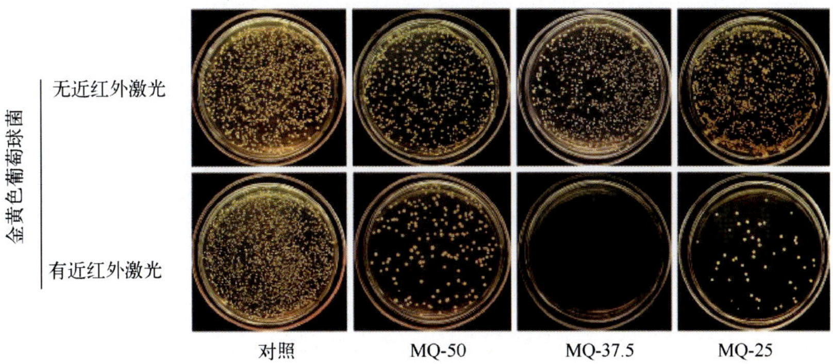

图 4-25　处理后金黄色葡萄球菌菌落图像［对照组、MQ-50、MQ-37.5 和 MQ-25 纳米杂化物在有、无 NIR Ⅱ激光照射（$0.6W/cm^2$，5min）条件下的对比］

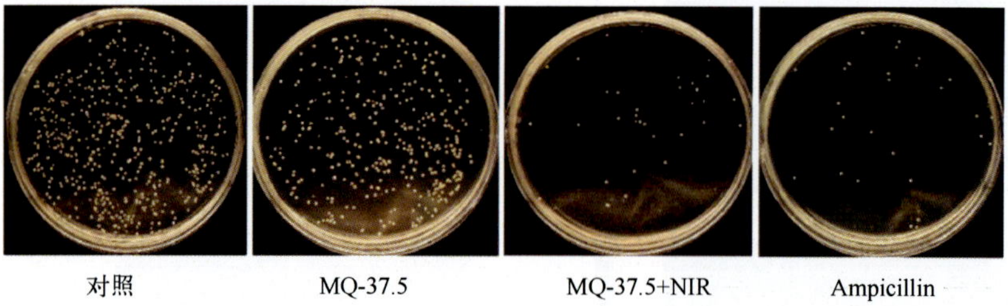

图 4-34　治疗第 6 天从感染创伤组织中提取的细菌菌落照片

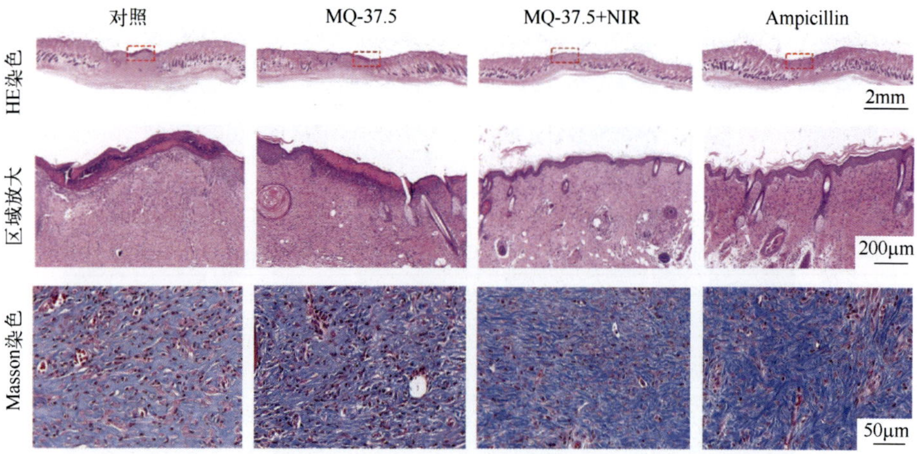

图 4-36　HE 染色和 Masson 染色显示不同处理组在第 12 天的创伤组织情况

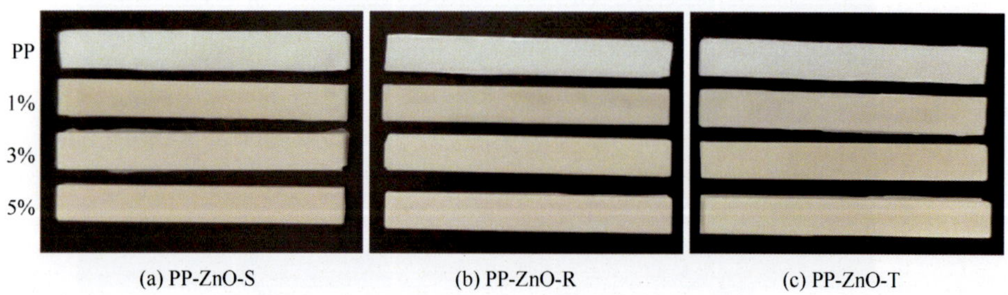

图 4-39　聚丙烯-不同形貌氧化锌复合材料样条

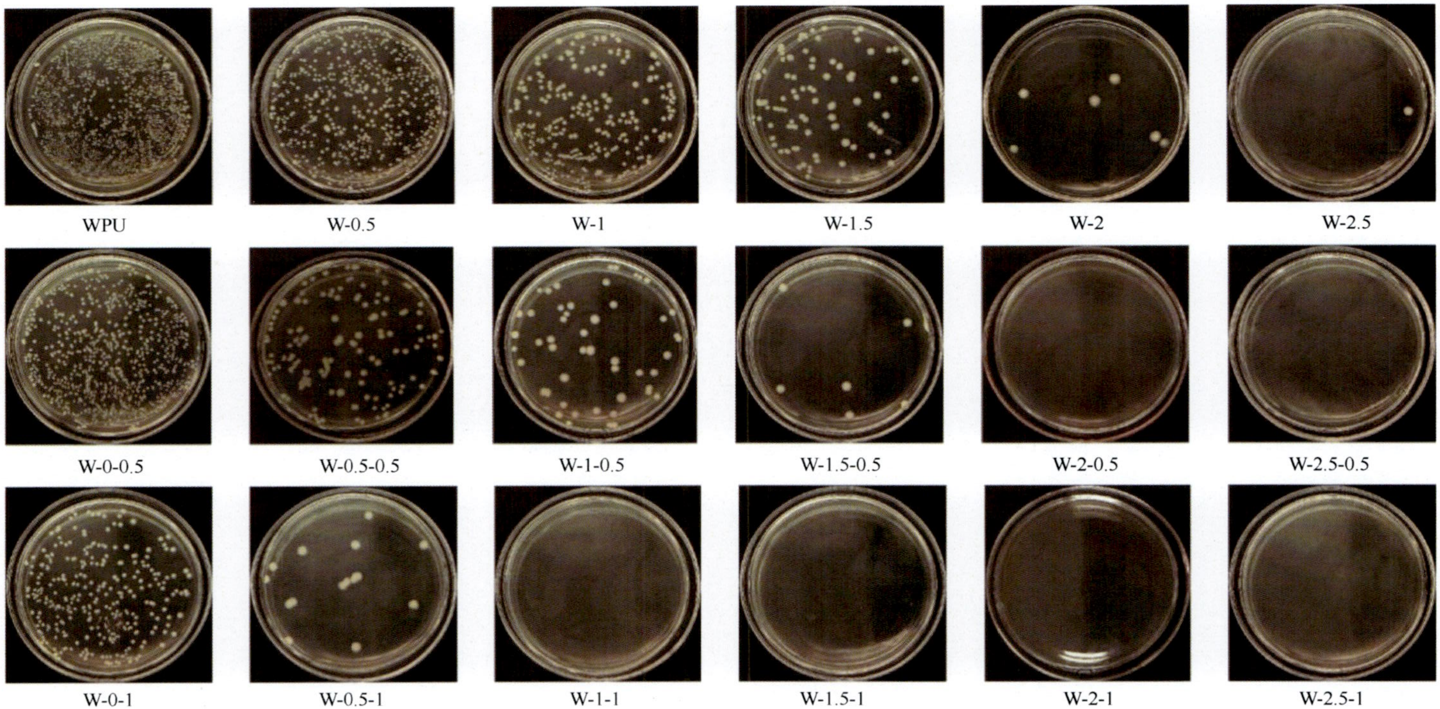
WPU
W-0.5
W-1
W-1.5
W-2
W-2.5
W-0-0.5
W-0.5-0.5
W-1-0.5
W-1.5-0.5
W-2-0.5
W-2.5-0.5
W-0-1
W-0.5-1
W-1-1
W-1.5-1
W-2-1
W-2.5-1

(a) 大肠杆菌

图 4-47

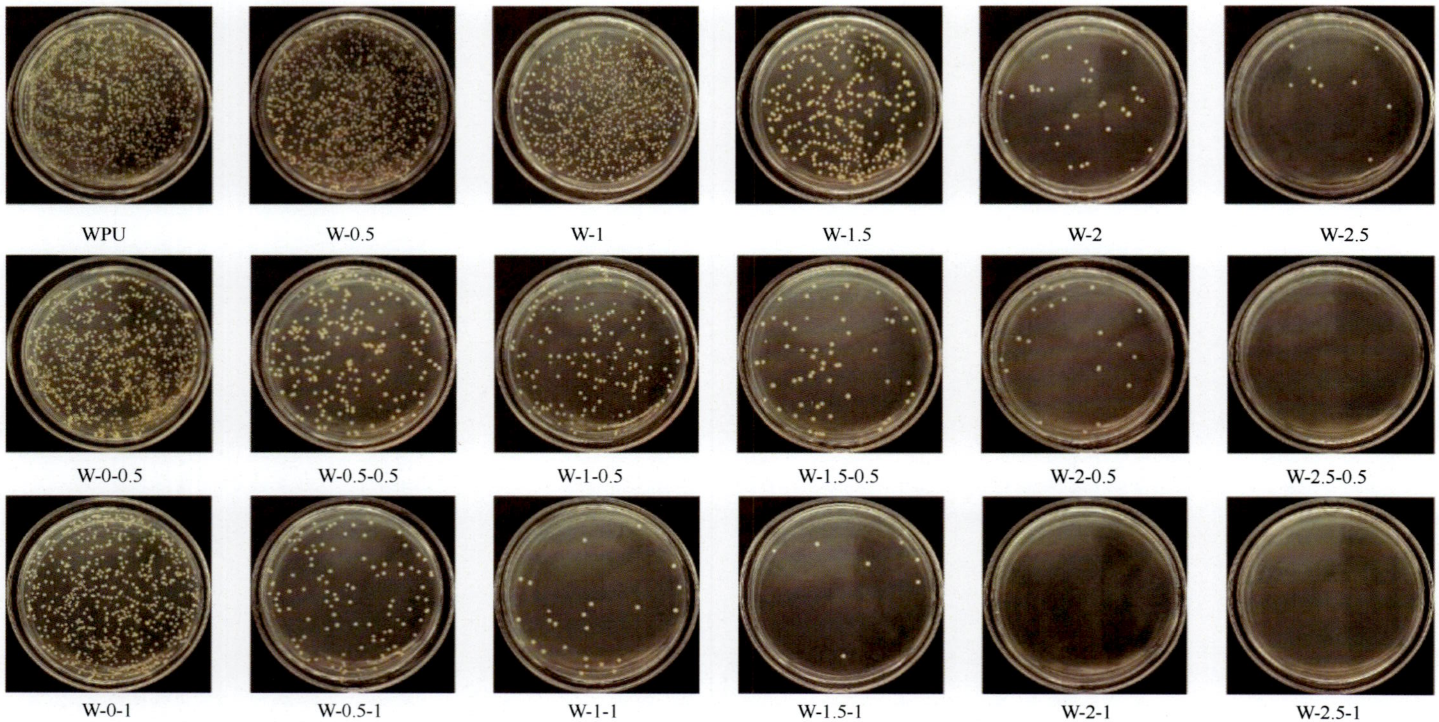

(b) 金黄色葡萄球菌

图 4-47 不同的抗菌防污聚氨酯材料的抗菌实验结果

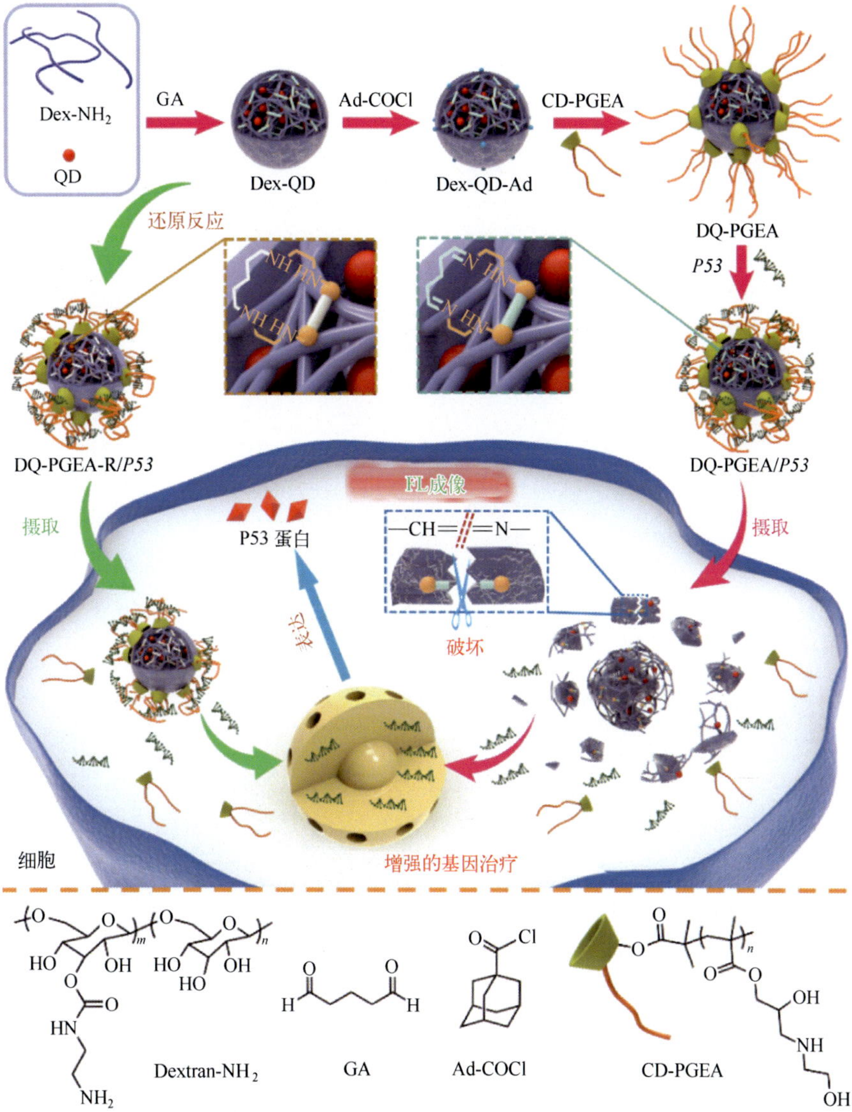

图 5-1　基于基因治疗的 DQ-PGEA 响应性纳米复合物的制备

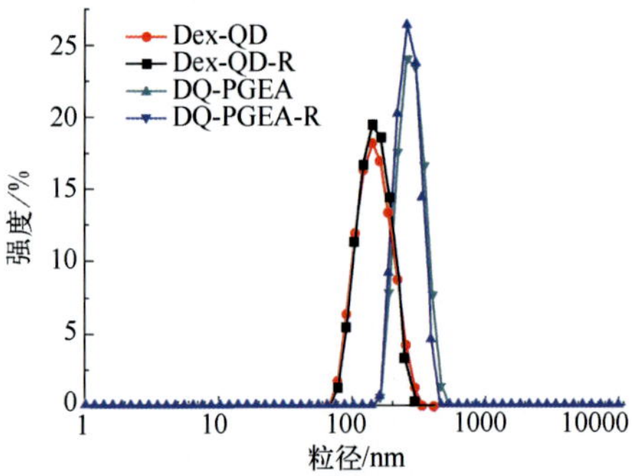

（a）粒径分布

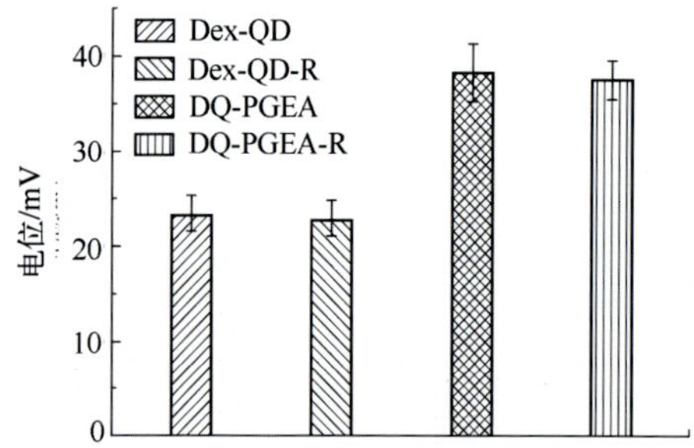

（b）表面电位

图 5-5　Dex-QD、Dex-QD-R、DQ-PGEA、DQ-PGEA-R 的粒径分布和表面电位

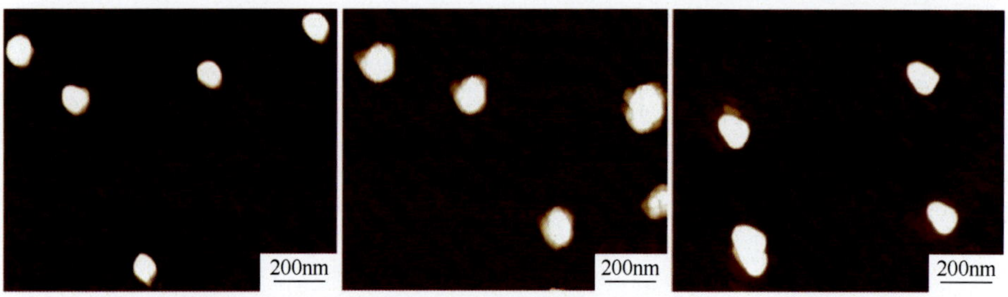

(a) Dex-QD　(b) DQ-PGEA　(c) DQ-PGEA/pDNA

图 5-9　Dex-QD、DQ-PGEA、DQ-PGEA/pDNA 的 AFM 照片

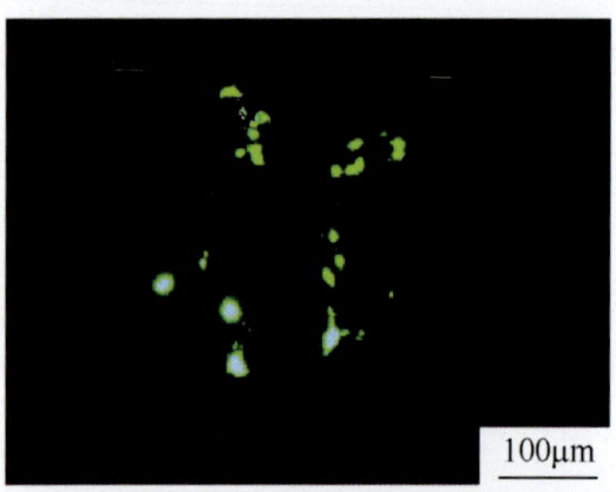

(a) PEI

N/P值=10,EGFP阳性细胞：14%±1%

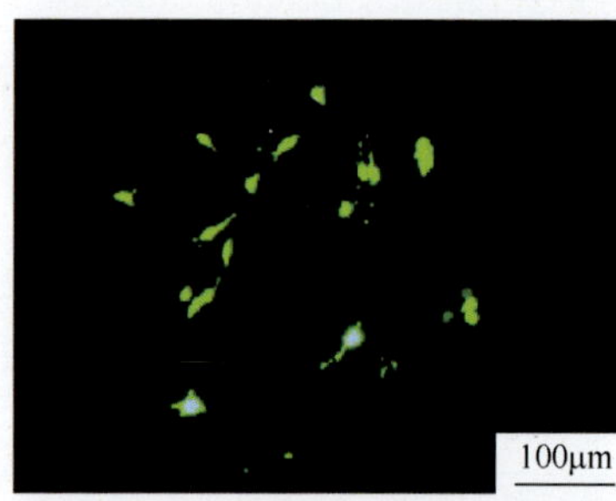

(b) CD-PGEA

N/P值=20,EGFP阳性细胞：20%±2%

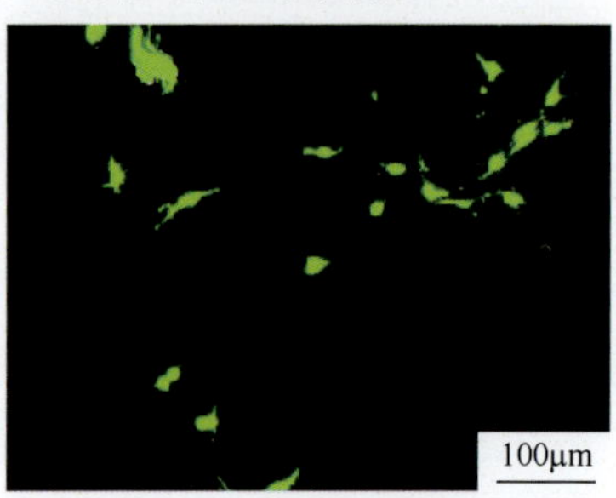

(c) DQ-PGEA-R

N/P值=20,EGFP阳性细胞：24%±1%

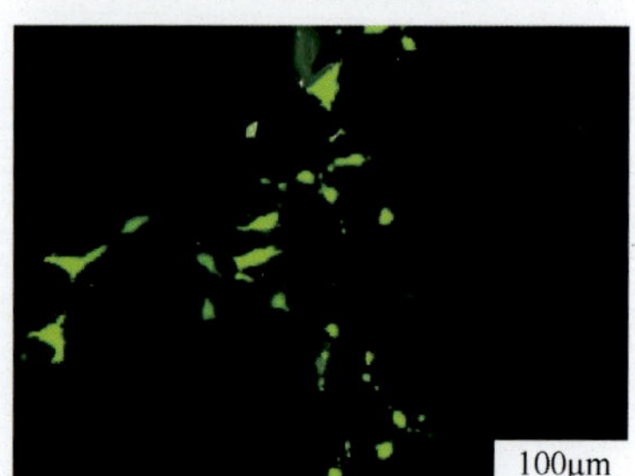

(d) DQ-PGEA

N/P值=20,EGFP阳性细胞：28%±2%

图 5-14　不同材料在 4T1 细胞中 EGFP 表达的荧光图像

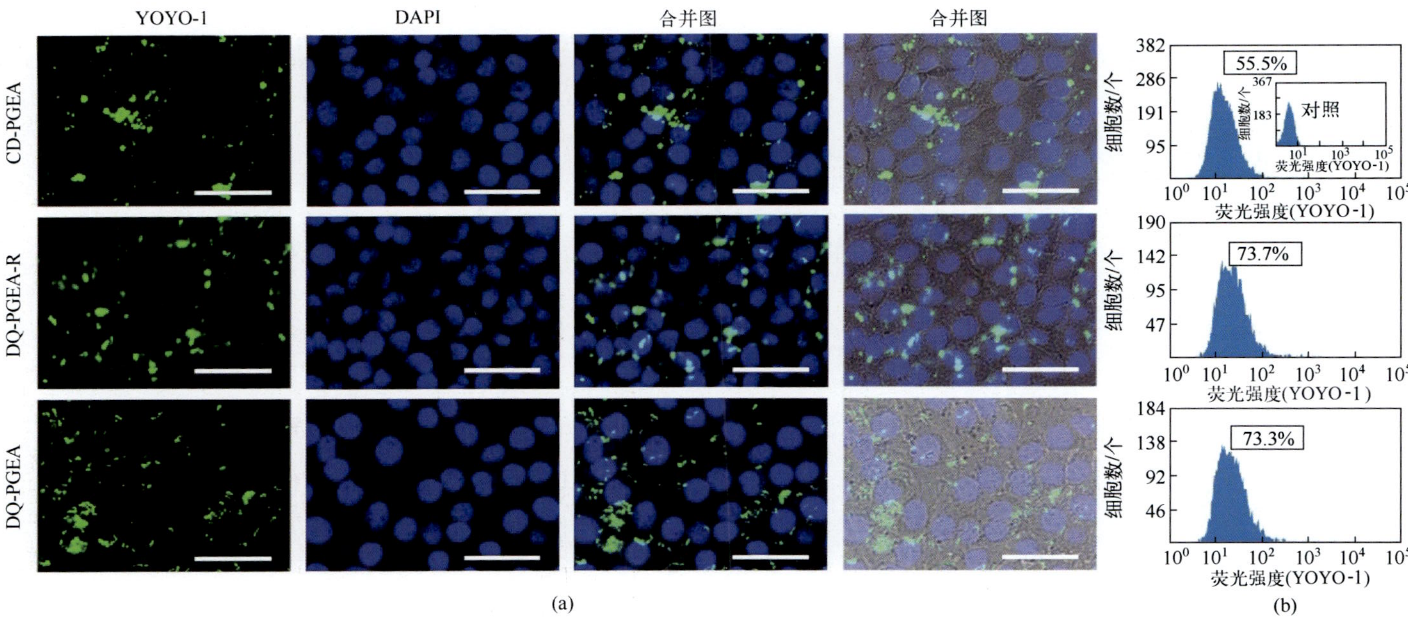

图 5-15　CD-PGEA/pDNA、DQ-PGEA/pDNA 和 DQ-PGEA-R/pDNA（N/P 值=20）培养 4h 的 4T1 细胞的荧光显微镜照片（a）和流式细胞分析（b）（标尺：50μm）

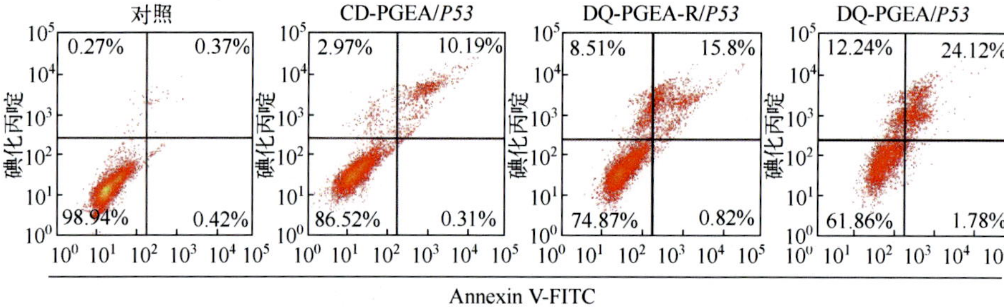

图 5-19　转染 48h 后流式细胞仪测定 4T1 细胞的凋亡率

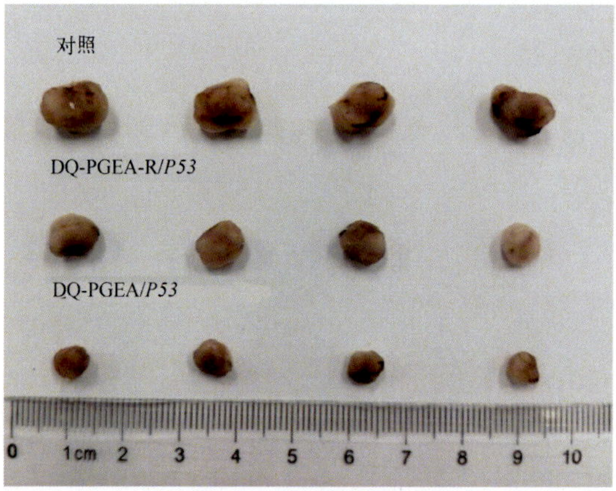

图 5-23　肿瘤照片

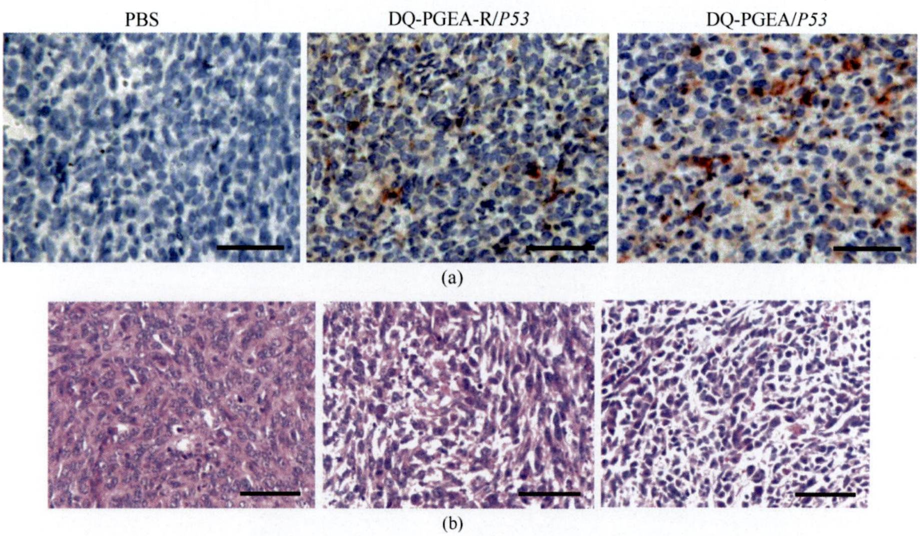

图 5-24　PBS、DQ-PGEA-R/*P53* 和 DQ-PGEA/*P53* 治疗组小鼠肿瘤的免疫组织化学染色图片（a）和 HE 染色图片（b）（标尺：50μm）

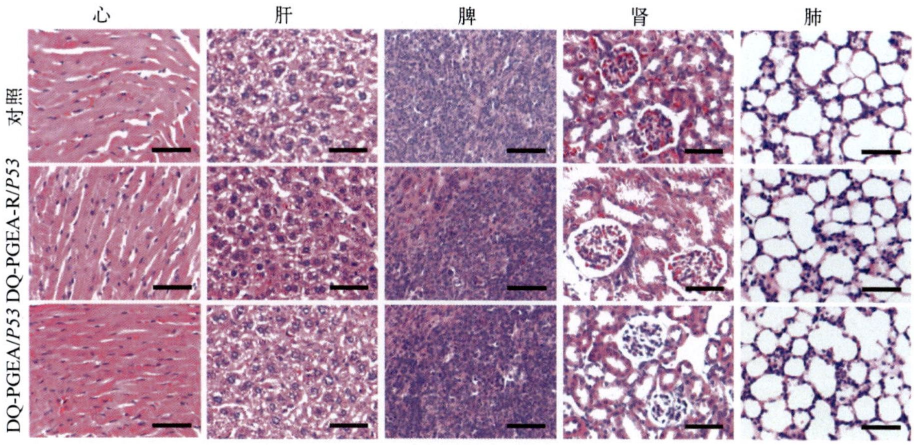

图 5-26　不同治疗方式下小鼠的各个主要器官的 HE 染色图片（标尺：50μm）

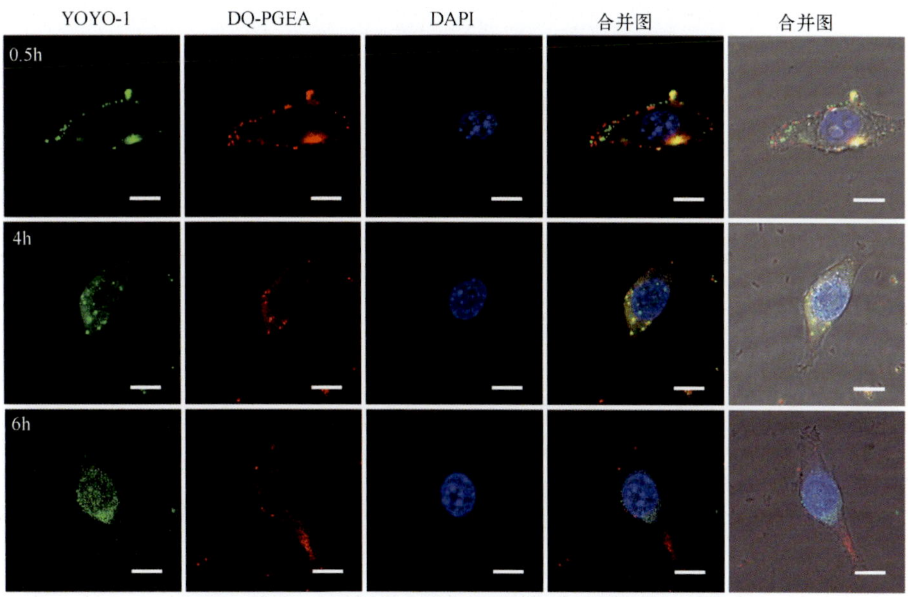

图 5-27　在不同时间点得到的 DQ-PGEA/pDNA 复合物处理的 4T1 细胞的激光共聚焦显微镜图像（标尺：10μm）

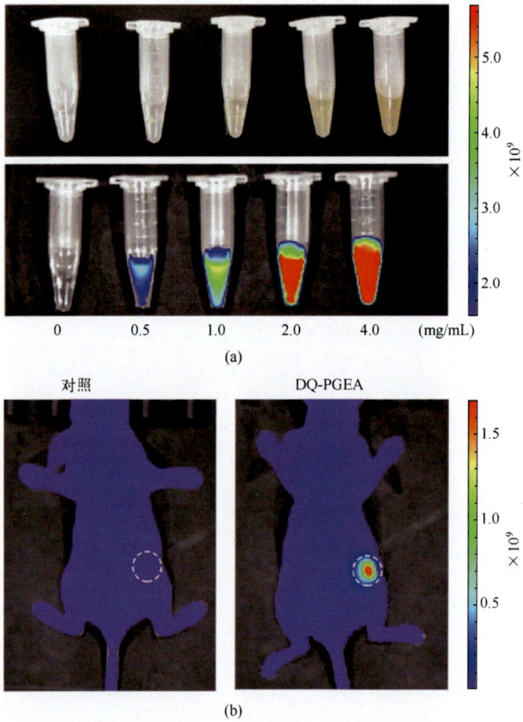

图 5-28 不同浓度的 DQ-PGEA 溶液的照片（顶部）和荧光照片（底部）(a)，以及在肿瘤内注射 DQ-PGEA（3.78mg/mL，100μL）之前和之后的小鼠的荧光图像（b）

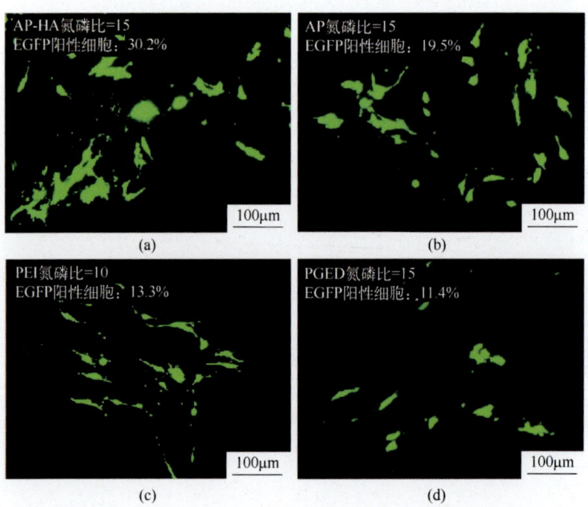

图 5-44 由 AP/pDNA-HA（a）、AP/pDNA（b）、PEI/pDNA（c）和 PGED/pDNA（d）介导的 4T1 细胞中 pEGFP 表达的代表性荧光照片

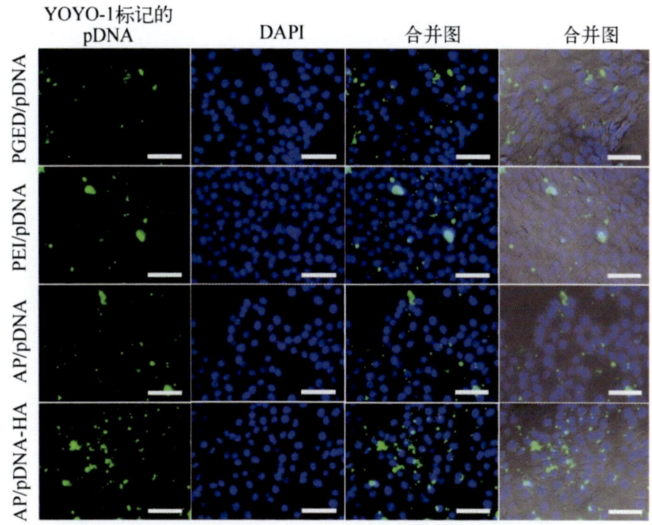

图 5-45　PGED/pDNA、PEI/pDNA、AP/pDNA 和 AP/pDNA-HA 处理的 4T1 细胞内吞荧光照片（标尺：50μm）

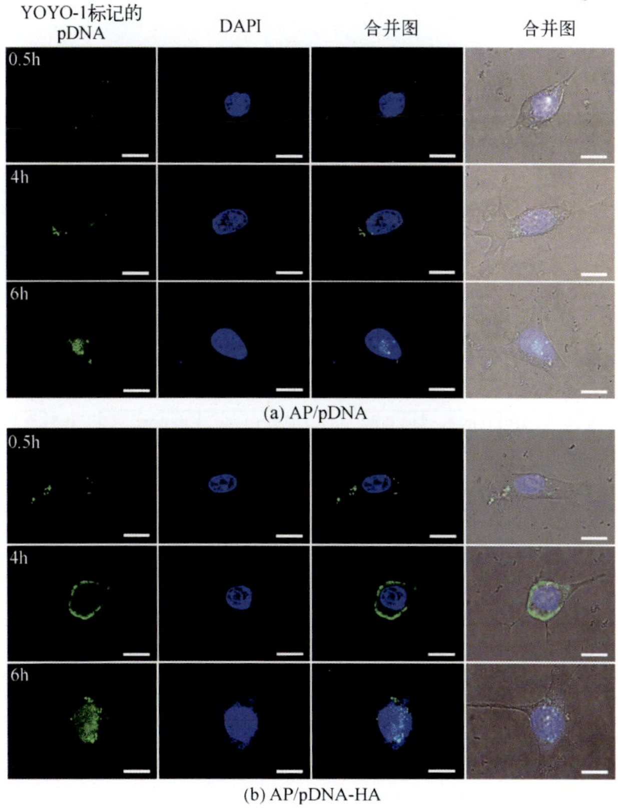

图 5-47　不同时间点的 AP/pDNA 和 AP/pDNA-HA 在 4T1 细胞中的激光共聚焦照片（标尺：10μm）

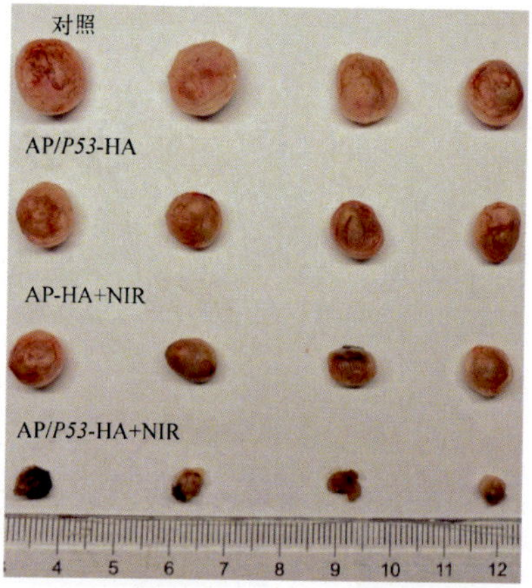

图 5-60　肿瘤照片

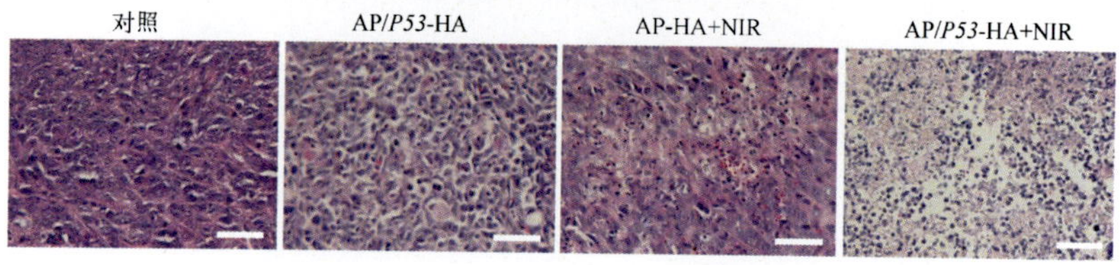

图 5-61　肿瘤组织的 HE 染色照片（标尺：50μm）

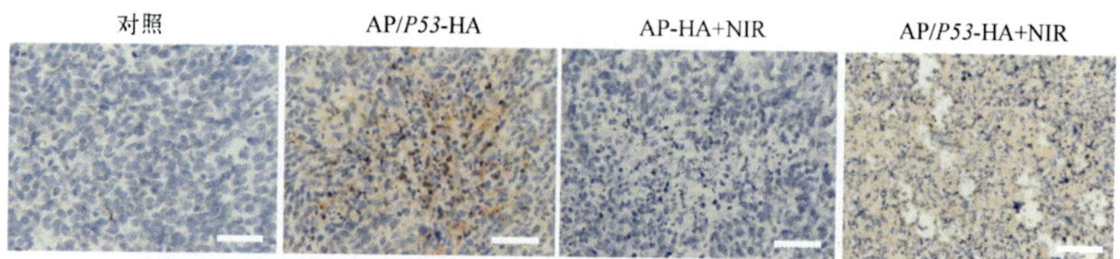

图 5-64　各治疗组的肿瘤组织免疫组织化学分析（标尺：50μm）

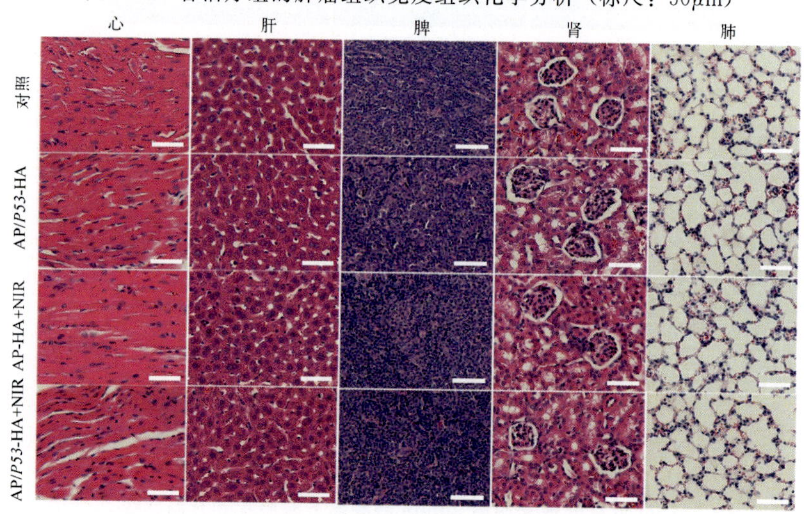

图 5-66　各治疗组小鼠的器官组织学分析（标尺：50μm）

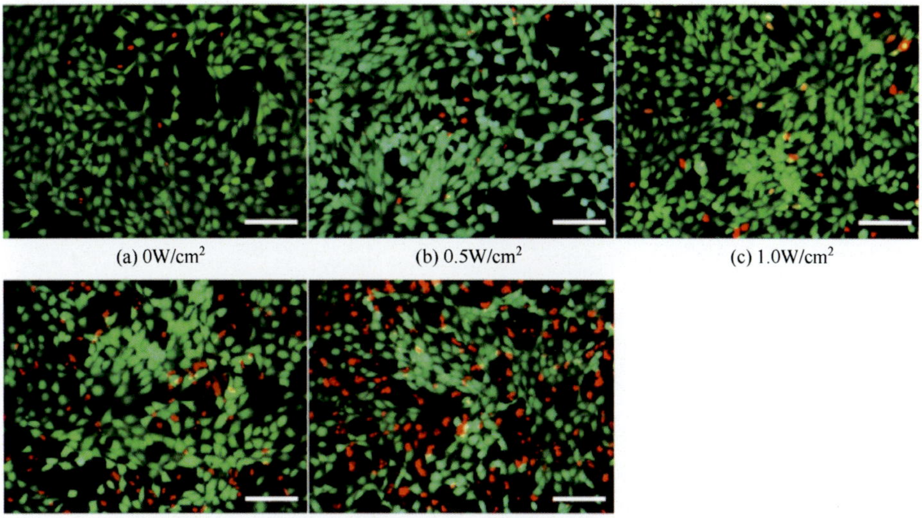

(a) 0W/cm^2　(b) 0.5W/cm^2　(c) 1.0W/cm^2　(d) 1.5W/cm^2　(e) 2.0W/cm^2

图 5-86　不同光功率密度 808nm 近红外激光照射 ACDP 15min 后在 4T1 细胞中的 FDA-PI 双染色实验

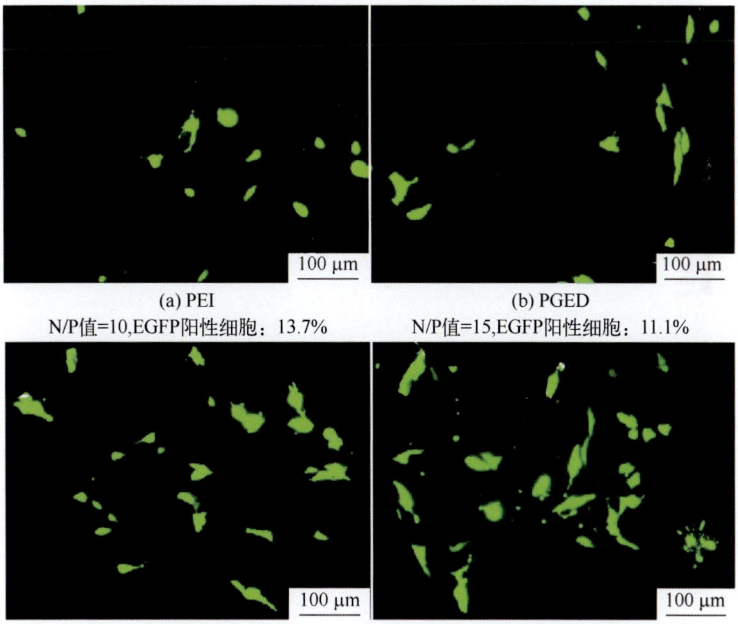

(a) PEI
N/P值=10,EGFP阳性细胞：13.7%

(b) PGED
N/P值=15,EGFP阳性细胞：11.1%

(c) ACDP
N/P值=15,EGFP阳性细胞：21.9%

(d) ACDP+温和光热
N/P值=15,EGFP阳性细胞：27.4%

图 5-87　PEI、PGED、ACDP 和温和光热效应下 ACDP 所转染的 4T1 细胞的 EGFP 荧光照片和阳性细胞率

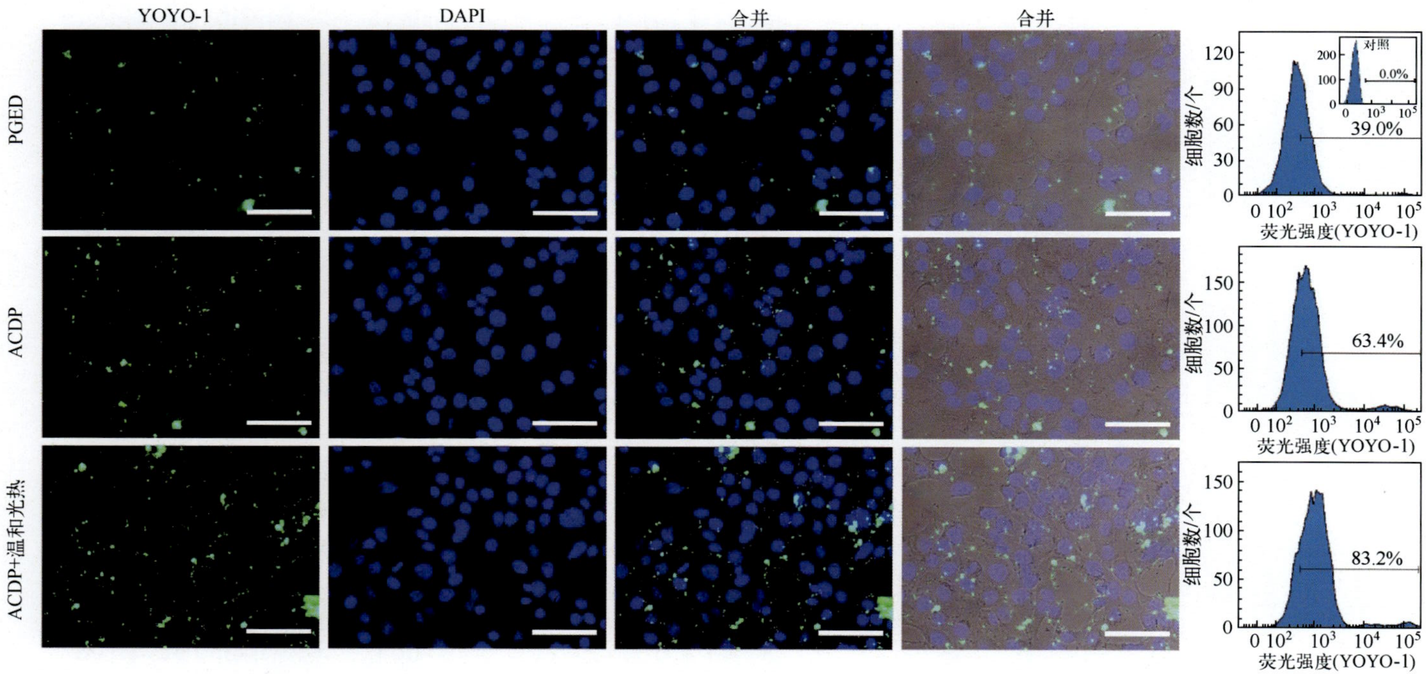

图 5-88 4T1 细胞与 PGED/pDNA、ACDP/pDNA 和温和光热处理的 ACDP/pDNA 共培养 4 h 的荧光照片和细胞内吞率（标尺：50μm）

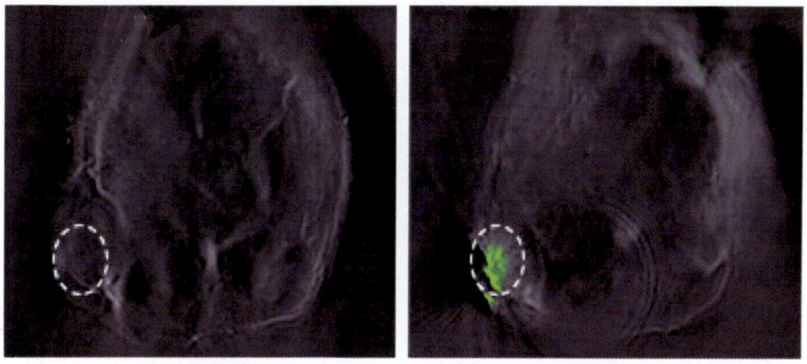

(a) 注射前　　(b) 注射后

图 5-92　ACDP 的体内光声成像

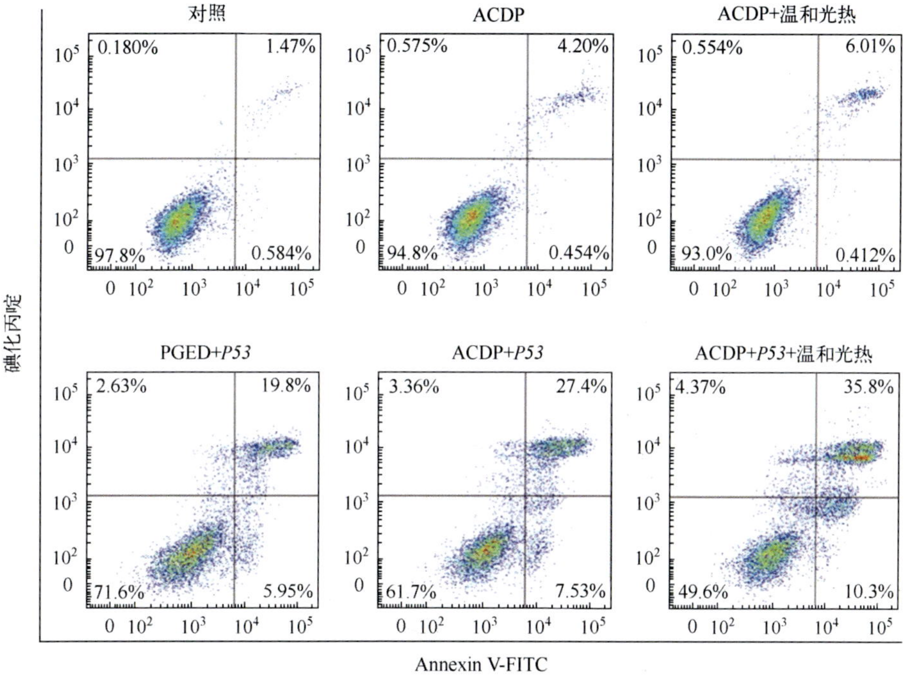

图 5-93　PGED/*P53*、ACDP/*P53* 和 ACDP/*P53*＋温和光热处理细胞 48h 后的凋亡结果

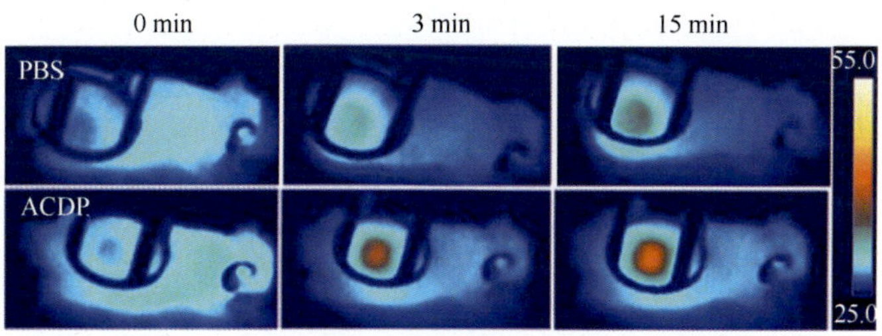

图 5-99　瘤内注射 ACDP 后 808nm 近红外激光

（0.6W/cm^2）照射下荷瘤小鼠的光热升温照片

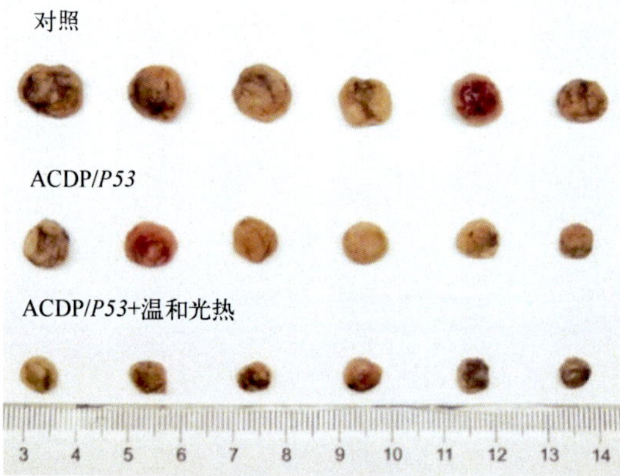

图 5-103　肿瘤照片

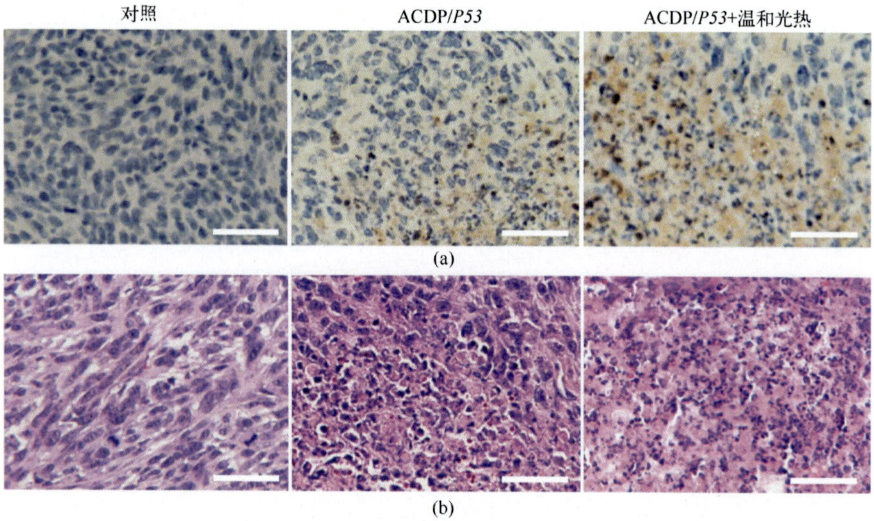

图 5-104　肿瘤组织的免疫组织化学分析染色（a）和 HE 染色（b）（标尺：50μm）

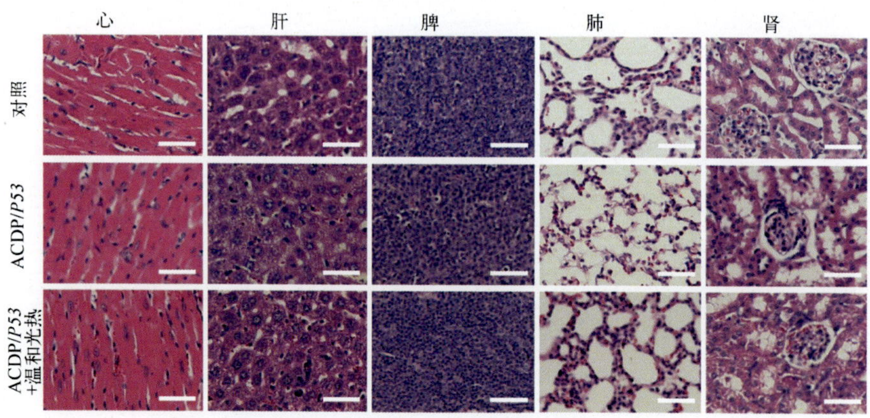

图 5-107　小鼠主要器官的 HE 染色（标尺：50μm）